科学出版社"十四五"普通高等教育本科规划教材配套教材

医药高等数学学习辅导

第 5 版

吕佳萍　傅　爽　主编
周永治　主审

科学出版社
北京

内 容 简 介

本书是科学出版社"十四五"普通高等教育本科规划教材《医药高等数学》(第6版)的配套教材,也是本书的第5版.全书分10章,包括一元函数微积分、空间解析几何、多元函数微积分、微分方程及无穷级数等.《医药高等数学》侧重于理论,本书侧重于理论知识的归纳总结、各类各层次习题的分析与解法,它有利于学生对高等数学的概念与理论的理解,有利于培养学生归纳总结、分析解决问题的能力,有利于学生对运算和方法的掌握,也有利于沟通教与学两个教学环节.

本书可供高等医药院校各专业的学生使用.

图书在版编目(CIP)数据

医药高等数学学习辅导 / 吕佳萍,傅爽主编. —5版. —北京:科学出版社,2021.1
科学出版社"十四五"普通高等教育本科规划教材配套教材
ISBN 978-7-03-066738-0

Ⅰ.①医… Ⅱ.①吕… ②傅… Ⅲ.①医用数学-高等数学-医学院校-教学参考资料 Ⅳ.①R311 ②O13

中国版本图书馆 CIP 数据核字(2020)第 218728 号

责任编辑:刘 亚 曹丽英 / 责任校对:郑金红
责任印制:霍 兵 / 封面设计:北京蓝正合融广告有限公司

科学出版社 出版
北京东黄城根北街 16 号
邮政编码:100717
http://www.sciencep.com
天津文林印务有限公司 印刷
科学出版社发行 各地新华书店经销
*
2004 年 9 月第 一 版 开本:787×1092 1/16
2021 年 1 月第 五 版 印张:10 1/4
2024 年 1 月第三十一次印刷 字数:236 000
定价:29.80 元
(如有印装质量问题,我社负责调换)

《医药高等数学学习辅导》（第5版）
编写人员

主　编　吕佳萍　　傅　爽

副主编　王蕴华　　胡灵芝　　杨文国　　沈宗山　　毕文斌
　　　　　易　颖　　丁敏敏　　黄自谦　　金伟锋

主　审　周永治

编　委　（按姓氏笔画排序）

丁敏敏	安徽中医药大学	陈丽君	湖北中医药大学
于　芳	北京中医药大学	陈素玲	山东中医药大学
王蕴华	天津中医药大学	林有志	云南中医药大学
付文娇	湖北中医药大学	易　颖	广州中医药大学
毕文斌	河南中医药大学	金伟锋	浙江中医药大学
吕佳萍	南京中医药大学	胡灵芝	陕西中医药大学
李晓红	浙江中医药大学	袁建军	南京中医药大学
杨文国	南京中医药大学	黄自谦	广西中医药大学
宋乃琪	北京中医药大学	黄　翔	安徽中医药大学
沈宗山	云南财经大学	傅　爽	山东中医药大学

第5版编写说明

党的二十大报告强调,要坚持人民至上、坚持自信自立、坚持守正创新、坚持问题导向、坚持系统观念、坚持胸怀天下。这"六个坚持"也是我们组织编写本系列教材的理论创造、实践探索的集中体现。

《医药高等数学》、《医药数理统计》、《医药数学实验》是全国19所中医院校联合编写的由科学出版社2001年4月出版的数学系列教材.相继,2004年8月《医药高等数学》、《医药数理统计》第2版出版,同时由《医药数学实验》转换的《医药高等数学学习辅导》、《医药数理统计学习辅导》第1版出版(辅导教材比配套的理论教材推迟一版);2009年5月出版第3版理论教材与第2版辅导教材;2012年5月出版第4版理论教材与第3版辅导教材(2012年的教材为"十二五"规划教材);2016年1月出版第5版理论教材与第4版辅导教材(2016年的教材为"十三五"规划教材).本套教材自2001年出版以来,发行面广,发行量大,在中医药院校受到广大师生的欢迎.编写组根据科学出版社对普通高等教育规划教材的具体要求与信息化社会对教材信息数字化的要求,对前版教材进行全面的分析、总结,认真进行修改、补充与数字化,编写成"十四五"期间的全国高等医药院校规划教材(第6版的《医药高等数学》、《医药数理统计》与第5版的《医药高等数学学习辅导》、《医药数理统计学习辅导》).本配套教材将更适应医药院校的医药类、管理类、信息类、人文类等专业的需要,定于2021年1月由科学出版社正式出版.

《医药高等数学学习辅导》(第5版)是《医药高等数学》(第6版)的配套教材,相应地也有10章.每章包括三大部分:一、内容提要与基本要求;二、习题解答(该章习题的解答过程);三、增补习题解答(增补一些有代表性有适当难度的习题).书的最后编入一些院校有代表性的试卷.本辅导教材有利于学生对高等数学的概念与理论的理解,有利于对运算和方法的掌握,帮助学生在学好高等数学的同时培养自己分析问题、解决问题的能力,也有利于教师的教学工作.

参加本教材编写的有以下院校:广西中医药大学、云南中医药大学、广州中医药大学、湖北中医药大学、浙江中医药大学、南京中医药大学、安徽中医药大学、天津中医药大学、山东中医药大学、北京中医药大学、河南中医药大学、陕西中医药大学等.

本教材编写过程中得到许多同行专家的关心与支持,在此一并表示感谢.

本教材尚有不足之处,恳请读者与同行批评指正.

编　者
2020年7月

目　　录

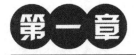

函数与极限

一、内容提要与基本要求

本章介绍了函数的概念、性质与表示法；数列的极限、函数的极限；函数的增量；函数的连续性. 函数是高等数学中研究的主要对象，极限方法是高等数学的主要方法. 极限是从量变认识质变，从近似认识精确，从有限认识无限的一种数学方法. 本章必须掌握下面几个方面的内容：

1. 正确理解函数的概念、性质，会求函数的定义域，能将复合函数分解为若干简单函数.

2. 正确理解函数的极限，能用 ε-δ 定义刻画函数的极限，理解 $\lim\limits_{x \to x_0} f(x)$ 是否存在与 $f(x)$ 在 x_0 是否有定义无关，了解极限的一些性质.

3. 熟练掌握极限运算法则，正确理解并熟练应用两个重要极限 $\lim\limits_{x \to 0} \dfrac{\sin x}{x} = 1$，$\lim\limits_{x \to \infty} \left(1 + \dfrac{1}{x}\right)^x = \mathrm{e}$.

4. 了解无穷小量、无穷大量，掌握函数的极限与无穷小量的关系.

5. 正确理解函数 $y = f(x)$ 在 x_0 点处连续的概念，会判断函数的连续性与间断点，了解初等函数的连续性，掌握闭区间上连续函数的性质.

二、习题一解答

1. 判断下列各对函数是否相同，并说明理由：

(1) $y = x + 1$ 与 $y = \dfrac{x^2 - 1}{x - 1}$；　　　　(2) $y = \ln x^2$ 与 $y = 2\ln x$；

(3) $y = f(x)$ 与 $x = f(y)$；　　　　(4) $y = \sqrt{1 + \dfrac{1}{x^2}}$ 与 $y = \dfrac{\sqrt{1 + x^2}}{x}$；

(5) $y = \sqrt[3]{x^4 - x^3}$ 与 $y = x \cdot \sqrt[3]{x - 1}$；　　(6) $y = a^x$ 与 $y = \mathrm{e}^{x \cdot \ln a}$.

解　(1) 不同. $y = x + 1$ 的定义域为 $(-\infty, +\infty)$，$y = \dfrac{x^2 - 1}{x - 1}$ 的定义域为 $(-\infty, 1) \bigcup (1, +\infty)$.

(2) 不同. $y = \ln x^2$ 的定义域为 $(-\infty, 0) \bigcup (0, +\infty)$，$y = 2\ln x$ 的定义域为 $(0, +\infty)$.

(3) 相同. 定义域和对应关系都相同.

(4) 不同. 对应关系不同.

(5) 相同. 定义域和对应关系都相同.

(6) 相同. 定义域和对应关系都相同.

2. 设 $f(x) = \dfrac{x}{x + 1}$，求 $f\left(\dfrac{1}{2}\right)$，$f\left(\dfrac{3}{2}\right)$，$f\left(\dfrac{1}{x}\right)$，$[f(x)]^2$，$f[f(x)]$，$\overbrace{f\{f[\cdots f(x)]\}}^{n个f}$.

解　$f\left(\dfrac{1}{2}\right) = \dfrac{1}{3}$，　$f\left(\dfrac{3}{2}\right) = \dfrac{3}{5}$，　$f\left(\dfrac{1}{x}\right) = \dfrac{1}{x + 1}$，　$[f(x)]^2 = \dfrac{x^2}{(x + 1)^2}$.

由于

$$f[f(x)] = \dfrac{\dfrac{x}{x + 1}}{\dfrac{x}{x + 1} + 1} = \dfrac{x}{2x + 1},$$

又

$$f\{f[f(x)]\} = \frac{\dfrac{x}{2x+1}}{\dfrac{x}{2x+1}+1} = \frac{x}{3x+1},$$

假定对 $n=k$ 均有

$$\overbrace{f\{f[\cdots f(x)]\}}^{k\text{个}f} = \frac{x}{kx+1},$$

对于 $n=k+1$,

$$\overbrace{f\{f[\cdots f(x)]\}}^{k+1\text{个}f} = \frac{\dfrac{x}{kx+1}}{\dfrac{x}{kx+1}+1} = \frac{x}{(k+1)x+1},$$

故对于所有的 n,均有

$$\overbrace{f\{f[\cdots f(x)]\}}^{n\text{个}f} = \frac{x}{nx+1}.$$

3. 设 $f(x) = \begin{cases} 1-x^2, & -\infty < x \leqslant 0, \\ -2^x, & 0 < x < +\infty, \end{cases}$ 求 $f(-1)$, $f(0)$, $f(1)$, $f[f(-1)]$, $f[f(0)]$, $f[f(1)]$.

解 $f(-1)=0$, $f(0)=1$, $f(1)=-2$, $f[f(-1)]=1$, $f[f(0)]=-2$, $f[f(1)]=-3$.

4. 求下列函数的反函数及其定义域：

(1) $y = \sqrt{1-x^2}$ $(0 \leqslant x \leqslant 1)$;

(2) $y = 2\sin 3x$ $x \in \left[-\dfrac{\pi}{6}, \dfrac{\pi}{6}\right]$;

(3) $y = \dfrac{2^x}{2^x+1}$;

(4) $y = a\ln(bx-c)$;

(5) $y = \dfrac{ax+b}{cx+d}$ $(ad-bc \neq 0)$.

解 (1) $y = \sqrt{1-x^2}$ $(0 \leqslant x \leqslant 1)$.

(2) $y = \dfrac{1}{3}\arcsin\dfrac{x}{2}$ $(-2 \leqslant x \leqslant 2)$.

(3) $y = \log_2\dfrac{x}{1-x}$ $(0 < x < 1)$.

(4) $y = \dfrac{1}{b}\left(c + e^{\frac{x}{a}}\right)$ $(-\infty < x < +\infty)$.

(5) $y = \dfrac{b-dx}{cx-a}$ $\left(x \neq \dfrac{a}{c}\right)$.

5. 求下列各题中所给函数构成的复合函数,再指出其定义域：

(1) $y = e^u$, $u = \sin x$;

(2) $y = \sqrt{u-1}$, $u = \lg x$;

(3) $y = u^2$, $u = \cos v$, $v = \dfrac{x-1}{x^2-5x+6}$;

(4) $y = a^u$, $u = \arctan v$, $v = \sqrt[3]{w}$, $w = x^2-1$;

(5) $y = \arcsin u$, $u = 1 + e^x$

解 (1) $y = e^{\sin x}$ $(-\infty < x < +\infty)$.

(2) $y = \sqrt{\lg x - 1}$ $(x \geqslant 10)$.

(3) $y = \cos^2\dfrac{x-1}{x^2-5x+6}$ $(-\infty < x < 2) \bigcup (2 < x < 3) \bigcup (3 < x < +\infty)$.

(4) $y = a^{\arctan\sqrt[3]{x^2-1}}$ $(-\infty < x < +\infty)$.

(5) 由于无论 x 取什么值,$u = 1+e^x > 1$,此时 u 值对 $y = \arcsin u$ 没有意义. 因此, $y = \arcsin u$ 与 $u = 1+e^x$ 不能复合成复合函数.

6. 设 $f(x) = \begin{cases} 0, & x \leqslant 0, \\ x, & x > 0, \end{cases}$ $g(x) = \begin{cases} 0, & x \leqslant 0, \\ -x^2, & x > 0, \end{cases}$ 求 $f[g(x)]$, $g[f(x)]$, $f[f(x)]$, $g[g(x)]$.

解 $f[g(x)]=0$, $g[f(x)]=g(x)$, $f[f(x)]=f(x)$, $g[g(x)]=0$.

7. 下列函数中,哪些是复合函数? 如是,它们是怎样合成的?

(1) $y = \arccos(5 + x^3)$;　　　　　　　(2) $y = x^3 \cdot 3^x$;

(3) $y = \cos^3\left(\dfrac{x^2+1}{2}\right)$;　　　　　(4) $y = \lg\sqrt{\dfrac{x-1}{x+1}}$;

(5) $y = \dfrac{x}{3}\sqrt{1-x^2} + \dfrac{1}{2}\arcsin x$;　　(6) $y = \ln\sin\sqrt{3x^2 + \dfrac{\pi}{4}}$.

解 (1) 是. $y = \arccos u$, $u = 5 + x^3$.

(3) 是. $y = u^3$, $u = \cos v$, $v = \dfrac{x^2+1}{2}$.

(4) 是. $y = \lg u$, $u = \sqrt{v}$, $v = \dfrac{x-1}{x+1}$.

(6) 是. $y = \ln u$, $u = \sin v$, $v = \sqrt{w}$, $w = 3x^2 + \dfrac{\pi}{4}$.

(2)(5)题的函数不是复合函数.

* 8. 根据极限定义证明(打"*"的是选做题,以下各章同)

(1) $\lim\limits_{n\to\infty}\dfrac{3n+1}{2n+1} = \dfrac{3}{2}$ (用"ε-N"语言证明);　　(2) $\lim\limits_{x\to\infty}\dfrac{1+x^3}{2x^3} = \dfrac{1}{2}$ (用"ε-X"语言证明);

(3) $\lim\limits_{x\to 2}(5x+2) = 12$ (用"ε-δ"语言证明).

证 (1) 对任意给定的 $\varepsilon > 0$,总存在正整数 $N = \left[\dfrac{1}{\varepsilon}\right]$.当 $n > N$ 时,

$$\left|\frac{3n+1}{2n+1} - \frac{3}{2}\right| = \frac{1}{2(2n+1)} < \frac{1}{n} < \varepsilon,$$

$$\lim_{n\to\infty}\frac{3n+1}{2n+1} = \frac{3}{2} .$$

(2) 对任意给定的 $\varepsilon > 0$,总存在正数 $X = \sqrt[3]{\dfrac{1}{2\varepsilon}}$.当 $|x| > X$ 时,

$$\left|\frac{1+x^3}{2x^3} - \frac{1}{2}\right| = \left|\frac{1}{2x^3}\right| = \frac{1}{2|x|^3} < \frac{1}{2X^3} = \varepsilon,$$

$$\lim_{x\to\infty}\frac{1+x^3}{2x^3} = \frac{1}{2} .$$

(3) 对任意给定的 $\varepsilon > 0$,总存在正数 $\delta = \dfrac{\varepsilon}{5}$.当 $0 < |x-2| < \delta$ 时,

$$|5x+2-12| = 5|x-2| < 5\delta = \varepsilon,$$

$$\lim_{x\to 2}(5x+2) = 12 .$$

9. 求下列极限:

(1) $\lim\limits_{x\to 1}(3x^3 - 5x + 2)$;　　　　　(2) $\lim\limits_{x\to\sqrt{2}}\dfrac{x^2+1}{x^4-3x^2+1}$;

(3) $\lim\limits_{x\to 2}\dfrac{x^2-3}{x-2}$;　　　　　　(4) $\lim\limits_{x\to 3}\dfrac{x^2-2x-3}{x-3}$;

(5) $\lim\limits_{x\to 9}\dfrac{\sqrt[4]{x}-\sqrt{3}}{\sqrt{x}-3}$;　　　　　(6) $\lim\limits_{h\to 0}\dfrac{(x+h)^3 - x^3}{h}$;

(7) $\lim\limits_{x\to 0}\dfrac{\sqrt{x+1}-(x+1)}{\sqrt{x+1}-1}$;　　　(8) $\lim\limits_{x\to 4}\dfrac{\sqrt{2x+1}-3}{\sqrt{x}-2}$;

(9) $\lim\limits_{x\to 1}\dfrac{x^m-1}{x^n-1}$ (m,n 为自然数);　　(10) $\lim\limits_{n\to\infty}\dfrac{2n+1}{\sqrt{n^2+n}}$

(11) $\lim\limits_{x\to\infty}\dfrac{(2x^2+1)^2}{x^2+3}$;　　　　(12) $\lim\limits_{x\to\infty}\dfrac{(2x+1)^3(x-3)^2}{x^5+4}$;

(13) $\lim\limits_{x\to\infty}\dfrac{2x^2-6x+5}{x^3-8x^2+1}$;　　　(14) $\lim\limits_{x\to+\infty}\dfrac{e^{ax}-1}{e^{ax}+1}$ ($a>0$);

(15) $\lim\limits_{n\to\infty}\left(\dfrac{1}{n^2} + \dfrac{2}{n^2} + \cdots + \dfrac{n}{n^2}\right)$;　(16) $\lim\limits_{n\to\infty}(\sqrt{n+1}-\sqrt{n})$;

(17) $\lim\limits_{x\to-1}\left(\dfrac{1}{x+1}-\dfrac{3}{x^3+1}\right)$;　　　　　　(18) $\lim\limits_{x\to+\infty}x(\sqrt{x^2+1}-x)$.

解　(1) $\lim\limits_{x\to1}(3x^3-5x+2)=3\lim\limits_{x\to1}x^3-5\lim\limits_{x\to1}x+2=4$.

(2) $\lim\limits_{x\to\sqrt2}\dfrac{x^2+1}{x^4-3x^2+1}=\dfrac{\lim\limits_{x\to\sqrt2}(x^2+1)}{\lim\limits_{x\to\sqrt2}(x^4-3x^2+1)}=\dfrac{3}{-1}=-3$.

(3) $\lim\limits_{x\to2}\dfrac{x^2-3}{x-2}=\infty\left(因为\lim\limits_{x\to2}\dfrac{x-2}{x^2-3}=0\right)$.

(4) $\lim\limits_{x\to3}\dfrac{x^2-2x-3}{x-3}=\lim\limits_{x\to3}\dfrac{(x-3)(x+1)}{x-3}=4$.

(5) $\lim\limits_{x\to9}\dfrac{\sqrt[4]{x}-\sqrt3}{\sqrt{x}-3}=\lim\limits_{x\to9}\dfrac{\sqrt[4]{x}-\sqrt3}{(\sqrt[4]{x}-\sqrt3)(\sqrt[4]{x}+\sqrt3)}=\dfrac{1}{2\sqrt3}$.

(6) $\lim\limits_{h\to0}\dfrac{(x+h)^3-x^3}{h}=\lim\limits_{h\to0}\dfrac{(3x^2+3xh+h^2)h}{h}=3x^2$.

(7) $\lim\limits_{x\to0}\dfrac{\sqrt{x+1}-(x+1)}{\sqrt{x+1}-1}=\lim\limits_{x\to0}\dfrac{\sqrt{x+1}(1-\sqrt{x+1})}{\sqrt{x+1}-1}=-\lim\limits_{x\to0}\sqrt{x+1}=-1$.

(8) $\lim\limits_{x\to4}\dfrac{\sqrt{2x+1}-3}{\sqrt{x}-2}=\lim\limits_{x\to4}\dfrac{(\sqrt{2x+1}^2-3^2)(\sqrt{x}+2)}{(\sqrt{x}^2-2^2)(\sqrt{2x+1}+3)}=\lim\limits_{x\to4}\dfrac{(2x-8)(\sqrt{x}+2)}{(x-4)(\sqrt{2x+1}+3)}$

$\qquad\qquad =\lim\limits_{x\to4}\dfrac{2(\sqrt{x}+2)}{\sqrt{2x+1}+3}=\dfrac{4}{3}$.

(9) $\lim\limits_{x\to1}\dfrac{x^m-1}{x^n-1}=\lim\limits_{x\to1}\dfrac{x^{m-1}+x^{m-2}+\cdots+1}{x^{n-1}+x^{n-2}+\cdots+1}=\dfrac{m}{n}$ （m,n 为自然数）.

(10) $\lim\limits_{n\to\infty}\dfrac{2n+1}{\sqrt{n^2+n}}=\lim\limits_{n\to\infty}\dfrac{2+\dfrac{1}{n}}{\sqrt{1+\dfrac{1}{n}}}=2$.

(11) $\lim\limits_{x\to\infty}\dfrac{(2x^2+1)^2}{x^2+3}=\infty$.

(12) $\lim\limits_{x\to\infty}\dfrac{(2x+1)^3(x-3)^2}{x^5+4}=8$.

(13) $\lim\limits_{x\to\infty}\dfrac{2x^2-6x+5}{x^3-8x^2+1}=0$.

(14) $\lim\limits_{x\to+\infty}\dfrac{\mathrm{e}^{ax}-1}{\mathrm{e}^{ax}+1}=\lim\limits_{x\to+\infty}\dfrac{1-\dfrac{1}{\mathrm{e}^{ax}}}{1+\dfrac{1}{\mathrm{e}^{ax}}}=1$ （$a>0$）.

(15) $\lim\limits_{n\to\infty}\left(\dfrac{1}{n^2}+\dfrac{2}{n^2}+\cdots+\dfrac{n}{n^2}\right)=\lim\limits_{n\to\infty}\dfrac{n(n+1)}{2n^2}=\dfrac{1}{2}$.

(16) $\lim\limits_{n\to\infty}(\sqrt{n+1}-\sqrt n)=\lim\limits_{n\to\infty}\dfrac{1}{\sqrt{n+1}+\sqrt n}=0$.

(17) $\lim\limits_{x\to-1}\left(\dfrac{1}{x+1}-\dfrac{3}{x^3+1}\right)=\lim\limits_{x\to-1}\dfrac{x^2-x+1-3}{x^3+1}=\lim\limits_{x\to-1}\dfrac{(x+1)(x-2)}{(x+1)(x^2-x+1)}=-1$.

(18) $\lim\limits_{x\to+\infty}x(\sqrt{x^2+1}-x)=\lim\limits_{x\to+\infty}x\left[\dfrac{(\sqrt{x^2+1}-x)(\sqrt{x^2+1}+x)}{\sqrt{x^2+1}+x}\right]$

$\qquad\qquad =\lim\limits_{x\to+\infty}\dfrac{x}{\sqrt{x^2+1}+x}=\lim\limits_{x\to+\infty}\dfrac{1}{\sqrt{1+\dfrac{1}{x^2}}+1}=\dfrac{1}{2}$.

10. 下列函数在给定条件下，哪些是无穷小？哪些是无穷大？

(1) $\dfrac{1+2x^2}{x}$ 　（$x\to0$）;　　　　　　(2) $\dfrac{\sin x}{x}$ 　（$x\to\infty$）;

(3) $\lg x$ 　（$x\to0^+$）;　　　　　　(4) $2x+5$ 　（$x\to-\infty$）;

(5) $\dfrac{x+1}{x^2-4}$ $(x\to 2)$; 　　　　　　　　(6) $1-\cos 2t$ $(t\to 0)$.

解 (2),(6)为无穷小;(1),(3),(4),(5)为无穷大.

11. x^2 , $\dfrac{x^2-1}{x^3}$, e^{-x} 何时是无穷大? 何时是无穷小?

解 $x\to\infty$ 时, $x^2\to\infty$, $\dfrac{x^2-1}{x^3}\to 0$;

$x\to+\infty$ 时, $e^{-x}\to 0$;

$x\to-\infty$ 时, $e^{-x}\to+\infty$;

$x\to\pm 1$ 时, $\dfrac{x^2-1}{x^3}\to 0$;

$x\to 0$ 时, $x^2\to 0$, $\dfrac{x^2-1}{x^3}\to\infty$.

12. $x\to 1$ 时,下列函数中哪个是 $1-x$ 的高阶无穷小? 哪个是 $1-x$ 的等价无穷小?

(1) $(1-x)^{\frac{3}{2}}$; 　　　　(2) $\dfrac{1-x}{1+x}$; 　　　　(3) $2(1-\sqrt{x})$.

解 (1) 因为 $\lim\limits_{x\to 1}\dfrac{(1-x)^{\frac{3}{2}}}{1-x}=\lim\limits_{x\to 1}(1-x)^{\frac{1}{2}}=0$,所以当 $x\to 1$ 时, $(1-x)^{\frac{3}{2}}$ 较 $1-x$ 为高阶无穷小.

(2) 因为 $\lim\limits_{x\to 1}\dfrac{\frac{1-x}{1+x}}{1-x}=\lim\limits_{x\to 1}\dfrac{1}{1+x}=\dfrac{1}{2}$,所以当 $x\to 1$ 时, $\dfrac{1-x}{1+x}$ 与 $1-x$ 是同阶无穷小.

(3) 因为 $\lim\limits_{x\to 1}\dfrac{2(1-\sqrt{x})}{1-x}=\lim\limits_{x\to 1}\dfrac{2}{1+\sqrt{x}}=1$,所以当 $x\to 1$ 时, $2(1-\sqrt{x})$ 与 $1-x$ 等价,即 $2(1-\sqrt{x})\sim(1-x)$.

13. 设有函数

$$f(x)=\begin{cases}\dfrac{(x+a)^2-a^2}{x}, & x<0,\\ x-2, & 0<x\leqslant 1,\\ \dfrac{x^2-5x+4}{x^2+x-2}, & x>1.\end{cases}$$

(1) 求 $\lim\limits_{x\to-\infty}f(x)$, $\lim\limits_{x\to+\infty}f(x)$; 　　　　(2) a 为何值时, $\lim\limits_{x\to 0}f(x)$ 存在;

(3) 求 $\lim\limits_{x\to 1}f(x)$.

解 (1) 　　$\lim\limits_{x\to-\infty}f(x)=\lim\limits_{x\to-\infty}\dfrac{(x+a)^2-a^2}{x}=\lim\limits_{x\to-\infty}\dfrac{x^2+2ax}{x}=\lim\limits_{x\to-\infty}(x+2a)=-\infty$,

$$\lim\limits_{x\to+\infty}f(x)=\lim\limits_{x\to+\infty}\dfrac{x^2-5x+4}{x^2+x-2}=1.$$

(2) 因为

$$\lim\limits_{x\to 0^+}f(x)=\lim\limits_{x\to 0^+}(x-2)=-2 ,$$

$$\lim\limits_{x\to 0^-}f(x)=\lim\limits_{x\to 0^-}\dfrac{(x+a)^2-a^2}{x}=\lim\limits_{x\to 0^-}(x+2a)=2a,$$

所以

$a=-1$ 时, $\lim\limits_{x\to 0}f(x)$ 存在.

(3) 因为

$$\lim\limits_{x\to 1^+}f(x)=\lim\limits_{x\to 1^+}\dfrac{x^2-5x+4}{x^2+x-2}=\lim\limits_{x\to 1^+}\dfrac{(x-1)(x-4)}{(x-1)(x+2)}=-1 ,$$

$$\lim\limits_{x\to 1^-}f(x)=\lim\limits_{x\to 1^-}(x-2)=-1 ,$$

所以

$\lim\limits_{x\to 1}f(x)=-1$.

14. 已知 $\lim\limits_{x\to\infty}\left(\dfrac{x^2+1}{x+1}-ax-b\right)=0$,试确定 a,b 的值.

解
$$\lim_{x\to\infty}\left(\frac{x^2+1}{x+1}-ax-b\right)=\lim_{x\to\infty}\frac{(1-a)x^2-(a+b)x-b+1}{x+1}.$$

因为极限存在，所以 $1-a=0$，即 $a=1$，从而

$$原式=\lim_{x\to\infty}\frac{-(1+b)x-b+1}{x+1}=-(1+b).$$

由给定条件知 $-(1+b)=0$，所以 $b=-1$.

15. 求下列极限：

(1) $\lim\limits_{x\to0}\dfrac{\sin3x}{\sin4x}$；

(2) $\lim\limits_{x\to0}\dfrac{\tan3x}{\sin5x}$；

(3) $\lim\limits_{x\to\infty}x\sin\dfrac{1}{x}$；

(4) $\lim\limits_{x\to0}x\sin\dfrac{1}{x}$；

(5) $\lim\limits_{x\to\pi}\dfrac{\sin x}{\pi-x}$；

(6) $\lim\limits_{h\to0}\dfrac{1-\cos2x}{x\sin x}$；

(7) $\lim\limits_{n\to\infty}2^n\sin\dfrac{a}{2^n}(a\neq0)$；

(8) $\lim\limits_{x\to0}\dfrac{x+2\sin x}{x+\sin x}$；

(9) $\lim\limits_{x\to-\infty}x\sqrt{\sin\dfrac{1}{x^2}}$；

(10) $\lim\limits_{x\to\infty}\left(1+\dfrac{k}{x}\right)^x$；

(11) $\lim\limits_{x\to0}\left(1+\dfrac{x}{2}\right)^{\frac{x-1}{x}}$；

(12) $\lim\limits_{x\to0}(1+2\tan x)^{\cot x}$；

(13) $\lim\limits_{x\to0}(\cos x)^{\frac{1}{1-\cos x}}$；

(14) $\lim\limits_{x\to\infty}\left(\dfrac{x+3}{x}\right)^{x+2}$.

解 (1) $\lim\limits_{x\to0}\dfrac{\sin3x}{\sin4x}=\lim\limits_{x\to0}\dfrac{\frac{\sin3x}{3x}\cdot3x}{\frac{\sin4x}{4x}\cdot4x}=\dfrac{3}{4}\lim\limits_{x\to0}\dfrac{\frac{\sin3x}{3x}}{\frac{\sin4x}{4x}}=\dfrac{3}{4}$.

(2) $\lim\limits_{x\to0}\dfrac{\tan3x}{\sin5x}=\lim\limits_{x\to0}\dfrac{\frac{\sin3x}{3x}\cdot\frac{3x}{\cos3x}}{\frac{\sin5x}{5x}\cdot5x}=\dfrac{3}{5}$.

(3) $\lim\limits_{x\to\infty}x\sin\dfrac{1}{x}=\lim\limits_{x\to\infty}\dfrac{\sin\frac{1}{x}}{\frac{1}{x}}=1$.

(4) 因为 $\lim\limits_{x\to0}x=0$，而 $\sin\dfrac{1}{x}$ 为有界函数，即 $\left|\sin\dfrac{1}{x}\right|\leqslant1$，所以

$$\lim\limits_{x\to0}x\sin\dfrac{1}{x}=0.$$

(5) $\lim\limits_{x\to\pi}\dfrac{\sin x}{\pi-x}=\lim\limits_{x\to\pi}\dfrac{\sin(\pi-x)}{\pi-x}=1$.

(6) $\lim\limits_{x\to0}\dfrac{1-\cos2x}{x\sin x}=2\lim\limits_{x\to0}\dfrac{\sin^2x}{x\sin x}=2\lim\limits_{x\to0}\dfrac{\sin x}{x}=2$.

(7) $\lim\limits_{n\to\infty}2^n\sin\dfrac{a}{2^n}=\lim\limits_{n\to\infty}\dfrac{\sin\frac{a}{2^n}}{\frac{a}{2^n}}\cdot a=a(a\neq0)$.

(8) $\lim\limits_{x\to0}\dfrac{x+2\sin x}{x+\sin x}=\lim\limits_{x\to0}\dfrac{1+2\frac{\sin x}{x}}{1+\frac{\sin x}{x}}=\dfrac{3}{2}$.

(9) $\lim\limits_{x\to-\infty}x\sqrt{\sin\dfrac{1}{x^2}}=\lim\limits_{x\to-\infty}-\sqrt{\dfrac{\sin\frac{1}{x^2}}{\frac{1}{x^2}}}=-1$.

(10) $\lim\limits_{x\to\infty}\left(1+\dfrac{k}{x}\right)^x=\lim\limits_{x\to\infty}\left[\left(1+\dfrac{k}{x}\right)^{\frac{x}{k}}\right]^k=e^k$.

(11) $\lim\limits_{x\to 0}\left(1+\dfrac{x}{2}\right)^{\frac{x-1}{x}}=\lim\limits_{x\to 0}\left(1+\dfrac{x}{2}\right)^{1-\frac{1}{x}}=\lim\limits_{x\to 0}\left(1+\dfrac{x}{2}\right)\cdot\lim\limits_{x\to 0}\left[\left(1+\dfrac{x}{2}\right)^{\frac{2}{x}}\right]^{-\frac{1}{2}}=\mathrm{e}^{-\frac{1}{2}}.$

(12) $\lim\limits_{x\to 0}(1+2\tan x)^{\cot x}=\lim\limits_{x\to 0}\left[(1+2\tan x)^{\frac{1}{2\tan x}}\right]^{2}=\mathrm{e}^{2}.$

(13) $\lim\limits_{x\to 0}(\cos x)^{\frac{1}{1-\cos x}}=\lim\limits_{x\to 0}\left\{\left[1+(\cos x-1)\right]^{\frac{1}{\cos x-1}}\right\}^{-1}=\mathrm{e}^{-1}.$

(14) $\lim\limits_{x\to\infty}\left(\dfrac{x+3}{x}\right)^{x+2}=\lim\limits_{x\to\infty}\left(1+\dfrac{3}{x}\right)^{x}\cdot\lim\limits_{x\to\infty}\left(1+\dfrac{3}{x}\right)^{2}=\lim\limits_{x\to\infty}\left[\left(1+\dfrac{3}{x}\right)^{\frac{x}{3}}\right]^{3}=\mathrm{e}^{3}.$

*16. 利用等价无穷小的性质,求下列极限:

(1) $\lim\limits_{x\to 0}\dfrac{\tan 3x}{2x}$;　　　　　　(2) $\lim\limits_{x\to 0}\dfrac{\sin(x^{n})}{(\sin x)^{m}}$ $(n,m$ 为正整数);

(3) $\lim\limits_{x\to 0}\dfrac{\tan x-\sin x}{\sin^{3}x}$;　　　(4) $\lim\limits_{\Delta x\to 0}\dfrac{\mathrm{e}^{\Delta x}-1}{\Delta x}$;　　　　(5) $\lim\limits_{\Delta x\to 0}\dfrac{\ln(1+\Delta x)}{\sin(\Delta x)}$;

(6) $\lim\limits_{x\to 0}\dfrac{\sqrt{1+f(x)\sin x}-1}{\mathrm{e}^{x}-1}=A$ $(A$ 为常数),求 $\lim\limits_{x\to 0}f(x)$.

解　(1) $\lim\limits_{x\to 0}\dfrac{\tan 3x}{2x}=\lim\limits_{x\to 0}\dfrac{3x}{2x}=\dfrac{3}{2}.$

(2) $\lim\limits_{x\to 0}\dfrac{\sin(x^{n})}{(\sin x)^{m}}=\lim\limits_{x\to 0}\dfrac{x^{n}}{x^{m}}=\begin{cases}0,&n>m,\\1,&n=m,\\\infty,&n<m.\end{cases}$

(3) $\lim\limits_{x\to 0}\dfrac{\tan x-\sin x}{\sin^{3}x}=\lim\limits_{x\to 0}\dfrac{\sin x(1-\cos x)}{\sin^{3}x\cos x}=\lim\limits_{x\to 0}\dfrac{2\sin^{2}\dfrac{x}{2}}{\sin^{2}x\cos x}$

$$=\lim\limits_{x\to 0}\dfrac{1}{\cos x}\cdot\lim\limits_{x\to 0}\dfrac{2\sin^{2}\dfrac{x}{2}}{\sin^{2}x}=2\lim\limits_{x\to 0}\dfrac{\left(\dfrac{x}{2}\right)^{2}}{x^{2}}=\dfrac{1}{2}.$$

(4) $\lim\limits_{\Delta x\to 0}\dfrac{\mathrm{e}^{\Delta x}-1}{\Delta x}=\lim\limits_{\Delta x\to 0}\dfrac{\Delta x}{\Delta x}=1.$

(5) $\lim\limits_{\Delta x\to 0}\dfrac{\ln(1+\Delta x)}{\sin(\Delta x)}=\lim\limits_{\Delta x\to 0}\dfrac{\Delta x}{\Delta x}=1.$

(6) 因为 $\mathrm{e}^{x}-1\sim x(x\to 0)$, $\sqrt{1+x}-1\sim\dfrac{1}{2}x(x\to 0)$,$\sin x\sim x(x\to 0)$

所以 $\lim\limits_{x\to 0}\dfrac{\sqrt{1+f(x)\sin x}-1}{\mathrm{e}^{x}-1}=\lim\limits_{x\to 0}\dfrac{\dfrac{1}{2}f(x)\sin x}{x}=\lim\limits_{x\to 0}\dfrac{\dfrac{1}{2}f(x)\cdot x}{x}$

$$=\lim\limits_{x\to 0}\dfrac{1}{2}f(x)=\dfrac{1}{2}\lim\limits_{x\to 0}f(x)=A.$$

故 $\lim\limits_{x\to 0}f(x)=2A$.

17. 判断下列函数在 $x=0$ 处的连续性:

(1) $f(x)=\begin{cases}\mathrm{e}^{x},&x\leqslant 0,\\\dfrac{\sin x}{x},&x>0;\end{cases}$　　　　　　(2) $f(x)=\begin{cases}\dfrac{|x|}{x},&x\neq 0,\\1,&x=0;\end{cases}$

(3) $f(x)=\begin{cases}x-1,&x<0,\\0,&x=0,\\x^{2}+1,&x>0.\end{cases}$

解　(1) 因为

$$\lim\limits_{x\to 0^{-}}f(x)=\lim\limits_{x\to 0^{-}}\mathrm{e}^{x}=1,\qquad\lim\limits_{x\to 0^{+}}f(x)=\lim\limits_{x\to 0^{+}}\dfrac{\sin x}{x}=1,$$

又

$$\lim\limits_{x\to 0}f(x)=1=f(0),$$

所以

$f(x)$ 在 $x=0$ 处连续.

(2) 因为

$$\lim_{x \to 0^-} f(x) = \lim_{x \to 0^-} \frac{-x}{x} = -1, \quad \lim_{x \to 0^+} f(x) = \lim_{x \to 0^+} \frac{x}{x} = 1,$$

所以 $\lim_{x \to 0} f(x)$ 不存在,因此,$f(x)$ 在 $x = 0$ 处不连续.

(3) 因为

$$\lim_{x \to 0^-} f(x) = \lim_{x \to 0^-} (x-1) = -1, \quad \lim_{x \to 0^+} f(x) = \lim_{x \to 0^+} (x^2+1) = 1,$$

所以

$$\lim_{x \to 0} f(x) \text{ 不存在,因此,} f(x) \text{ 在 } x = 0 \text{ 处不连续.}$$

18. 确定下列函数的间断点,并指出它们属于哪类间断点,如属可去间断点,则补充函数的定义使其连续:

(1) $y = \tan\left(2x + \dfrac{\pi}{4}\right)$;　　　　　　　　　(2) $y = \dfrac{x}{\sin x}$;

(3) $y = \dfrac{x^2-1}{x^2-3x+2}$;　　　　　　　　　(4) $y = (1+x)^{\frac{1}{x}}$;

(5) $y = \begin{cases} x^2-1, & x<0, \\ 0, & x=0, \\ 2^x, & x>0; \end{cases}$　　　　　　　(6) $y = \cos\dfrac{1}{x}$.

解　(1) $x = \dfrac{k\pi}{2} + \dfrac{\pi}{8}$($k$ 为整数)为无穷间断点,属第二类间断点.

(2) 因为 $\lim\limits_{x \to k\pi} \dfrac{x}{\sin x} = \infty(k \neq 0)$,$k=0$ 时,$\lim\limits_{x \to 0} \dfrac{x}{\sin x} = 1$,所以 $x = k\pi(k=\pm1,\pm2,\cdots)$为无穷间断点,属第二类间断点;$x=0$ 为可去间断点,属第一类间断点.

可补充定义 $y = \begin{cases} \dfrac{x}{\sin x}, & x \neq 0, \\ 1, & x=0, \end{cases}$ 则此时 y 在 $x=0$ 点连续.

(3) 因为

$$\lim_{x \to 1} \frac{x^2-1}{x^2-3x+2} = \lim_{x \to 1} \frac{(x-1)(x+1)}{(x-1)(x-2)} = \lim_{x \to 1} \frac{x+1}{x-2} = -2,$$

$$\lim_{x \to 2} \frac{x^2-1}{x^2-3x+2} = \lim_{x \to 2} \frac{x+1}{x-2} = \infty,$$

所以 $x=2$ 为无穷间断点,属第二类间断点;$x=1$ 为可去间断点,属第一类间断点

可补充定义 $y = \begin{cases} \dfrac{x^2-1}{x^2-3x+2}, & x \neq 1, \\ -2, & x=1, \end{cases}$ 则 y 在 $x=1$ 点连续.

(4) 因为 $\lim\limits_{x \to 0}(1+x)^{\frac{1}{x}} = e$,所以 $x=0$ 为可去间断点,属第一类间断点.

可补充定义 $y = \begin{cases} (1+x)^{\frac{1}{x}}, & x \neq 0, \\ e, & x=0, \end{cases}$ 则 y 在 $x=0$ 点连续.

(5) 因为 $\lim\limits_{x \to 0^-} y = \lim\limits_{x \to 0^-}(x^2-1) = -1$,$\lim\limits_{x \to 0^+} y = \lim\limits_{x \to 0^+} 2^x = 1$,所以 $x=0$ 为函数的跳跃间断点,属第一类间断点.

(6) 因为当 $x \to 0$ 时,函数值在 -1 与 1 之间变动无限多次,所以 $x=0$ 为函数的振荡间断点,属第二类间断点.

19. 确定常数 A 的值,使下列函数在指定点处连续:

(1) $f(x) = \begin{cases} Ax^3, & x \geq 1, \\ 2x-1, & x < 1 \end{cases}$ 在 $x=1$ 处连续;

(2) $f(x) = \begin{cases} (1-x)^{\frac{1}{x}}, & x \neq 0, \\ A, & x=0 \end{cases}$ 在 $x=0$ 处连续;

(3) $f(x) = \begin{cases} \dfrac{\sin Ax}{x}, & x \neq 0, \\ 5, & x=0 \end{cases}$ 在 $x=0$ 处连续.

解 (1) 因为

$$\lim_{x \to 1^+} f(x) = \lim_{x \to 1^+} Ax^3 = A , \quad \lim_{x \to 1^-} f(x) = \lim_{x \to 1^-} (2x-1) = 1 ,$$

要使 $f(x)$ 在 $x=1$ 处连续,则应满足

$\lim_{x \to 1^+} f(x) = \lim_{x \to 1^-} f(x) = f(1)$,即

$$A = 1 = A \cdot 1,$$

所以,$A = 1$.

因此,当 $A=1$ 时,$f(x)$ 在 $x=1$ 处连续.

(2) 因为

$$\lim_{x \to 0} f(x) = \lim_{x \to 0} (1-x)^{\frac{1}{x}} = e^{-1} ,$$

要使 $f(x)$ 在 $x=0$ 处连续,则应满足

$$\lim_{x \to 0} f(x) = f(0) ,即 e^{-1} = A.$$

因此当 $A = e^{-1}$ 时,$f(x)$ 在 $x=0$ 处连续.

(3) 因为

$$\lim_{x \to 0} f(x) = \lim_{x \to 0} \frac{\sin Ax}{x} = A ,$$

要使 $f(x)$ 在 $x=0$ 处连续,则应满足

$$\lim_{x \to 0} f(x) = f(0) ,即 A=5.$$

因此当 $A=5$ 时,$f(x)$ 在 $x=0$ 处连续.

20. 根据初等函数的连续性,求下列函数的极限:

(1) $\lim\limits_{x \to \frac{\pi}{2}} \ln \sin x$;

(2) $\lim\limits_{x \to 1} (x^2 + 1) \tan \frac{\pi x}{4}$;

(3) $\lim\limits_{x \to \infty} e^{\frac{1}{x}}$;

(4) $\lim\limits_{x \to 0} \frac{\ln(1+ax)}{x}$;

(5) $\lim\limits_{x \to 0} \ln \frac{\sin x}{x}$;

(6) $\lim\limits_{n \to \infty} \{ n[\ln(n+1) - \ln n] \}$.

解 (1) $\lim\limits_{x \to \frac{\pi}{2}} \ln \sin x = \ln \sin \frac{\pi}{2} = 0$.

(2) $\lim\limits_{x \to 1} (x^2 + 1) \tan \frac{\pi x}{4} = (1^2 + 1) \tan \frac{\pi \cdot 1}{4} = 2$.

(3) $\lim\limits_{x \to \infty} e^{\frac{1}{x}} = e^{\lim\limits_{x \to \infty} \frac{1}{x}} = e^0 = 1$.

(4) $\lim\limits_{x \to 0} \frac{\ln(1+ax)}{x} = \lim\limits_{x \to 0} \ln(1+ax)^{\frac{1}{x}} = \ln[\lim\limits_{x \to 0} (1+ax)^{\frac{1}{x}}] = \ln e^a = a$.

(5) $\lim\limits_{x \to 0} \ln \frac{\sin x}{x} = \ln(\lim\limits_{x \to 0} \frac{\sin x}{x}) = \ln 1 = 0$.

(6) $\lim\limits_{n \to \infty} \{ n[\ln(n+1) - \ln n] \} = \lim\limits_{n \to \infty} \ln(1 + \frac{1}{n})^n = \ln[\lim\limits_{n \to \infty} (1 + \frac{1}{n})^n] = \ln e = 1$.

21. 证明方程 $x 2^x = 1$ 至少有一个小于 1 的正根.

证 令 $f(x) = x 2^x - 1$,则 $f(0) = -1 < 0$,$f(1) = 1 > 0$. 又因为 $f(x)$ 在 $[0,1]$ 上连续,所以由根的存在定理得至少存在一点 $\xi \in (0,1)$,使得 $f(\xi) = 0$,即方程 $x 2^x = 1$ 至少有一个根介于 0 和 1 之间.

22. 求证在区间 $(0,2)$ 内至少有一点 x_0,使得 $e^{x_0} - 2 = x_0$ 成立.

证 令 $f(x) = e^x - 2 - x$,则 $f(0) = -1 < 0$,$f(2) = e^2 - 4 > 0$. 又因为 $f(x)$ 在 $[0,2]$ 上连续,所以由根的存在定理得至少存在一点 $x_0 \in (0,2)$,使得 $f(x_0) = 0$,即 $e^{x_0} - 2 - x_0 = 0$. 故在区间 $(0,2)$ 内至少有一点 x_0,使得 $e^{x_0} - 2 = x_0$ 成立.

三、增补习题解答

1. 设 $f(x) = \begin{cases} 1 - 2x^2, & x < -1, \\ x^3, & -1 \leqslant x \leqslant 2, \\ 10x - 12, & x > 2, \end{cases}$ 求 $f(x)$ 的反函数 $g(x)$ 的表达式.

解 当 $x \in (-\infty, -1)$ 时,函数 $y = 1 - 2x^2$ 的值域为 $(-\infty, -1)$,其反函数为 $y = -\sqrt{\dfrac{1-x}{2}}$;

当 $x \in [-1, 2]$ 时,函数 $y = x^3$ 的值域为 $[-1, 8]$,其反函数为 $y = \sqrt[3]{x}$;

当 $x \in (2, +\infty)$ 时,函数 $y = 10x - 12$ 的值域为 $(8, +\infty)$,其反函数为 $y = \dfrac{1}{10}(x + 12)$,

所以

$$g(x) = \begin{cases} -\sqrt{\dfrac{1-x}{2}}, & x < -1, \\ \sqrt[3]{x}, & -1 \leqslant x \leqslant 8, \\ \dfrac{1}{10}(x+12), & x > 8. \end{cases}$$

2. 求 $\lim\limits_{x \to +\infty} (\cos \sqrt{x+1} - \cos \sqrt{x})$.

解 由于

$$\cos \sqrt{x+1} - \cos \sqrt{x} = -2 \sin \frac{\sqrt{x+1} + \sqrt{x}}{2} \cdot \sin \frac{\sqrt{x+1} - \sqrt{x}}{2} ,$$

又因为

$$\left| -2 \sin \frac{\sqrt{x+1} + \sqrt{x}}{2} \right| \leqslant 2 ,$$

故 $2 \sin \dfrac{\sqrt{x+1} + \sqrt{x}}{2}$ 为有界函数,而

$$0 \leqslant \left| \sin \frac{\sqrt{x+1} - \sqrt{x}}{2} \right| < \left| \frac{\sqrt{x+1} - \sqrt{x}}{2} \right| = \frac{1}{2(\sqrt{x+1} + \sqrt{x})} \to 0 (x \to +\infty) ,$$

所以

$$\lim\limits_{x \to +\infty} \sin \frac{\sqrt{x+1} - \sqrt{x}}{2} = 0 ,$$

因此

$$\lim\limits_{x \to +\infty} (\cos \sqrt{x+1} - \cos \sqrt{x}) = 0 .$$

3. 求 $\lim\limits_{x \to \infty} \left(\dfrac{x^2+1}{x^2-2} \right)^{x^2}$.

解 由于 $\left(\dfrac{x^2+1}{x^2-2} \right)^{x^2} = \left(1 + \dfrac{3}{x^2-2} \right)^{x^2}$,令 $\dfrac{x^2-2}{3} = u$,则 $x^2 = 3u + 2$,于是

$$\left(\frac{x^2+1}{x^2-2} \right)^{x^2} = \left(1 + \frac{1}{u} \right)^{3u+2} ,$$

因此

$$\lim\limits_{x \to \infty} \left(\frac{x^2+1}{x^2-2} \right)^{x^2} = \lim\limits_{u \to \infty} \left[\left(1 + \frac{1}{u} \right)^{3u} \cdot \left(1 + \frac{1}{u} \right)^2 \right] = e^3 .$$

4. 适当选取 a,使函数 $f(x) = \begin{cases} e^x, & x < 0, \\ a + x, & x \geqslant 0 \end{cases}$,是连续函数.

解 显然,当 $x < 0$ 时,$f(x) = e^x$ 是连续的;当 $x > 0$ 时,$f(x) = a + x$ 也是连续的. 只需考察分界点 $x = 0$ 处连续性. 因为在 $x = 0$ 左、右两侧,函数表达式不同,要分别考察 $x = 0$ 处的左、右极限.

$$\lim\limits_{x \to 0^-} f(x) = \lim\limits_{x \to 0^-} e^x = e^0 = 1 ,$$
$$\lim\limits_{x \to 0^+} f(x) = \lim\limits_{x \to 0^+} (a + x) = a .$$

因此,取 $a = 1$,则

$$\lim\limits_{x \to 0^-} f(x) = \lim\limits_{x \to 0^+} f(x) = f(0) = 1 .$$

$f(x)$ 在 $x = 0$ 连续,于是 $f(x)$ 处处连续.

5. 求 $\lim\limits_{n \to +\infty} \left(\dfrac{1}{\sqrt{n^2+1}} + \dfrac{1}{\sqrt{n^2+2}} + \cdots + \dfrac{1}{\sqrt{n^2+n}} \right)$.

解　将所讨论的序列适当放大和缩小.

因为

$$\frac{n}{\sqrt{n^2+n}} \leqslant \frac{1}{\sqrt{n^2+1}} + \frac{1}{\sqrt{n^2+2}} + \cdots + \frac{1}{\sqrt{n^2+n}} \leqslant \frac{n}{\sqrt{n^2+1}},$$

又因为

$$\lim_{n \to +\infty} \frac{n}{\sqrt{n^2+n}} = \lim_{n \to +\infty} \frac{1}{\sqrt{1+\dfrac{1}{n}}} = 1,$$

$$\lim_{n \to +\infty} \frac{n}{\sqrt{n^2+1}} = \lim_{n \to +\infty} \frac{1}{\sqrt{1+\dfrac{1}{n^2}}} = 1,$$

所以

$$\lim_{n \to +\infty} \left(\frac{1}{\sqrt{n^2+1}} + \frac{1}{\sqrt{n^2+2}} + \cdots + \frac{1}{\sqrt{n^2+n}} \right) = 1.$$

从本题可看出,无穷多个无穷小量相加,其和为 1.可见,无限项的和与有限项的和有本质的差别.

6. 若 $f(x)$ 在 $x=0$ 处连续,且 $f(x+y)=f(x)+f(y)$ 对任意的 $x,y \in (-\infty,+\infty)$ 都成立,试证 $f(x)$ 为 $(-\infty,+\infty)$ 上的连续函数.

解　由已知有对任意的 $x \in (-\infty,+\infty)$,有 $f(x)=f(x+0)=f(x)+f(0)$,所以有 $f(0)=0$. 又因为 $f(x)$ 在 $x=0$ 点连续,所以 $\lim\limits_{\Delta x \to 0} f(\Delta x) = f(0) = 0$.

所以对任意 $x \in (-\infty,+\infty)$ 均有

$$\begin{aligned}
\lim_{\Delta x \to 0} \Delta y &= \lim_{\Delta x \to 0} [f(x+\Delta x) - f(x)] \\
&= \lim_{\Delta x \to 0} [f(x) + f(\Delta x) - f(x)] \\
&= \lim_{\Delta x \to 0} f(\Delta x) \\
&= 0.
\end{aligned}$$

所以 $f(x)$ 在点 x 连续.

又由 x 的任意性知 $f(x)$ 在 $(-\infty,+\infty)$ 上是连续的.

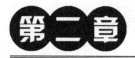

导数与微分

一、内容提要与基本要求

导数和微分是一元函数微分学中两个最重要的基本概念.它们都刻画了函数的局部性质,二者既有内在联系又有本质区别:导数是函数在一点处相对于自变量的变化率,而微分是函数改变量的线性主要部分,反映了函数在一点处相对于自变量的微小变化函数值改变的情况.本章必须掌握以下几方面的内容:

1. 正确理解导数的概念,会按定义求一些初等函数的导数,了解导数的物理意义和几何意义.

2. 正确理解函数连续性与可导性的关系,熟记基本初等函数的求导公式.

3. 重点掌握求导法则:

(1) 导数的四则运算法则;

(2) 复合函数求导法则;

(3) 反函数求导法则;

(4) 隐函数求导法则;

(5) 参数方程求导法则;

(6) 对数求导法则;

(7) 高阶导数的求导法则.

4. 正确理解微分的定义和几何意义,会求初等函数的微分,了解一阶微分形式不变性.

5. 利用函数增量与函数微分的关系,进行近似计算与误差估计.

二、习题二解答

1. 一动点作直线运动,它所经过的路程和时间的关系是 $s = 3t^2 + 1$. 求它在时间段 $2 \leqslant t \leqslant 2 + \Delta t$ 内运动的平均速度,再计算:(1) $\Delta t = 0.1$ 时的平均速度值,(2) $\Delta t = 0.01$ 时的平均速度值,(3) $t = 2$ 时刻的瞬时速度值.

解 在时间段 $2 \leqslant t \leqslant 2 + \Delta t$ 内的平均速度为

$$\bar{v} = \frac{\Delta s}{\Delta t} = \frac{s(2 + \Delta t) - s(2)}{\Delta t} = \frac{[3(2 + \Delta t)^2 + 1] - [3 \times 2^2 + 1]}{\Delta t} = 12 + 3\Delta t.$$

(1) 当 $\Delta t = 0.1$ 时的平均速度为

$$\bar{v} = 12 + 3 \times 0.1 = 12.3.$$

(2) 当 $\Delta t = 0.01$ 时的平均速度为

$$\bar{v} = 12 + 3 \times 0.01 = 12.03.$$

(3) 当 $t = 2$ 时的瞬时速度为

$$v = \lim \bar{v} = \lim(12 + 3\Delta t) = 12.$$

2. 下列各题中均假定 $f'(x_0)$ 存在,按照导数定义,A 表示什么?

(1) $\lim\limits_{\Delta x \to 0} \dfrac{f(x_0 - \Delta x) - f(x_0)}{\Delta x} = A$;

(2) $\lim\limits_{x \to 0} \dfrac{f(x)}{x} = A$ 且 $f(0) = 0$,$f'(0)$ 存在;

(3) $\lim\limits_{h \to 0} \dfrac{f(x_0 + h) - f(x_0 - h)}{h} = A$.

解 (1) $A = \lim\limits_{\Delta x \to 0} \dfrac{f(x_0 - \Delta x) - f(x_0)}{\Delta x} = -\lim\limits_{\Delta x \to 0} \dfrac{f[x_0 + (-\Delta x)] - f(x_0)}{-\Delta x} = -f'(x_0)$.

(2) $f'(0) = \lim\limits_{x \to 0} \dfrac{f(x) - f(0)}{x - 0} = \lim\limits_{x \to 0} \dfrac{f(x) - 0}{x - 0} = \lim\limits_{x \to 0} \dfrac{f(x)}{x} = A$.

(3) $A = \lim\limits_{h \to 0} \dfrac{f(x_0 + h) - f(x_0) - [f(x_0 - h) - f(x_0)]}{h} = 2f'(x_0)$.

3. 讨论下列函数在 $x = 0$ 处的连续性与可导性,若可导求出导数值.

(1) $f(x) = \sqrt{1 - x}$ (提示:$\Delta x \to 0$ 时,$\sqrt{1 - \Delta x} - 1 \sim -\dfrac{1}{2}\Delta x$);

(2) $f(x) = \begin{cases} \mathrm{e}^x, & x < 0, \\ x + 1, & x \geqslant 0 \end{cases}$ (提示:$\Delta x \to 0$ 时,$\mathrm{e}^{\Delta x} - 1 \sim \Delta x$);

(3) $f(x) = \begin{cases} x\sin\dfrac{1}{x}, & x \neq 0, \\ 0, & x = 0. \end{cases}$

解 (1) $\Delta y = f(x_0 + \Delta x) - f(x_0) = f(0 + \Delta x) - f(0) = \sqrt{1 - \Delta x} - 1$.

连续性:

$$\lim_{\Delta x \to 0} \Delta y = \lim_{\Delta x \to 0} (\sqrt{1 - \Delta x} - 1) = \lim_{\Delta x \to 0} \left(-\frac{1}{2}\Delta x\right) = 0,$$

所以 $f(x)$ 在 $x = 0$ 处连续.

可导性:

$$\lim_{\Delta x \to 0} \frac{\Delta y}{\Delta x} = \lim_{\Delta x \to 0} \frac{\sqrt{1 - \Delta x} - 1}{\Delta x} = \lim_{\Delta x \to 0} \frac{-\dfrac{1}{2}\Delta x}{\Delta x} = -\frac{1}{2},$$

所以 $f(x)$ 在 $x = 0$ 处可导,导数值为 $-\dfrac{1}{2}$.

(2) 连续性:因为

$$\lim_{x \to 0^-} f(x) = \lim_{x \to 0^-} \mathrm{e}^x = 1, \quad \lim_{x \to 0^+} f(x) = \lim_{x \to 0^+} (x + 1) = 1,$$
$$\lim_{x \to 0^+} f(x) = \lim_{x \to 0^-} f(x) = f(0) = 1,$$

所以 $f(x)$ 在 $x = 0$ 处连续.

可导性:

$$\lim_{\Delta x \to 0^-} \frac{\Delta y}{\Delta x} = \lim_{\Delta x \to 0^-} \frac{f(0 + \Delta x) - f(0)}{\Delta x} = \lim_{\Delta x \to 0^-} \frac{\mathrm{e}^{\Delta x} - 1}{\Delta x} = \lim_{\Delta x \to 0^-} \frac{\Delta x}{\Delta x} = 1,$$
$$\lim_{\Delta x \to 0^+} \frac{\Delta y}{\Delta x} = \lim_{\Delta x \to 0^+} \frac{f(0 + \Delta x) - f(0)}{\Delta x} = \lim_{\Delta x \to 0^+} \frac{\Delta x + 1 - 1}{\Delta x} = \lim_{\Delta x \to 0^+} \frac{\Delta x}{\Delta x} = 1,$$
$$\lim_{x \to 0^+} \frac{\Delta y}{\Delta x} = \lim_{x \to 0^-} \frac{\Delta y}{\Delta x} = 1,$$

所以 $f(x)$ 在 $x = 0$ 处可导,导数值为 1.

(3) $\Delta y = f(0 + \Delta x) - f(0) = \Delta x\sin\dfrac{1}{\Delta x} - 0 = \Delta x\sin\dfrac{1}{\Delta x}$.

连续性:

$$\lim_{\Delta x \to 0} \Delta y = \lim_{\Delta x \to 0} \Delta x\sin\frac{1}{\Delta x} = 0,$$

所以 $f(x)$ 在 $x = 0$ 处连续.

可导性:

$$\lim_{\Delta x \to 0} \frac{\Delta y}{\Delta x} = \lim_{\Delta x \to 0} \frac{\Delta x\sin\dfrac{1}{\Delta x}}{\Delta x} = \lim_{\Delta x \to 0} \sin\frac{1}{\Delta x},$$

极限不存在,所以 $f(x)$ 在 $x = 0$ 处不可导.

4. 求下列函数的导数:

(1) $y = x^3 + \dfrac{7}{x^4} - 2\sqrt{x} + 6$; $\qquad$ (2) $y = \dfrac{a + b}{ax + b}$ (a, b 为常数);

(3) $y = \dfrac{5}{x\sqrt{x}} - 2^x + 3e^x$;   (4) $y = (x^2 + 3)\tan x$;

(5) $y = (1 + \sqrt{x})\left(1 - \dfrac{1}{\sqrt{x}}\right)$;   (6) $y = x\arcsin x + \cos x$;

(7) $y = 3e^x\cos x$;   (8) $y = \dfrac{1}{2}x^3\cos x\ln x$;

(9) $y = \dfrac{a^x}{x^2} + \ln x$ (10) $y = \dfrac{\lg x}{\sqrt{x}}$;

(11) $y = \dfrac{x-1}{x^2 + 2x + 3}$;   (12) $y = \dfrac{x\sin x}{1 + \cos x}$.

解 (1) $y' = (x^3 + 7x^{-4} - 2x^{\frac{1}{2}} + 6)' = 3x^2 - 28x^{-5} - x^{-\frac{1}{2}}$.

(2) $y' = [(a+b)(ax+b)^{-1}]' = -(a+b)(ax+b)^{-2}(ax+b)' = -a(a+b)(ax+b)^{-2}$.

(3) $y' = (5x^{-\frac{3}{2}} - 2^x + 3e^x)' = -\dfrac{15}{2}x^{-\frac{5}{2}} - 2^x\ln 2 + 3e^x$.

(4) $y' = (x^2+3)'\tan x + (x^2+3)(\tan x)' = 2x\tan x + (x^2+3)\sec^2 x$.

(5) $y = 1 + \sqrt{x} - \dfrac{1}{\sqrt{x}} - 1 = x^{\frac{1}{2}} - x^{-\frac{1}{2}}$, $y' = (x^{\frac{1}{2}} - x^{-\frac{1}{2}})' = \dfrac{1}{2}x^{-\frac{1}{2}} + \dfrac{1}{2}x^{-\frac{3}{2}}$.

(6) $y' = (x\arcsin x)' + (\cos x)' = \arcsin x + \dfrac{x}{\sqrt{1-x^2}} - \sin x$.

(7) $y' = 3(e^x\cos x)' = 3(e^x\cos x - e^x\sin x) = 3e^x(\cos x - \sin x)$.

(8) $y' = \dfrac{1}{2}(x^3)'\cos x\ln x + \dfrac{1}{2}x^3(\cos x)'\ln x + \dfrac{1}{2}x^3\cos x(\ln x)'$

$\quad = \dfrac{3}{2}x^2\cos x\ln x - \dfrac{1}{2}x^3\sin x\ln x + \dfrac{1}{2}x^2\cos x$.

(9) $y' = \dfrac{a^x\ln a \cdot x^2 - a^x \cdot 2x}{(x^2)^2} + \dfrac{1}{x} = \dfrac{a^x\ln a}{x^2} - \dfrac{2a^x}{x^3} + \dfrac{1}{x}$

或

$$y' = (a^x x^{-2} + \ln x)' = a^x\ln a \cdot x^{-2} - 2a^x x^{-3} + \dfrac{1}{x} \ .$$

(10) $y' = \dfrac{\dfrac{1}{x\ln 10} \cdot \sqrt{x} - \lg x \cdot \dfrac{1}{2\sqrt{x}}}{(\sqrt{x})^2} = \dfrac{1}{x\sqrt{x}\ln 10} - \dfrac{\lg x}{2x\sqrt{x}}$

或

$$y' = (\lg x \cdot x^{-\frac{1}{2}})' = \dfrac{1}{x\ln 10} \cdot x^{-\frac{1}{2}} + \lg x \cdot \left(-\dfrac{1}{2}x^{-\frac{3}{2}}\right) = \dfrac{1}{x\sqrt{x}\ln 10} - \dfrac{\lg x}{2x\sqrt{x}} \ .$$

(11) $y' = \dfrac{(x-1)'(x^2+2x+3) - (x-1)(x^2+2x+3)'}{(x^2+2x+3)^2}$

$\quad = \dfrac{(x^2+2x+3) - (x-1)(2x+2)}{(x^2+2x+3)^2}$

$\quad = \dfrac{-x^2+2x+5}{(x^2+2x+3)^2}$.

(12) $y' = \dfrac{(\sin x + x\cos x)(1+\cos x) - x\sin x(-\sin x)}{(1+\cos x)^2}$

$\quad = \dfrac{\sin x + \sin x\cos x + x\cos x + x}{(1+\cos x)^2}$

$\quad = \dfrac{x+\sin x}{1+\cos x}$.

5.求下列函数在给定点的导数值：

(1) $f(x) = 2x - 3x^2$,求 $f'(0)$, $f'(1)$;

(2) $f(x) = \dfrac{x}{1-x^2}$,求 $f'(0)$, $f'(2)$;

(3) $\rho = \theta\sin\theta + \dfrac{1}{2}\cos\theta$，求 $\dfrac{\mathrm{d}\rho}{\mathrm{d}\theta}\Big|_{\theta=\frac{\pi}{2}}$ ；

(4) $y = x(x-1)(x-2)\cdots(x-100)$，求 $y'\big|_{x=0}$，$y'\big|_{x=1}$ ．

解　(1) 因为 $f'(x) = (2x-3x^2)' = 2-6x$，所以，$f'(0) = 2$，$f'(1) = -4$．

(2) 因为 $f'(x) = \dfrac{(1-x^2)-x(-2x)}{(1-x^2)^2} = \dfrac{1+x^2}{(1-x^2)^2}$，所以，$f'(0) = 1$，$f'(2) = \dfrac{5}{9}$ ．

(3) $\dfrac{\mathrm{d}\rho}{\mathrm{d}\theta}\Big|_{\theta=\frac{\pi}{2}} = \left(\sin\theta + \theta\cos\theta - \dfrac{1}{2}\sin\theta\right)\Big|_{\theta=\frac{\pi}{2}} = 1 + \dfrac{\pi}{2}\times 0 - \dfrac{1}{2} = \dfrac{1}{2}$ ．

(4) $y' = (x-1)(x-2)\cdots(x-100) + x(x-2)\cdots(x-100) + \cdots + x(x-1)(x-2)\cdots(x-99)$ ，

$$y'\big|_{x=0} = (-1)(-2)\cdots(-100) + 0 = 100!\ ,$$

$$y'\big|_{x=1} = 0 + 1(-1)(-2)\cdots(-99) + 0 + \cdots + 0 = -99!\ .$$

6. 求下列函数的导数（其中，a, n 为常数）：

(1) $y = (3x^3 + x - 1)^5$ ；

(2) $y = \dfrac{1}{\sqrt{x^2-1}}$ ；

(3) $y = x^3(2x-1)^2$ ；

(4) $y = \arctan \mathrm{e}^x$ ；

(5) $y = \left(\dfrac{x}{1+x}\right)^{10}$ ；

(6) $y = \sin nx \cdot \sin^n x$ ；

(7) $y = \ln \sin x + \cos \ln x$ ；

(8) $s = \dfrac{\mathrm{e}^t - \mathrm{e}^{-t}}{\mathrm{e}^t + \mathrm{e}^{-t}}$ ；

(9) $y = \sqrt{x + \sqrt{x + \sqrt{x}}}$ ；

(10) $y = \ln\dfrac{a+x}{a-x}$ ；

(11) $y = \ln(x + \sqrt{1+x^2})$ ；

(12) $y = \mathrm{e}^{\sin x^2}$ ；

(13) $y = \sin^2\left(\dfrac{x^2+1}{2}\right)$ ；

(14) $y = \ln \cos \dfrac{1}{x}$ ；

(15) $y = \ln \ln \ln x$ ；

(16) $y = \arcsin\sqrt{\dfrac{1-x}{1+x}}$ ．

解　(1) $y' = 5(3x^3 + x - 1)^4(9x^2 + 1)$ ．

(2) $y' = -\dfrac{1}{2\sqrt{(x^2-1)^3}} \cdot 2x = -\dfrac{x}{\sqrt{(x^2-1)^3}}$ ．

(3) $y' = 3x^2(2x-1)^2 + x^3 \cdot 2(2x-1) \cdot 2 = 3x^2(2x-1)^2 + 4x^3(2x-1)$ ．

(4) $y' = \dfrac{1}{1+(\mathrm{e}^x)^2} \cdot \mathrm{e}^x = \dfrac{\mathrm{e}^x}{1+\mathrm{e}^{2x}}$ ．

(5) $y' = 10\left(\dfrac{x}{1+x}\right)^9 \cdot \dfrac{(1+x)-x}{(1+x)^2} = \dfrac{10x^9}{(1+x)^{11}}$ ．

(6) $y' = \cos nx \cdot n\sin^n x + \sin nx \cdot n\sin^{n-1}x \cdot \cos x$

$\quad = n\cos nx \sin^n x + n\sin nx \sin^{n-1}x\cos x$ ．

(7) $y' = \dfrac{1}{\sin x} \cdot \cos x - \sin \ln x \cdot \dfrac{1}{x} = \cot x - \dfrac{\sin \ln x}{x}$ ．

(8) $s' = \dfrac{(\mathrm{e}^t + \mathrm{e}^{-t})(\mathrm{e}^t + \mathrm{e}^{-t}) - (\mathrm{e}^t - \mathrm{e}^{-t})(\mathrm{e}^t - \mathrm{e}^{-t})}{(\mathrm{e}^t + \mathrm{e}^{-t})^2} = \dfrac{4}{(\mathrm{e}^t + \mathrm{e}^{-t})^2}$ ．

(9) $y' = \dfrac{1}{2\sqrt{x + \sqrt{x + \sqrt{x}}}} \cdot \left(x + \sqrt{x + \sqrt{x}}\right)'$

$\quad = \dfrac{1}{2\sqrt{x + \sqrt{x + \sqrt{x}}}} \cdot \left(1 + \dfrac{1}{2\sqrt{x + \sqrt{x}}} \cdot (x + \sqrt{x})'\right)$

$\quad = \dfrac{1}{2\sqrt{x + \sqrt{x + \sqrt{x}}}} \cdot \left[1 + \dfrac{1}{2\sqrt{x + \sqrt{x}}} \cdot \left(1 + \dfrac{1}{2\sqrt{x}}\right)\right]$ ．

(10) $y' = [\ln(a+x) - \ln(a-x)]' = \dfrac{1}{a+x} - \dfrac{-1}{a-x} = \dfrac{2a}{a^2-x^2}$ ．

(11) $y' = \dfrac{1}{x + \sqrt{1+x^2}} \cdot (x + \sqrt{1+x^2})' = \dfrac{1}{x + \sqrt{1+x^2}}\Big(1 + \dfrac{2x}{2\sqrt{1+x^2}}\Big)$

$\qquad = \dfrac{1}{x + \sqrt{1+x^2}}\Big(1 + \dfrac{x}{\sqrt{1+x^2}}\Big) = \dfrac{1}{\sqrt{1+x^2}}$.

(12) $y' = e^{\sin x^2} \cdot \cos x^2 \cdot 2x = 2x e^{\sin x^2} \cos x^2$.

(13) $y' = 2\sin\Big(\dfrac{x^2+1}{2}\Big) \cdot \cos\Big(\dfrac{x^2+1}{2}\Big) \cdot x = x\sin(x^2+1)$.

(14) $y' = \dfrac{1}{\cos\dfrac{1}{x}} \cdot \Big(-\sin\dfrac{1}{x}\Big) \cdot \Big(-\dfrac{1}{x^2}\Big) = \dfrac{\tan\dfrac{1}{x}}{x^2}$.

(15) $y' = \dfrac{1}{\ln\ln x} \cdot (\ln\ln x)' = \dfrac{1}{\ln\ln x} \cdot \dfrac{1}{\ln x} \cdot (\ln x)' = \dfrac{1}{\ln\ln x} \cdot \dfrac{1}{\ln x} \cdot \dfrac{1}{x}$.

(16) $y' = \dfrac{1}{\sqrt{1 - \Big(\sqrt{\dfrac{1-x}{1+x}}\Big)^2}} \cdot \Big(\sqrt{\dfrac{1-x}{1+x}}\Big)' = \dfrac{1}{\sqrt{1 - \dfrac{1-x}{1+x}}} \cdot \dfrac{1}{2\sqrt{\dfrac{1-x}{1+x}}} \cdot \Big(\dfrac{1-x}{1+x}\Big)'$

$\qquad = \dfrac{1}{\sqrt{\dfrac{2x}{1+x}}} \cdot \dfrac{1}{2\sqrt{\dfrac{1-x}{1+x}}} \cdot \dfrac{-(1+x)-(1-x)}{(1+x)^2} = -\dfrac{1}{(1+x)\sqrt{2x(1-x)}}$.

7. $f(x), g(x)$ 可导，求下列函数的导数 $\dfrac{dy}{dx}$:

(1) $y = e^{f(x)}$;　　　　　　　　　　(2) $y = f(x^2 + x - 1)$;

(3) $y = xg\Big(\dfrac{1}{x}\Big)$;　　　　　　　　(4) $y = f(\sin^2 x) + g(\cos^2 x)$;

(5) $y = f[g(2^x)]$;　　　　　　　　(6) $y = \sqrt{f^2(x) + g^2(x)}$ 　$(f^2(x) + g^2(x) \neq 0)$.

解 (1) $\dfrac{dy}{dx} = \dfrac{de^{f(x)}}{dx} = e^{f(x)} f'(x)$.

(2) $\dfrac{dy}{dx} = \dfrac{df(x^2+x-1)}{dx} = f'(x^2+x-1) \cdot (2x+1)$.

(3) $\dfrac{dy}{dx} = \dfrac{d\Big[xg\Big(\dfrac{1}{x}\Big)\Big]}{dx} = g\Big(\dfrac{1}{x}\Big) + xg'\Big(\dfrac{1}{x}\Big)\Big(-\dfrac{1}{x^2}\Big) = g\Big(\dfrac{1}{x}\Big) - \dfrac{1}{x}g'\Big(\dfrac{1}{x}\Big)$.

(4) $\dfrac{dy}{dx} = \dfrac{d[f(\sin^2 x) + g(\cos^2 x)]}{dx}$

$\qquad = f'(\sin^2 x) \cdot 2\sin x\cos x + g'(\cos^2 x) \cdot 2\cos x(-\sin x)$

$\qquad = 2\sin x\cos x[f'(\sin^2 x) - g'(\cos^2 x)]$.

(5) $\dfrac{dy}{dx} = \dfrac{df[g(2^x)]}{dx} = f'[g(2^x)] \cdot [g(2^x)]' = f'[g(2^x)] \cdot g'(2^x) \cdot 2^x \ln 2$.

(6) $\dfrac{dy}{dx} = \dfrac{d(\sqrt{f^2(x) + g^2(x)})}{dx} = \dfrac{1}{2\sqrt{f^2(x) + g^2(x)}} \cdot [f^2(x) + g^2(x)]'$

$\qquad = \dfrac{1}{2\sqrt{f^2(x) + g^2(x)}} \cdot [2f(x)f'(x) + 2g(x)g'(x)] = \dfrac{f(x)f'(x) + g(x)g'(x)}{\sqrt{f^2(x) + g^2(x)}}$.

8. 证明可导偶函数的导函数为奇函数，而可导奇函数的导函数为偶函数.

证 设 $f(x)$ 为偶函数，其导函数为 $f'(x)$. 因为 $f(x)$ 为偶函数，所以 $f(-x) = f(x)$ ，两边对 x 求导得 $f'(-x) \cdot (-x)' = -f'(-x) = f'(x)$ ，即 $f'(-x) = -f'(x)$ ，所以可导偶函数 $f(x)$ 的导函数 $f'(x)$ 为奇函数. 同理可证可导奇函数的导函数为偶函数.

9. 求由下列方程确定的隐函数 $y = f(x)$ 的导数:

(1) $y^2 = apx$;　　　　　　　　　(2) $x^2 + y^2 - xy = 1$;

(3) $xy = e^{x+y}$;　　　　　　　　(4) $ye^x + \ln y = 1$;

(5) $y^2 = \cos(xy)$；　　　　　　　　　　(6) $\arctan \dfrac{y}{x} = \ln \sqrt{x^2+y^2}$.

解　(1) 两边对 x 求导得，$2yy'_x = ap$，所以 $y'_x = \dfrac{ap}{2y}$.

(2) 两边对 x 求导得 $2x + 2yy'_x - (y + xy'_x) = 0$，所以 $y'_x = \dfrac{y-2x}{2y-x}$.

(3) 两边对 x 求导得 $y + xy'_x = \mathrm{e}^{x+y}(1+y'_x)$，所以 $y'_x = \dfrac{\mathrm{e}^{x+y}-y}{x-\mathrm{e}^{x+y}}$.

(4) 两边对 x 求导得 $y'_x \mathrm{e}^x + y\mathrm{e}^x + \dfrac{1}{y}y'_x = 0$，所以 $y'_x = -\dfrac{y\mathrm{e}^x}{\mathrm{e}^x + \dfrac{1}{y}}$.

(5) 两边对 x 求导得 $2yy'_x = -\sin(xy)\cdot(y+xy'_x)$，所以 $y'_x = -\dfrac{y\sin(xy)}{2y+x\sin(xy)}$.

(6) 两边对 x 求导得 $\dfrac{1}{1+\left(\dfrac{y}{x}\right)^2}\cdot\left(\dfrac{y}{x}\right)' = \dfrac{1}{\sqrt{x^2+y^2}}\cdot\left(\sqrt{x^2+y^2}\right)'$，即

$$\dfrac{1}{1+\left(\dfrac{y}{x}\right)^2}\cdot\dfrac{y'_x x - y}{x^2} = \dfrac{1}{\sqrt{x^2+y^2}}\cdot\dfrac{2x+2yy'_x}{2\sqrt{x^2+y^2}}，$$

所以 $y'_x = \dfrac{x+y}{x-y}$.

10．利用对数求导法求下列函数的导数：

(1) $y = x^{\sqrt{x}}$；　　　　　　　　　　(2) $y = \left(\dfrac{x}{1+x}\right)^x$；

(3) $y = (\sin x)^{\cos x}$；　　　　　　　　(4) $y = (1+x^2)^{\sin x}$；

(5) $y = \sqrt{x\sin x\sqrt{1-\mathrm{e}^x}}$；　　　　(6) $y = \sqrt[3]{\dfrac{(3x-2)^2}{(5-2x)(x-1)}}$.

解　(1) 两边取自然对数得

$$\ln y = \sqrt{x}\ln x.$$

两边对 x 求导得 $\dfrac{1}{y}y'_x = \dfrac{1}{2\sqrt{x}}\ln x + \sqrt{x}\dfrac{1}{x}$，即

$$y'_x = \dfrac{y}{2\sqrt{x}}(\ln x + 2) = x^{\sqrt{x}}\left(\dfrac{\ln x + 2}{2\sqrt{x}}\right)$$

(2) 两边取自然对数得

$$\ln y = x\ln\dfrac{x}{1+x} = x[\ln x - \ln(1+x)].$$

两边对 x 求导得 $\dfrac{1}{y}y'_x = \ln x - \ln(1+x) + x\left(\dfrac{1}{x}-\dfrac{1}{1+x}\right)$，即

$$y'_x = y\left[\ln x - \ln(1+x) + \dfrac{1}{1+x}\right] = \left(\dfrac{x}{1+x}\right)^x\left(\ln\dfrac{x}{1+x}+\dfrac{1}{1+x}\right)$$

(3) 两边取自然对数得

$$\ln y = \cos x\ln\sin x.$$

两边对 x 求导得 $\dfrac{1}{y}y'_x = -\sin x\ln\sin x + \cos x\cdot\dfrac{1}{\sin x}\cdot\cos x = \dfrac{\cos^2 x}{\sin x} - \sin x\ln\sin x$，即

$$y'_x = y\left(\dfrac{\cos^2 x}{\sin x} - \sin x\ln\sin x\right) = (\sin x)^{\cos x}\left(\dfrac{\cos^2 x}{\sin x} - \sin x\ln\sin x\right)$$

(4) 两边取自然对数得

$$\ln y = \sin x\ln(1+x^2).$$

两边对 x 求导得 $\dfrac{1}{y}y'_x = \cos x\ln(1+x^2) + \sin x\cdot\dfrac{1}{1+x^2}\cdot 2x$，即

$$y'_x = y\left[\cos x\ln(1+x^2) + \dfrac{2x\sin x}{1+x^2}\right] = (1+x^2)^{\sin x}\left[\cos x\ln(1+x^2) + \dfrac{2x\sin x}{1+x^2}\right]$$

（5）两边取自然对数得

$$\ln y = \frac{1}{2}\left[\ln x + \ln \sin x + \frac{1}{2}\ln(1-e^x)\right].$$

两边对 x 求导得 $\dfrac{1}{y}y'_x = \dfrac{1}{2}\left[\dfrac{1}{x} + \dfrac{\cos x}{\sin x} + \dfrac{-e^x}{2(1-e^x)}\right]$，即

$$y'_x = \frac{y}{2}\left[\frac{1}{x} + \frac{\cos x}{\sin x} - \frac{e^x}{2(1-e^x)}\right] = \frac{\sqrt{x\sin x}\ \sqrt{1-e^x}}{2}\left[\frac{1}{x} + \frac{\cos x}{\sin x} - \frac{e^x}{2(1-e^x)}\right]$$

（6）两边取自然对数得

$$\ln y = \frac{1}{3}\left[2\ln(3x-2) - \ln(5-2x) - \ln(x-1)\right].$$

两边对 x 求导得 $\dfrac{1}{y}y'_x = \dfrac{1}{3}\left(2\cdot\dfrac{3}{3x-2} - \dfrac{-2}{5-2x} - \dfrac{1}{x-1}\right)$，即

$$y'_x = \frac{y}{3}\left(\frac{6}{3x-2} + \frac{2}{5-2x} - \frac{1}{x-1}\right) = \frac{\sqrt[3]{\dfrac{(3x-2)^2}{(5-2x)(x-1)}}}{3}\left(\frac{6}{3x-2} + \frac{2}{5-2x} - \frac{1}{x-1}\right)$$

11. 求下列由参数方程所确定的函数的导数 $\dfrac{\mathrm{d}y}{\mathrm{d}x}$（其中，$a$ 为常数）：

（1）$\begin{cases} x = a(t-\sin t), \\ y = a(1-\cos t); \end{cases}$
  （2）$\begin{cases} x = \sin t, \\ y = \cos 2t, \end{cases}$ 求 $\dfrac{\mathrm{d}y}{\mathrm{d}x}\Big|_{t=\frac{\pi}{4}}$；

（3）$\begin{cases} x = a\cos^3\theta, \\ y = a\sin^3\theta; \end{cases}$
  （4）$\begin{cases} x = \dfrac{3at}{1+t^2}, \\ y = \dfrac{3at^2}{1+t^2}, \end{cases}$ 求 $\dfrac{\mathrm{d}y}{\mathrm{d}x}\Big|_{t=2}$.

解 （1）$\dfrac{\mathrm{d}y}{\mathrm{d}x} = \dfrac{[a(1-\cos t)]'}{[a(t-\sin t)]'} = \dfrac{a\sin t}{a(1-\cos t)} = \dfrac{\sin t}{1-\cos t}$.

（2）$\dfrac{\mathrm{d}y}{\mathrm{d}x}\Big|_{t=\frac{\pi}{4}} = \dfrac{(\cos 2t)'}{(\sin t)'}\Big|_{t=\frac{\pi}{4}} = \dfrac{-2\sin 2t}{\cos t}\Big|_{t=\frac{\pi}{4}} = \dfrac{-2}{\dfrac{\sqrt{2}}{2}} = -2\sqrt{2}$.

（3）$\dfrac{\mathrm{d}y}{\mathrm{d}x} = \dfrac{(a\sin^3\theta)'}{(a\cos^3\theta)'} = \dfrac{3a\sin^2\theta\cos\theta}{3a\cos^2\theta(-\sin\theta)} = -\tan\theta$.

（4）$\dfrac{\mathrm{d}y}{\mathrm{d}x}\Big|_{t=2} = \dfrac{\left(\dfrac{3at^2}{1+t^2}\right)'}{\left(\dfrac{3at}{1+t^2}\right)'}\Bigg|_{t=2} = \dfrac{\dfrac{6at(1+t^2)-3at^2\cdot 2t}{(1+t^2)^2}}{\dfrac{3a(1+t^2)-3at\cdot 2t}{(1+t^2)^2}}\Bigg|_{t=2} = \dfrac{2t}{1-t^2}\Big|_{t=2} = -\dfrac{4}{3}$.

12. 求下列函数的二阶导数（其中，a,b,g,v_0,s_0 为常数）：

（1）$y = e^{-x^2}$；
  （2）$y = x + \sin 2x$；

（3）$y = x^2 e^{-x}$；
  （4）$s = \dfrac{1}{2}gt^2 + v_0 t + s_0$；

（5）求由 $y = 1 + xe^y$ 确定的隐函数的二阶导数 $\dfrac{\mathrm{d}^2 y}{\mathrm{d}x^2}$；

（6）求由参数方程 $\begin{cases} x = a\cos t, \\ y = b\sin t, \end{cases}$ 所确定的函数的二阶导数 $\dfrac{\mathrm{d}^2 y}{\mathrm{d}x^2}$；

（7）设 $\begin{cases} x = f(t), \\ y = t + f(t), \end{cases}$ 求 $\dfrac{\mathrm{d}^2 y}{\mathrm{d}x^2}$（$f(t)$ 有二阶导数）.

解 （1）$y' = e^{-x^2}(-2x) = -2xe^{-x^2}$，$\quad y'' = -2[e^{-x^2} + xe^{-x^2}(-2x)] = -2e^{-x^2} + 4x^2 e^{-x^2}$.

（2）$y' = 1 + 2\cos 2x$，$\quad y'' = -4\sin 2x$.

（3）$y' = 2xe^{-x} + x^2 e^{-x}(-1) = (2x - x^2)e^{-x}$，

$\quad y'' = (2-2x)e^{-x} + (2x-x^2)e^{-x}(-1) = (x^2 - 4x + 2)e^{-x}$.

（4）$s' = gt + v_0$，$\quad s'' = g$.

（5）两边对 x 求导得 $y' = 0 + e^y + xe^y y'$，即 $y' = \dfrac{e^y}{1-xe^y}$. 两边继续对 x 求导得

$$y'' = \frac{e^y y'(1-xe^y) - e^y(-e^y - xe^y y')}{(1-xe^y)^2} = \frac{e^y y' + e^{2y}}{(1-xe^y)^2} = \frac{e^{2y}(3-y)}{(2-y)^3}.$$

(6) $y' = \dfrac{dy}{dx} = \dfrac{(b\sin t)'}{(a\cos t)'} = \dfrac{b\cos t}{-a\sin t} = -\dfrac{b}{a}\cot t$，继续对 x 求导得

$$y'' = \frac{d^2 y}{dx^2} = \frac{dy'}{dx} = \frac{\left(-\dfrac{b}{a}\cot t\right)'}{(a\cos t)'} = \frac{-\dfrac{b}{a}(-\csc^2 t)}{-a\sin t} = -\frac{b}{a^2}\csc^3 t.$$

(7) $y' = \dfrac{dy}{dx} = \dfrac{(t+f(t))'}{f'(t)} = \dfrac{1+f'(t)}{f'(t)} = 1 + \dfrac{1}{f'(t)}$，继续对 x 求导得

$$y'' = \frac{d^2 y}{dx^2} = \frac{dy'}{dx} = \frac{\left(1+\dfrac{1}{f'(t)}\right)'}{f'(t)} = \frac{-\dfrac{1}{[f'(t)]^2}f''(t)}{f'(t)} = -\frac{f''(t)}{[f'(t)]^3}.$$

13.求下列函数的 n 阶导数（n 为正整数）：

(1) $y = a^x$ ； (2) $y = \sin x$ ；

(3) $y = xe^x$ ； (4) $y = \ln(1+x)$ ；

(5) $y = x^m$（m 为正整数）.

解 (1) $y' = a^x \ln a$ ， $y'' = a^x \ln a \cdot \ln a = a^x(\ln a)^2$ ， $\cdots$ ， $y^{(n)} = a^x(\ln a)^n$.

(2) $y' = \cos x = \sin\left(x+\dfrac{\pi}{2}\right)$ ， $y'' = \cos\left(x+\dfrac{\pi}{2}\right) = \sin\left(x+2\cdot\dfrac{\pi}{2}\right)$ ， $\cdots$ ，

$$y^{(n)} = \sin\left(x+n\cdot\frac{\pi}{2}\right).$$

(3) $y' = e^x + xe^x = (1+x)e^x$ ， $y'' = e^x + (1+x)e^x = (2+x)e^x$ ， $\cdots$ ，

$$y^{(n)} = (n+x)e^x.$$

(4) $y' = \dfrac{1}{1+x} = (1+x)^{-1}$ ， $y'' = -(1+x)^{-2}$ ， $y''' = 2(1+x)^{-3}$ ， $\cdots$ ，

$$y^{(n)} = (-1)^{n+1}(n-1)!(1+x)^{-n}$$

(5) 当 $m \geqslant n$ 时，

$$y' = mx^{m-1}, \quad y'' = m(m-1)x^{m-2}, \quad \cdots, \quad y^{(n)} = m(m-1)\cdots(m-n+1)x^{m-n};$$

当 $m < n$ 时，

$$y' = mx^{m-1}, \quad y'' = m(m-1)x^{m-2}, \quad \cdots, \quad y^{(m)} = m!, \quad y^{(m+1)} = \cdots = y^{(n)} = 0.$$

14.求下列曲线在给定点处的切线方程与法线方程：

(1) 求曲线 $y = 4x^2 + 4x - 3$ 上横坐标 $x = -1$ 的点处的切线方程与法线方程；

(2) 求曲线 $x^{\frac{2}{3}} + y^{\frac{2}{3}} = a^{\frac{2}{3}}$ 在点 $\left(\dfrac{\sqrt{2}}{4}a, \dfrac{\sqrt{2}}{4}a\right)$ 处的切线方程与法线方程；

(3) 求曲线 $\begin{cases} x = 2e^t, \\ y = e^{-t} \end{cases}$ 在 $t = 0$ 相应的点处的切线方程与法线方程.

解 (1) 因为 $y' = 8x + 4$ ，所以 $x = -1$ 点处切线的斜率 $k = 8 \times (-1) + 4 = -4$ ，该点坐标为 $(-1, -3)$ ，所以切线方程为 $y + 3 = -4(x+1)$ ，即 $y = -4x - 7$ ；法线方程为 $y + 3 = \dfrac{1}{4}(x+1)$ ，即 $y = \dfrac{1}{4}x - \dfrac{11}{4}$.

(2) 曲线方程两边对 x 求导得 $\dfrac{2}{3}x^{-\frac{1}{3}} + \dfrac{2}{3}y^{-\frac{1}{3}}y' = 0$ ，将点 $\left(\dfrac{\sqrt{2}}{4}a, \dfrac{\sqrt{2}}{4}a\right)$ 代入得 $y' = -1$ ，所以在点 $\left(\dfrac{\sqrt{2}}{4}a, \dfrac{\sqrt{2}}{4}a\right)$ 处的切线方程为 $y - \dfrac{\sqrt{2}}{4}a = -\left(x - \dfrac{\sqrt{2}}{4}a\right)$ ，即 $y = -x + \dfrac{\sqrt{2}}{2}a$ ；法线方程为 $y - \dfrac{\sqrt{2}}{4}a = x - \dfrac{\sqrt{2}}{4}a$ ，即 $y = x$.

(3) $y'|_{t=0} = \dfrac{(e^{-t})'}{(2e^t)'}\Big|_{t=0} = \dfrac{-e^{-t}}{2e^t}\Big|_{t=0} = -\dfrac{1}{2}$ ，当 $t = 0$ 时，$x = 2, y = 1$ ，所以点的坐标为 $(2, 1)$ ，所以切线方程为 $y - 1 = -\dfrac{1}{2}(x-2)$ ，即 $y = -\dfrac{1}{2}x + 2$ ；法线方程为 $y - 1 = 2(x-2)$ ，即 $y = 2x - 3$.

15.物体运动方程为 $s = \sqrt{t} - \sin 3t$ ，求该物体的速度与加速度.

解 $v = \dfrac{\mathrm{d}s}{\mathrm{d}t} = \dfrac{1}{2\sqrt{t}} - 3\cos 3t$ ， $a = \dfrac{\mathrm{d}v}{\mathrm{d}t} = -\dfrac{1}{4\sqrt{t^3}} + 9\sin 3t$.

16. 在细胞中合成蛋白时,蛋白的质量依照下面的公式随时间而增长:

$$M = p + qt + rt^2 \quad (p, q, r \text{ 是常数}).$$

求时刻 t 的反应速度.

解 时刻 t 的反应速度为

$$\frac{\mathrm{d}M}{\mathrm{d}t} = (p + qt + rt^2)' = q + 2rt .$$

17. 设有一根长为 L 的细棒,其上非均匀分布着质量,取棒的左端作为原点,棒上任意点的坐标为 x,于是分布在区间 $[0, x]$ 上细棒的质量 m 是 x 的函数 $m = 2e^x + x^2 - 1$,试求在 $x=3$ 处的线密度($x=3$ 邻近单位长度内的质量,也即在 $x=3$ 处质量 m 关于 x 的变化率).

解 区间 $[0, x]$ 上细棒的线密度(质量 m 关于 x 的变化率)为

$$\frac{\mathrm{d}m}{\mathrm{d}x}\bigg|_{x=3} = (2e^x + x^2 - 1)'\big|_{x=3} = (2e^x + 2x)\big|_{x=3} = 2e^3 + 6 .$$

18. 一截面为倒置等边三角形的水槽,长为 20m,若以每秒 $3\mathrm{m}^3$ 的速度将水注入,求在水高为 4m 时,水面上升的速度.

解 设水槽内水面高 xm,水的体积为 Vm^3,依题可得水槽中水的体积为

$$V = x \cdot \frac{\sqrt{3}}{3} x \cdot 20 = \frac{20\sqrt{3}}{3} x^2 ,$$

等式两边对 t 求导得

$$\frac{\mathrm{d}V}{\mathrm{d}t} = \frac{20\sqrt{3}}{3} 2x \cdot \frac{\mathrm{d}x}{\mathrm{d}t} .$$

由于 $\dfrac{\mathrm{d}V}{\mathrm{d}t} = 3\mathrm{m}^3/\mathrm{s}$, $x = 4\mathrm{m}$,所以 $3 = \dfrac{20\sqrt{3}}{3} \cdot 2 \times 4 \cdot \dfrac{\mathrm{d}x}{\mathrm{d}t}$,即 $\dfrac{\mathrm{d}x}{\mathrm{d}t} = \dfrac{3\sqrt{3}}{160}\mathrm{m/s}$.

19. 求下列函数的微分:

(1) $y = \dfrac{2}{x} + 2\sqrt{x}$; (2) $s = A\sin(\omega t + \varphi)(A, \omega, \varphi \text{ 是常数})$;

(3) $y = \ln(1 + x^4)$; (4) $y = x^{\frac{2}{3}}(1 - x^{\frac{3}{2}})$;

(5) $y = \dfrac{\sqrt{1+x} - \sqrt{1-x}}{\sqrt{1+x} + \sqrt{1-x}}$; (6) $y = e^{-x} - \cos(3 - x)$.

解 (1) $\mathrm{d}y = \mathrm{d}\left(\dfrac{2}{x} + 2\sqrt{x}\right) = \mathrm{d}\left(\dfrac{2}{x}\right) + \mathrm{d}(2\sqrt{x}) = -\dfrac{2}{x^2}\mathrm{d}x + \dfrac{1}{\sqrt{x}}\mathrm{d}x = \left(-\dfrac{2}{x^2} + \dfrac{1}{\sqrt{x}}\right)\mathrm{d}x$.

(2) $\mathrm{d}s = \mathrm{d}[A\sin(\omega t + \varphi)] = A\cos(\omega t + \varphi)\mathrm{d}(\omega t + \varphi) = A\omega\cos(\omega t + \varphi)\mathrm{d}t$.

(3) $\mathrm{d}y = \mathrm{d}[\ln(1 + x^4)] = \dfrac{1}{1 + x^4}\mathrm{d}(1 + x^4) = \dfrac{4x^3}{1 + x^4}\mathrm{d}x$.

(4) $\mathrm{d}y = \mathrm{d}[x^{\frac{2}{3}}(1 - x^{\frac{3}{2}})] = \mathrm{d}(x^{\frac{2}{3}} - x^{\frac{13}{6}}) = \left(\dfrac{2}{3}x^{-\frac{1}{3}} - \dfrac{13}{6}x^{\frac{7}{6}}\right)\mathrm{d}x$.

(5) $\mathrm{d}y = \mathrm{d}\left(\dfrac{\sqrt{1+x} - \sqrt{1-x}}{\sqrt{1+x} + \sqrt{1-x}}\right)$

$\quad = \dfrac{(\sqrt{1+x} + \sqrt{1-x})\mathrm{d}(\sqrt{1+x} - \sqrt{1-x}) - (\sqrt{1+x} - \sqrt{1-x})\mathrm{d}(\sqrt{1+x} + \sqrt{1-x})}{(\sqrt{1+x} + \sqrt{1-x})^2}$

$\quad = \dfrac{\left(\dfrac{\sqrt{1-x}}{\sqrt{1+x}} + \dfrac{\sqrt{1+x}}{\sqrt{1-x}}\right)\mathrm{d}x}{(\sqrt{1+x} + \sqrt{1-x})^2} = \dfrac{2}{(\sqrt{1+x} + \sqrt{1-x})^2\sqrt{1-x^2}}\mathrm{d}x$

$\quad = \left(\dfrac{1}{x^2\sqrt{1-x^2}} - \dfrac{1}{x^2}\right)\mathrm{d}x$.

(6) $\mathrm{d}y = \mathrm{d}[e^{-x} - \cos(3 - x)] = \mathrm{d}(e^{-x}) - \mathrm{d}[\cos(3 - x)]$

$\quad = e^{-x}\mathrm{d}(-x) + \sin(3 - x)\mathrm{d}(3 - x)$

$\quad = -e^{-x}\mathrm{d}x - \sin(3 - x)\mathrm{d}x = [-e^{-x} - \sin(3 - x)]\mathrm{d}x$.

20. 求下列各式的近似值:

(1) $\sin 29°$;   (2) $\sqrt[3]{1.02}$;

(3) $\ln 0.97$;   (4) $e^{1.01}$.

解 (1) 设 $f(x) = \sin x$,则 $f'(x) = \cos x$,由近似公式 $f(x_0 + \Delta x) \approx f(x_0) + f'(x_0)\Delta x$ 得
$\sin(x_0 + \Delta x) \approx \sin x_0 + \cos x_0 \cdot \Delta x$.

令 $x_0 = 30°$, $\Delta x = -1° = -\dfrac{\pi}{180}$. 于是
$$\sin 29° \approx \sin 30° + \cos 30° \cdot \left(-\frac{\pi}{180}\right) = \frac{1}{2} - \frac{\sqrt{3}\,\pi}{360} \approx 0.4849 .$$

(2) 设 $f(x) = \sqrt[3]{x}$,则 $f'(x) = \dfrac{1}{3}x^{-\frac{2}{3}}$,由近似公式 $f(x_0 + \Delta x) \approx f(x_0) + f'(x_0)\Delta x$ 得
$\sqrt[3]{x_0 + \Delta x} \approx \sqrt[3]{x_0} + \dfrac{1}{3}x_0^{-\frac{2}{3}} \cdot \Delta x$. 令 $x_0 = 1$, $\Delta x = 0.02$. 于是
$$\sqrt[3]{1.02} \approx \sqrt[3]{1} + \frac{1}{3} \cdot 1^{-\frac{2}{3}} \cdot 0.02 = \frac{151}{150} \approx 1.00667 .$$

(3) 设 $f(x) = \ln x$,则 $f'(x) = \dfrac{1}{x}$,由近似公式 $f(x_0 + \Delta x) \approx f(x_0) + f'(x_0)\Delta x$ 得
$\ln(x_0 + \Delta x) \approx \ln x_0 + \dfrac{1}{x_0} \cdot \Delta x$. 令 $x_0 = 1$, $\Delta x = -0.03$. 于是
$$\ln 0.97 \approx \ln 1 + 1 \cdot (-0.03) = -0.03 .$$

(4) 设 $f(x) = e^x$,则 $f'(x) = e^x$,由近似公式 $f(x_0 + \Delta x) \approx f(x_0) + f'(x_0)\Delta x$ 得
$e^{x_0 + \Delta x} \approx e^{x_0} + e^{x_0}\Delta x$. 令 $x_0 = 1$, $\Delta x = 0.01$. 于是
$$e^{1.01} \approx e^1 + e^1 \cdot 0.01 = 1.01e .$$

21. 证明:球体体积的相对误差约为其直径相对误差的 3 倍.

证 球的体积公式为 $V = \dfrac{1}{6}\pi D^3$,所以 $\Delta V \approx V'\Delta D = \dfrac{1}{2}\pi D^2 \Delta D$,则球体体积的相对误差为
$$\frac{|\Delta V|}{|V|} \approx \frac{\left|\dfrac{1}{2}\pi D^2 \Delta D\right|}{\left|\dfrac{1}{6}\pi D^3\right|} = 3\frac{|\Delta D|}{|D|} .$$

三、增补习题解答

1. 设 $y = y(x)$ 是由方程组 $\begin{cases} x = 3t^2 + 2t + 3, \\ e^y \sin t - y + 1 = 0 \end{cases}$ 所确定的隐函数,求 $\dfrac{d^2 y}{dx^2}\Big|_{t=0}$.

解 从 $e^y \sin t - y + 1 = 0$ 中可得 $y'_t = \dfrac{e^y \cos t}{1 - e^y \sin t} = \dfrac{e^y \cos t}{2 - y}$,所以
$$\frac{dy}{dx} = \frac{y'_t}{x'_t} = \frac{e^y \cos t}{2(3t+1)(2-y)} ,$$
$$\frac{d^2 y}{dx^2} = \frac{d\left(\dfrac{dy}{dx}\right)}{dx} = \frac{\left[\dfrac{e^y \cos t}{2(3t+1)(2-y)}\right]'_t}{2(3t+1)}$$
$$= \frac{1}{4(3t+1)^3(2-y)^2}\{(3t+1)(2-y)(\cos t \cdot e^y \cdot y'_t - e^y \sin t)$$
$$- e^y \cos t[3(2-y) + (3t+1)(-y')]\} .$$

因为 $y|_{t=0} = 1$, $y'|_{t=0} = e$,所以 $\dfrac{d^2 y}{dx^2}\Big|_{t=0} = \dfrac{e(2e-3)}{4}$.

2. 求下列函数的导数:

(1) $\arctan \dfrac{y}{x} = \ln\sqrt{x^2 + y^2}$;   (2) $y = e^{\sin^2 x} + \sqrt{\cos x} \cdot 2^{\sqrt{\cos x}}$;   (3) $y = \dfrac{\sqrt{x+2}(3-x)^4}{(1+x)^5}$.

解 (1) $\dfrac{1}{1 + \left(\dfrac{y}{x}\right)^2} \cdot \dfrac{y'x - y}{x^2} = \dfrac{1}{\sqrt{x^2+y^2}} \cdot \dfrac{2x + 2y \cdot y'}{2\sqrt{x^2+y^2}}$,所以 $y' = \dfrac{x+y}{x-y}$.

(2) $y' = e^{\sin^2 x}(\sin^2 x)' + (\sqrt{\cos x})' \cdot 2^{\sqrt{\cos x}} + \sqrt{\cos x}(2^{\sqrt{\cos x}})'$

$= e^{\sin^2 x} \cdot 2\sin x \cos x - \dfrac{\sin x}{2\sqrt{\cos x}} \cdot 2^{\sqrt{\cos x}} + \sqrt{\cos x} \cdot 2^{\sqrt{\cos x}} \cdot \dfrac{-\sin x}{2\sqrt{\cos x}} \cdot \ln 2$

$= e^{\sin^2 x} \cdot \sin 2x - \dfrac{\sin x}{2\sqrt{\cos x}} 2^{\sqrt{\cos x}}(1 + \sqrt{\cos x} \cdot \ln 2)$.

(3) 两边取对数,

$\ln y = \dfrac{1}{2}\ln(x+2) + 4\ln(3-x) - 5\ln(1+x)$,

$\dfrac{1}{y} \cdot y' = \dfrac{1}{2} \cdot \dfrac{1}{x+2} - \dfrac{4}{3-x} - \dfrac{5}{1+x}$,

$y' = \dfrac{\sqrt{x+2}(3-x)^4}{(1+x)^5}\left[\dfrac{1}{2(x+2)} + \dfrac{4}{x-3} - \dfrac{5}{x+1}\right]$.

3. 把水注入深 8m,上顶的直径为 8m 的圆锥形漏斗中,其速度为 $4\mathrm{m}^3/\mathrm{min}$,求当水深为 5m 时,其表面上升的速度与加速度各为多少?

解 设 t 分钟时水深为 $h(t)$,则水表面的半径为 $\dfrac{h(t)}{2}$,水的体积为

$$V(t) = \dfrac{1}{3}\pi \cdot \dfrac{h^2(t)}{4} \cdot h(t) = \dfrac{\pi}{12}h^3(t).$$

又 $V(t) = 4t$,所以 $\dfrac{\pi}{12}h^3(t) = 4t$. 两边对 t 求导得 $h^2(t)h'(t) = \dfrac{16}{\pi}$. 因此,当 $h(t) = 5$ 时,$h'(t) = \dfrac{16}{25\pi}\mathrm{m/min}$.

对等式 $h^2(t)h'(t) = \dfrac{16}{\pi}$ 再求导,得 $2h(t)h'^2(t) + h^2(t)h''(t) = 0$,即 $h''(t) = -\dfrac{2h'^2(t)}{h(t)}$. 因此,当 $h(t) = 5$ 时,$h''(t) = -\dfrac{512}{3125\pi^2}\mathrm{m/min}^2$.

4. 求下列函数的 n 阶导数:

(1) $y = \cos^2 x$; (2) $y = \dfrac{x^3}{1-x}$.

解 (1) $y = \cos^2 x = \dfrac{1}{2} + \dfrac{1}{2}\cos 2x$;

$$y' = \dfrac{1}{2} \cdot 2 \cdot \cos\left(2x + \dfrac{\pi}{2}\right) = \cos\left(2x + \dfrac{\pi}{2}\right),$$

$$y'' = 2\cos(2x + \pi),$$

$$\cdots$$

$$y^{(n)} = 2^{n-1}\cos\left(2x + \dfrac{n\pi}{2}\right).$$

(2) $y = \dfrac{x^3}{1-x} = -x^2 - x - 1 + \dfrac{1}{1-x}$,

$$y' = -2x - 1 + \dfrac{1}{(1-x)^2},$$

$$y'' = -2 + \dfrac{2}{(1-x)^3},$$

$$y''' = \dfrac{3!}{(1-x)^4},$$

$$\cdots$$

$$y^{(n)} = \dfrac{n!}{(1-x)^{n+1}} \quad (n \geqslant 3).$$

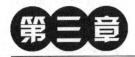

导数的应用

一、内容提要与基本要求

本章首先介绍微分中值定理,它是利用导数研究函数的理论基础.接着介绍了洛必达法则,利用它可以求未定式的极限,最后讲述了利用导数研究函数的性态及函数图形描绘的内容.

本章必须掌握以下 7 方面的内容.

1. 中值定理.

罗尔定理 若函数 $f(x)$ 在 $[a,b]$ 上连续,在 (a,b) 内可导且 $f(a) = f(b)$,则至少存在一点 $\xi \in (a,b)$,使得 $f'(\xi) = 0$.

拉格朗日中值定理 若函数 $f(x)$ 在 $[a,b]$ 上连续,在 (a,b) 内可导,则在 (a,b) 内至少有一点 $\xi \in (a,b)$,使得 $f(b) - f(a) = f'(\xi)(b-a)$.

柯西中值定理 如果函数 $f(x)$ 和 $g(x)$ 在闭区间 $[a,b]$ 上连续;在开区间 (a,b) 内可导且 $g'(x) \neq 0$, $x \in (a,b)$ 则至少有一点 $\xi \in (a,b)$,使得

$$\frac{f(b) - f(a)}{g(b) - g(a)} = \frac{f'(\xi)}{g'(\xi)}.$$

2. 利用洛必达法则求未定式的极限.

利用洛必达法则可以计算基本未定型 " $\frac{0}{0}$ "," $\frac{\infty}{\infty}$ "的极限.对于" $0 \cdot \infty$ "," $\infty - \infty$ "," 1^∞ "," ∞^0 "," 0^0 "型的未定式可以通过代数或三角变换化为" $\frac{0}{0}$ "," $\frac{\infty}{\infty}$ "型未定式后再使用洛必达法则.

3. 判断函数的单调性.

设 $y = f(x)$ 在 $[a,b]$ 上连续,在 (a,b) 内可导.若在 (a,b) 内, $f'(x) > 0$ ($f'(x) < 0$),则 $f(x)$ 在 $[a,b]$ 上单调增加(减少).

4. 函数的驻点、极值、最大(最小)值.

(1) 若 $f'(x_0) = 0$,则 x_0 为驻点.

(2) 对驻点 x_0 ,

(i) 在 x_0 的两侧附近从左至右 $f'(x)$ 的符号不变时,则 $f(x_0)$ 不是极值;若 $f'(x)$ 的符号由正变负时,则 $f(x_0)$ 是极大值;若 $f'(x)$ 的符号由负变正时,则 $f(x_0)$ 是极小值(此判别法也适用于 $f'(x)$ 不存在的点).

(ii) 若 $f''(x_0) > 0$ ($f''(x_0) < 0$),则 $f(x_0)$ 是极小(大)值(此判别法不适用于 $f'(x)$ 不存在的点).

(3) 设 $x_1, x_2, \cdots, x_n$ 是 $f(x)$ 的极值可能点(即驻点或使 $f'(x)$ 不存在的点), a,b 为边界点,则 $f(a)$, $f(x_1), f(x_2), \cdots, f(x_n), f(b)$ 中最大(小)者为 $f(x)$ 在 $[a,b]$ 上的最大(小)值.

5. 曲线的凹凸性与拐点.

(1) 设 $y = f(x)$ 在 $[a,b]$ 上连续,在 (a,b) 内具有二阶导函数,若在 (a,b) 内 $f''(x) > 0$ ($f''(x) < 0$),则曲线 $y = f(x)$ 在 $[a,b]$ 上向上凹(凸).

(2) 若 $f''(x_0) = 0$,而 $f''(x)$ 在 x_0 的两侧附近异号,则 $(x_0, f(x_0))$ 是曲线 $y = f(x)$ 的拐点(此判别法也适用于 $f''(x)$ 不存在的点).

6. 渐近线.

(1) 垂直渐近线.

若 $\lim\limits_{x \to x_0} f(x) = \infty$ ($+\infty$, $-\infty$),则 $x = x_0$ 是曲线 $y = f(x)$ 的一条垂直渐近线.

(2) 斜(或水平)渐近线.

若 $\lim\limits_{x\to\infty}\dfrac{f(x)}{x}=a$ 且 $\lim\limits_{x\to\infty}[f(x)-ax]=b$,则 $y=ax+b$ 是曲线的一条斜(或水平)渐近线($a\neq0$ 时,斜; $a=0$ 时,水平).

7. 描绘函数的图形.

首先用使 $f'(x)$, $f''(x)$ 为零及使 $f'(x)$, $f''(x)$ 不存在的点将定义域分为若干个小区间,然后利用 $f'(x)$, $f''(x)$ 讨论单调性、凹凸性、极值、拐点等性态并求渐近线,再注意到函数的奇偶性等其他特性及某些特殊点的位置,则不难描绘出函数的图形.

二、习题三解答

1. 下列函数在指定区间上是否满足罗尔定理的条件? 若满足,求出定理中的数值 ξ .

(1) $f(x)=\ln\cos x$, $\left[-\dfrac{\pi}{3},\dfrac{\pi}{3}\right]$;   (2) $f(x)=\dfrac{1}{x^2}$,$[-1,1]$;

(3) $f(x)=|x|$,$[-2,2]$;   (4) $f(x)=2x^2+x-1$, $\left[0,\dfrac{1}{2}\right]$.

解 (1) 因函数 $f(x)=\ln\cos x$ 在区间 $\left[-\dfrac{\pi}{3},\dfrac{\pi}{3}\right]$ 上连续,又 $f'(x)=-\dfrac{\sin x}{\cos x}=-\tan x$,所以函数 $f(x)=\ln\cos x$ 在 $\left[-\dfrac{\pi}{3},\dfrac{\pi}{3}\right]$ 内可导. 显然 $f\left(-\dfrac{\pi}{3}\right)=f\left(\dfrac{\pi}{3}\right)=-\ln2$,满足罗尔定理的条件。令 $f'(x)=-\tan x=0$ 得 $x=0\in\left[-\dfrac{\pi}{3},\dfrac{\pi}{3}\right]$,所以取 $\xi=0$,则 $f'(\xi)=0$.

(2) 因为函数 $f(x)=\dfrac{1}{x^2}$ 在区间 $[-1,1]$ 上 $x=0$ 处不连续,所以不满足罗尔定理中的条件1;

(3) 因为函数 $f(x)=|x|$ 在区间 $(-2,2)$ 内 $x=0$ 处不可导,所以不满足罗尔定理中的条件2;

(4) 因为 $f(0)=-1$, $f\left(\dfrac{1}{2}\right)=0$,所以在区间 $\left[0,\dfrac{1}{2}\right]$ 上不满足罗尔定理中的条件3。

2. 不用求出函数 $f(x)=(x-1)(x-2)(x-3)(x-4)$ 的导数,说明方程 $f'(x)=0$ 有几个实根,并指出它们所在区间.

解 $f(x)=(x-1)(x-2)(x-3)(x-4)$ 在区间 $[1,4]$ 上连续,在 $(1,4)$ 内可导,且 $f(1)=f(2)=f(3)=f(4)$. 在区间 $[1,2]$, $[2,3]$, $[3,4]$ 分别利用罗尔定理可知至少有 $\xi_1\in(1,2)$, $\xi_2\in(2,3)$, $\xi_3\in(3,4)$,使 $f'(\xi_1)=0$, $f'(\xi_2)=0$, $f'(\xi_3)=0$.

综上所述,方程 $f'(x)=0$ 有三个实根, $\xi_1\in(1,2)$, $\xi_2\in(2,3)$, $\xi_3\in(3,4)$.

3. 下列函数在指定区间上是否满足拉格朗日中值定理的条件? 求出定理中的数值 ξ .

(1) $f(x)=\sqrt[3]{x}$,$[-1,1]$;   (2) $f(x)=e^x$,$[0,\ln2]$.

解 (1) 函数 $f(x)=\sqrt[3]{x}$ 在区间 $(-1,1)$ 内 $x=0$ 处导数不存在,所以不满足拉格朗日定理中的条件.

(2) 因函数 $f(x)=e^x$ 为初等函数,因而在区间 $[0,\ln2]$ 上连续. 又 $f'(x)=e^x$,所以函数 $f(x)=e^x$ 在区间 $(0,\ln2)$ 内可导,满足拉格朗日中值定理的条件. 于是由 $e^{\ln2}-e^0=e^\xi(\ln2-0)$ 得 $\xi=-\ln(\ln2)$.

4. 证明恒等式 $\arcsin x+\arccos x=\dfrac{\pi}{2}$, $x\in[-1,1]$.

证 设 $f(x)=\arcsin x+\arccos x$, $x\in[-1,1]$,则

$$f'(x)=\dfrac{1}{\sqrt{1-x^2}}+\left(-\dfrac{1}{\sqrt{1-x^2}}\right)\equiv0, \quad x\in(-1,1).$$

于是

$$f(x)\equiv k, \quad x\in[-1,1].$$

又

$$f(0)=\arcsin0+\arccos0=0+\dfrac{\pi}{2}=\dfrac{\pi}{2},$$

故

$$\arcsin x + \arccos x = \frac{\pi}{2} , \quad x \in [-1,1].$$

5. 利用拉格朗日中值定理证明

(1) 当 $0 < a < b$ 时，不等式 $\dfrac{b-a}{b} < \ln\dfrac{b}{a} < \dfrac{b-a}{a}$ 成立；

(2) 当 $0 < a < b$，$n > 1$ 时，不等式 $na^{n-1}(b-a) < b^n - a^n < nb^{n-1}(b-a)$ 成立.

证 （1）设 $f(x) = \ln x$，$x \in [a,b]$，则 $f(x)$ 在区间 $[a,b]$ 上满足拉格朗日定理的条件. 于是由拉格朗日定理得

$$\ln b - \ln a = \frac{1}{\xi}(b-a) , \quad a < \xi < b.$$

于是

$$\frac{b-a}{b} < \ln b - \ln a < \frac{b-a}{a}.$$

（2）设 $f(x) = x^n$，$x \in [a,b]$，则 $f(x)$ 在区间 $[a,b]$ 上满足拉格朗日定理的条件. 于是由拉格朗日定理得

$$b^n - a^n = n\xi^{n-1}(b-a) , \quad \xi \in (a,b).$$

又因为 $0 < a < \xi < b$ 且 $n > 1$，所以 $a^{n-1} < \xi^{n-1} < b^{n-1}$. 于是

$$na^{n-1}(b-a) < b^n - a^n < nb^{n-1}(b-a).$$

6. 先判断极限属于何种未定式? 再求其极限.

(1) $\displaystyle\lim_{x \to a} \frac{x^m - a^m}{x^n - a^n}(a \neq 0)$；

(2) $\displaystyle\lim_{x \to 0} \frac{e^{x^2} - 1}{\cos x - 1}$；

(3) $\displaystyle\lim_{x \to 0} \frac{a^x - b^x}{x}(a > 0, b > 0)$；

(4) $\displaystyle\lim_{y \to 0} \frac{e^y + \sin y - 1}{\ln(1+y)}$；

(5) $\displaystyle\lim_{x \to 0} \frac{\tan x - x}{x - \sin x}$；

(6) $\displaystyle\lim_{x \to 0^+} \frac{\ln x}{e^{\frac{1}{x}}}$；

(7) $\displaystyle\lim_{x \to +\infty} \frac{\ln x}{x^a}(\alpha > 0)$；

(8) $\displaystyle\lim_{x \to +\infty} \frac{x^n}{e^x}(n$ 为正整数$)$；

(9) $\displaystyle\lim_{x \to \frac{\pi}{2}} \frac{\tan x}{\tan 3x}$；

(10) $\displaystyle\lim_{x \to \infty} x(e^{\frac{1}{x}} - 1)$；

(11) $\displaystyle\lim_{x \to 0^+} x^a \ln x(\alpha > 0)$；

(12) $\displaystyle\lim_{x \to 1}\left(\frac{x}{x-1} - \frac{1}{\ln x}\right)$；

(13) $\displaystyle\lim_{x \to 0}\left(\cot x - \frac{1}{x}\right)$；

(14) $\displaystyle\lim_{x \to +\infty}\left(\frac{2}{\pi}\arctan x\right)^x$；

(15) $\displaystyle\lim_{x \to 0^+}(\sin x)^x$；

(16) $\displaystyle\lim_{x \to +\infty}(1 + e^x)^{\frac{1}{x}}$.

解 （1）$\left(\dfrac{0}{0}\right)$.

$$\lim_{x \to a} \frac{x^m - a^m}{x^n - a^n} = \lim_{x \to a} \frac{mx^{m-1}}{nx^{n-1}} = \frac{m}{n}a^{m-n}.$$

（2）$\left(\dfrac{0}{0}\right)$.

$$\lim_{x \to 0} \frac{e^{x^2} - 1}{\cos x - 1} = \lim_{x \to 0} \frac{2xe^{x^2}}{-\sin x} = \lim_{x \to 0} \frac{2e^{x^2} + 4x^2 e^{x^2}}{-\cos x} = -2.$$

（3）$\left(\dfrac{0}{0}\right)$.

$$\lim_{x \to 0} \frac{a^x - b^x}{x} = \lim_{x \to 0} \frac{a^x \ln a - b^x \ln b}{1} = \ln\frac{a}{b}.$$

（4）$\left(\dfrac{0}{0}\right)$.

$$\lim_{y \to 0} \frac{e^y + \sin y - 1}{\ln(1+y)} = \lim_{y \to 0} \frac{e^y + \cos y}{\dfrac{1}{1+y}} = 2.$$

(5) $\left(\dfrac{0}{0}\right)$.

$$\lim_{x\to 0}\frac{\tan x-x}{x-\sin x}=\lim_{x\to 0}\frac{\sec^2 x-1}{1-\cos x}=\lim_{x\to 0}\frac{2\sec^2 x\tan x}{\sin x}=\lim_{x\to 0}\frac{2}{\cos^3 x}=2.$$

(6) $\left(\dfrac{\infty}{\infty}\right)$.

$$\lim_{x\to 0^+}\frac{\ln x}{e^{\frac{1}{x}}}=\lim_{x\to 0^+}\frac{\dfrac{1}{x}}{e^{\frac{1}{x}}\left(-\dfrac{1}{x^2}\right)}=\lim_{x\to 0^+}\frac{-x}{e^{\frac{1}{x}}}=0.$$

(7) $\left(\dfrac{\infty}{\infty}\right)$.

$$\lim_{x\to +\infty}\frac{\ln x}{x^a}=\lim_{x\to +\infty}\frac{\dfrac{1}{x}}{ax^{a-1}}=\lim_{x\to +\infty}\frac{1}{ax^a}=0.$$

(8) $\left(\dfrac{\infty}{\infty}\right)$.

$$\lim_{x\to +\infty}\frac{x^n}{e^x}=\lim_{x\to +\infty}\frac{nx^{n-1}}{e^x}=\cdots=\lim_{x\to +\infty}\frac{n!}{e^x}=0.$$

(9) $\left(\dfrac{\infty}{\infty}\right)$.

$$\lim_{x\to \frac{\pi}{2}}\frac{\tan x}{\tan 3x}=\lim_{x\to \frac{\pi}{2}}\frac{\sec^2 x}{3\sec^2 3x}=\lim_{x\to \frac{\pi}{2}}\frac{\cos^2 3x}{3\cos^2 x}=\lim_{x\to \frac{\pi}{2}}\frac{-6\cos 3x\sin 3x}{-6\cos x\sin x}$$
$$=\lim_{x\to \frac{\pi}{2}}\frac{\sin 6x}{\sin 2x}=\lim_{x\to \frac{\pi}{2}}\frac{6\cos 6x}{2\cos 2x}=3.$$

(10) $(\infty\cdot 0)$.

$$\lim_{x\to \infty}x(e^{\frac{1}{x}}-1)=\lim_{x\to \infty}\frac{e^{\frac{1}{x}}-1}{\dfrac{1}{x}}=\lim_{x\to \infty}\frac{\left(-\dfrac{1}{x^2}\right)e^{\frac{1}{x}}}{-\dfrac{1}{x^2}}=\lim_{x\to \infty}e^{\frac{1}{x}}=1.$$

(11) $(0\cdot\infty)$.

$$\lim_{x\to 0^+}x^a\ln x=\lim_{x\to 0^+}\frac{\ln x}{\dfrac{1}{x^a}}=\lim_{x\to 0^+}\frac{\dfrac{1}{x}}{-\dfrac{a}{x^{a+1}}}=\lim_{x\to 0^+}\frac{x^a}{a}=0.$$

(12) $(\infty-\infty)$.

$$\lim_{x\to 1}\left(\frac{x}{x-1}-\frac{1}{\ln x}\right)=\lim_{x\to 1}\frac{x\ln x-x+1}{(x-1)\ln x}=\lim_{x\to 1}\frac{\ln x}{\ln x+\dfrac{x-1}{x}}$$
$$=\lim_{x\to 1}\frac{x\ln x}{x\ln x+x-1}=\lim_{x\to 1}\frac{\ln x+1}{\ln x+2}=\frac{1}{2}.$$

(13) $(\infty-\infty)$.

$$\lim_{x\to 0}\left(\cot x-\frac{1}{x}\right)=\lim_{x\to 0}\frac{x\cot x-1}{x}=\lim_{x\to 0}\frac{\cot x-x\csc^2 x}{1}$$
$$=\lim_{x\to 0}\frac{\cos x\sin x-x}{\sin^2 x}=\lim_{x\to 0}\frac{\cos 2x-1}{2\sin x\cos x}=\lim_{x\to 0}\frac{-2\sin 2x}{2\cos 2x}=0.$$

(14) (1^{∞}).

设 $y=\left(\dfrac{2}{\pi}\arctan x\right)^x$,则 $\ln y=x\left(\ln\dfrac{2}{\pi}+\ln\arctan x\right)$,

$$\lim_{x\to +\infty}(\ln y)=\lim_{x\to +\infty}x\left(\ln\frac{2}{\pi}+\ln\arctan x\right)=\lim_{x\to +\infty}\frac{\ln\dfrac{2}{\pi}+\ln\arctan x}{\dfrac{1}{x}}$$

$$= \lim_{x \to +\infty} \frac{\dfrac{1}{\arctan x} \cdot \dfrac{1}{1+x^2}}{-\dfrac{1}{x^2}} = \frac{-2}{\pi} \lim_{x \to +\infty} \frac{x^2}{1+x^2} = -\frac{2}{\pi},$$

所以 $\lim\limits_{x \to +\infty} y = \mathrm{e}^{-\frac{2}{\pi}}$.

(15) (0^0).

$$\lim_{x \to 0^+} (\sin x)^x = \mathrm{e}^{\lim\limits_{x \to 0^+} x \ln \sin x} = \mathrm{e}^{\lim\limits_{x \to 0^+} \frac{\frac{\cos x}{\sin x}}{\frac{1}{x^2}}} = \mathrm{e}^{\lim\limits_{x \to 0^+} \frac{-x^2 \cos x}{\sin x}} = \mathrm{e}^0 = 1.$$

(16) (∞^0).

$$\lim_{x \to +\infty} (1+\mathrm{e}^x)^{\frac{1}{x}} = \mathrm{e}^{\lim\limits_{x \to +\infty} \frac{\ln(1+\mathrm{e}^x)}{x}} = \mathrm{e}^{\lim\limits_{x \to +\infty} \frac{\frac{\mathrm{e}^x}{1+\mathrm{e}^x}}{1}} = \mathrm{e}^{\lim\limits_{x \to +\infty} \frac{\mathrm{e}^x}{1+\mathrm{e}^x}} = \mathrm{e}.$$

7. 求下列函数的单调区间：

(1) $y = x^3 - 3x + 2$;

(2) $y = x - \mathrm{e}^x$;

(3) $y = \sqrt[3]{x^2} + 1$;

(4) $y = (x-1)(x+1)^3$;

(5) $y = x - \ln(1+x)$;

(6) $y = \dfrac{10}{4x^3 - 9x^2 + 6x}$.

解 (1) $y' = 3x^2 - 3 = 3(x-1)(x+1)$. 令 $y' = 0$ 得驻点 $x_1 = -1, x_2 = 1$. 单调区间如表 3-1 所示.

表 3-1

x	$(-\infty, -1]$	-1	$[-1, 1]$	1	$[1, +\infty)$
y'	$+$		$-$		$+$
y	↗		↘		↗

(2) $y' = 1 - \mathrm{e}^x$. 令 $y' = 0$ 得驻点 $x = 0$, 单调区间如表 3-2 所示.

表 3-2

x	$(-\infty, 0]$	0	$[0, +\infty)$
y'	$+$		$-$
y	↗		↘

(3) $y' = \dfrac{2}{3\sqrt[3]{x}}$. y' 在 $x = 0$ 处导数不存在, 单调区间如表 3-3 所示.

表 3-3

x	$(-\infty, 0]$	0	$[0, +\infty)$
y'	$-$	不存在	$+$
y	↘		↗

(4) $y' = (x+1)^3 + 3(x-1)(x+1)^2 = 2(2x-1)(x+1)^2$. 令 $y' = 0$ 得驻点 $x_1 = -1, x_2 = \dfrac{1}{2}$. 单调区间如表 3-4 所示.

表 3-4

x	$(-\infty, -1]$	-1	$\left[-1, \dfrac{1}{2}\right]$	$\dfrac{1}{2}$	$\left[\dfrac{1}{2}, +\infty\right)$
y'	$-$		$-$		$+$
y	↘		↘		↗

(5) 函数的定义域为 $(-1, +\infty)$, $y' = 1 - \dfrac{1}{1+x} = \dfrac{x}{1+x}$, 驻点为 $x_1 = 0$. 单调区间如表 3-5 所示.

表 3-5

x	$(-1,0]$	0	$[0,+\infty)$
y'	$-$		$+$
y	↘		↗

(6) $y'=\dfrac{-60(2x-1)(x-1)}{(4x^3-9x^2+6x)^2}=\dfrac{-120\left(x-\dfrac{1}{2}\right)(x-1)}{(4x^3-9x^2+6x)^2}$，使函数无定义的点为 $x_1=0$，驻点为 $x_2=\dfrac{1}{2}$，

$x_3=1$．单调区间如表 3-6 所示．

表 3-6

x	$(-\infty,0)$	0	$\left(0,\dfrac{1}{2}\right]$	$\dfrac{1}{2}$	$\left[\dfrac{1}{2},1\right]$	1	$[1,+\infty)$
y'	$-$		$-$		$+$		$-$
y	↘		↘		↗		↘

8．利用单调性证明下列不等式：

(1) $x>0$ 时，$\ln(1+x)>x-\dfrac{x^2}{2}$；

(2) $x\geqslant 1$ 时，$\mathrm{e}^x\geqslant x\mathrm{e}$；

(3) $x>4$ 时，$2^x>x^2$．

证 (1) 设 $f(x)=\ln(1+x)-x+\dfrac{x^2}{2}$，则 $f'(x)=\dfrac{1}{1+x}+x-1=\dfrac{x^2}{1+x}>0$（$x>0$）．所以当 $x>0$ 时，函数

$f(x)$ 单调增加．于是当 $x>0$ 时，$f(x)>f(0)$，即 $\ln(1+x)-x+\dfrac{x^2}{2}>0$．所以当 $x>0$ 时，$\ln(1+x)>x-\dfrac{x^2}{2}$．

(2) 设 $f(x)=\mathrm{e}^x-x\mathrm{e}$，则有 $f'(x)=\mathrm{e}^x-\mathrm{e}>0$（$x\geqslant 1$）．所以当 $x\geqslant 1$ 时 $f(x)$ 单调增加．于是当 $x\geqslant$

1 时，$f(x)\geqslant f(1)$，即 $\mathrm{e}^x-x\mathrm{e}\geqslant 0$，所以当 $x\geqslant 1$ 时，$\mathrm{e}^x\geqslant x\mathrm{e}$．

(3) 在不等式两边取对数得 $x\ln 2>2\ln x$，设 $f(x)=x\ln 2-2\ln x$，则 $f'(x)=\ln 2-\dfrac{2}{x}>\ln 2-\dfrac{1}{2}>0$

（$x>4$）．所以当 $x>4$ 时，$f(x)$ 单调增加，因而当 $x>4$ 时，$x\ln 2-2\ln x>0$，亦即当 $x>4$ 时，$2^x>x^2$．

9．求下列函数的极值：

(1) $y=x^3-3x+2$；　　　　　　　　　(2) $y=x^2\mathrm{e}^{-x}$；

(3) $y=x+\dfrac{a^2}{x}(a>0)$；　　　　　　(4) $y=x-\ln(1+x^2)$；

(5) $y=x^4-8x^2+2$；　　　　　　　　(6) $y=x-(x-1)^{\frac{2}{3}}$．

解 (1) $y'=3x^2-3=3(x-1)(x+1)$．令 $y'=0$ 得驻点 $x_1=-1$，$x_2=1$．为分析极值列表 3-7．

表 3-7

x	$(-\infty,-1)$	-1	$(-1,1)$	1	$(1,+\infty)$
y'	$+$	0	$-$	0	$+$
y	↗	极大	↘	极小	↗

极大值：$y(-1)=4$；极小值：$y(1)=0$．

(2) $y'=2x\mathrm{e}^{-x}-x^2\mathrm{e}^{-x}=x(2-x)\mathrm{e}^{-x}$．令 $y'=0$ 得驻点 $x_1=0$，$x_2=2$．为分析极值列表 3-8．

表 3-8

x	$(-\infty,0)$	0	$(0,2)$	2	$(2,+\infty)$
y'	$-$	0	$+$	0	$-$
y	↘	极小	↗	极大	↘

极小值：$y(0)=0$；极大值 $y(2)=4\mathrm{e}^{-2}$.

(3) $y'=1-\dfrac{a^2}{x^2}=\dfrac{(x-a)(x+a)}{x^2}$，驻点为 $x_1=-a$，$x_2=a$．为分析极值，列表 3-9.

表 3-9

x	$(-\infty,-a)$	$-a$	$(-a,0)\bigcup(0,a)$	a	(a,∞)
y'	$+$	0	$-$	0	$+$
y	↗	极大	↘	极小	↗

极大值：$y(-a)=-2a$；极小值：$y(a)=2a$.

(4) 因 $y'=1-\dfrac{2x}{1+x^2}=\dfrac{(x-1)^2}{1+x^2}\geqslant 0$，所以函数无极值.

(5) $y'=4x^3-16x=4x(x-2)(x+2)$．驻点为 $x_1=-2$，$x_2=0$，$x_3=2$．为分析极值，列表 3-10.

表 3-10

x	$(-\infty,-2)$	-2	$(-2,0)$	0	$(0,2)$	2	$(2,+\infty)$
y'	$-$	0	$+$	0	$-$	0	$+$
y	↘	极小	↗	极大	↘	极小	↗

极大值：$y(0)=2$；极小值：$y(\pm 2)=-14$.

(6) $y'=1-\dfrac{2}{3\sqrt[3]{x-1}}=\dfrac{3\sqrt[3]{x-1}-2}{3\sqrt[3]{x-1}}$．令 $y'=0$ 得驻点 $x=\dfrac{35}{27}$．为分析极值，列表 3-11.

表 3-11

x	$(-\infty,1)$	1	$\left(1,\dfrac{35}{27}\right)$	$\dfrac{35}{27}$	$\left(\dfrac{35}{27},+\infty\right)$
y'	$+$	不存在	$-$	0	$+$
y	↗	极大	↘	极小	↗

极大值：$y(1)=1$；极小值 $y\left(\dfrac{35}{27}\right)=\dfrac{23}{27}$.

10．求下列函数在所给区间上的最大值与最小值：

(1) $y=x^4-2x^2+5$，$[-2,2]$；　　　　(2) $y=\sqrt{100-x^2}$，$[-6,8]$；

(3) $y=x^5-5x^4+5x^3+1$，$[-1,2]$；　　(4) $y=3^x$，$[-1,4]$.

解 (1) $y'=4x^3-4x=4x(x-1)(x+1)$，驻点为 $x_1=-1$，$x_2=0$，$x_3=1$. 又 $f(\pm1)=4$，$f(0)=5$，$f(\pm2)=13$. 故最大值为 $y=13$；最小值为 $y=4$.

(2) $y'=-x/(100-x^2)^{1/2}$，极值可能点为 $x_1=0$（驻点），$x_2=10$（舍去）. 又 $f(0)=10$，$f(-6)=8$，$f(8)=6$. 故最大值为 $y=10$；最小值为 $y=6$.

(3) $y'=5x^4-20x^3+15x^2=5x^2(x-1)(x-3)$，驻点 $x_1=0$，$x_2=1$，$x_3=3$（舍去）. 又 $f(0)=1$，$f(1)=2$，$f(-1)=-10$，$f(2)=-7$. 最大值为 $y=2$；最小值为 $y=-10$.

(4) 因 $y'=3^x\ln3>0$，所以最大值为 $f(4)=81$；最小值为 $f(-1)=1/3$.

11．求下列函数的凹凸区间与拐点：

(1) $y=x^3-5x^2+3x-5$；　　　　　　(2) $y=\ln(1+x^2)$；

(3) $y=x\mathrm{e}^{-x}$；　　　　　　　　　　(4) $y=x+\sqrt[3]{x}$.

解 (1) $y'=3x^2-10x+3$，$y''=6x-10$. 令 $y''=0$ 得 $x=\dfrac{5}{3}$，列表考察 $f''(x)$ 的符号（表 3-12）.

表 3-12

x	$\left(-\infty,\dfrac{5}{3}\right]$	$\dfrac{5}{3}$	$\left[\dfrac{5}{3},+\infty\right)$
y''	$-$	0	$+$
y	凸	$-\dfrac{250}{27}$	凹

拐点为 $\left(\dfrac{5}{3},-\dfrac{250}{27}\right)$.

(2) $y'=\dfrac{2x}{1+x^2}$, $y''=\dfrac{2(1+x^2)-4x^2}{(1+x^2)^2}=\dfrac{2(1-x^2)}{(1+x^2)^2}$. 令 $y''=0$ 得 $x=\pm1$. 列表考察 $f''(x)$ 的符号(表 3-13).

表 3-13

x	$(-\infty,-1]$	-1	$[-1,1]$	1	$[1,+\infty)$
y''	$-$	0	$+$	0	$-$
y	凸	$\ln 2$	凹	$\ln 2$	凸

拐点为 $(-1,\ln 2)$ 和 $(1,\ln 2)$.

(3) $y'=\mathrm{e}^{-x}-x\mathrm{e}^{-x}$, $y''=-2\mathrm{e}^{-x}+x\mathrm{e}^{-x}=\mathrm{e}^{-x}(x-2)$. 令 $y''=0$ 得 $x=2$, 列表考察 $f''(x)$ 的符号(表 3-14).

表 3-14

x	$(-\infty,2]$	2	$[2,+\infty)$
y''	$-$	0	$+$
y	凸	$\dfrac{2}{\mathrm{e}^2}$	凹

拐点为 $\left(2,\dfrac{2}{\mathrm{e}^2}\right)$.

(4) $y'=1+\dfrac{1}{3\sqrt[3]{x^2}}$, $y''=-\dfrac{2}{9\sqrt[3]{x^5}}$. 在 $x=0$ 处 y'' 不存在, 列表考察 $f''(x)$ 的符号(表 3-15).

表 3-15

x	$(-\infty,0]$	0	$[0,\infty)$
y''	$+$	不存在	$-$
y	凹	0	凸

拐点为 $(0,0)$.

12. 求下列曲线的渐近线:

(1) $y=\mathrm{e}^{-\frac{1}{x}}$;

(2) $y=\dfrac{1}{(x+2)^3}$;

(3) $y=\tan x$;

(4) $y=\dfrac{3x^2-2x+3}{x-1}$.

解 (1) 函数的定义域为 $(-\infty,0)\bigcup(0,+\infty)$. 由于 $\lim\limits_{x\to\infty}\mathrm{e}^{-\frac{1}{x}}=1$, $\lim\limits_{x\to0^-}\mathrm{e}^{-\frac{1}{x}}=\infty$, 故 $y=1$, $x=0$ 分别为函数的水平渐近线和垂直渐近线.

(2) 函数的定义域为 $(-\infty,-2)\bigcup(-2,+\infty)$. 由于 $\lim\limits_{x\to-2}\dfrac{1}{(x+2)^3}=\infty$, 故 $y=0$, $x=-2$ 分别为函数的水平渐近线和垂直渐近线.

(3) 函数的定义域为 $x\neq k\pi+\dfrac{\pi}{2}$. 由于 $\lim\limits_{x\to\frac{\pi}{2}^-}\tan x=\infty$, $\lim\limits_{x\to\frac{\pi}{2}}\tan x=\infty$, 故 $x=k\pi+\dfrac{\pi}{2}(k=0,\pm1,\pm2,\cdots)$

为函数的垂直渐近线.

(4) 函数的定义域为 $(-\infty,1)\bigcup(1,+\infty)$. 由于 $\lim\limits_{x\to1}\dfrac{3x^2-2x+3}{x-1}=\infty$,故 $x=1$ 为函数的垂直渐近线.

又 $a=\lim\limits_{x\to\infty}\dfrac{3x^2-2x+3}{x(x-1)}=3$ 而 $\lim\limits_{x\to\infty}\left(\dfrac{3x^2-2x+3}{x-1}-3x\right)=1$,所以直线 $y=3x+1$ 为曲线的一条斜渐近线.

13. 对下列函数进行讨论,并画出它们的图形:

(1) $y=2x^3-3x^2$;   (2) $y=x^4-2x^2-5$;

(3) $y=x+\dfrac{1}{x}$;   (4) $y=x\mathrm{e}^{-x}$.

解　(1) (i) 定义域 $(-\infty,+\infty)$;

(ii) 无奇偶性、周期性;

(iii) 无渐近线;

(iv) $y'=6x(x-1)$, $y''=6(2x-1)$,分别令 $y'=0$, $y''=0$ 可得 $x_1=0$, $x_2=1,x_3=\dfrac{1}{2}$;

(v) 列表 3-16.

表 3-16

x	$(-\infty,0)$	0	$\left(0,\dfrac{1}{2}\right)$	$\dfrac{1}{2}$	$\left(\dfrac{1}{2},1\right)$	1	$(1,+\infty)$
y'	$+$	0	$-$	$-$	$-$	0	$+$
y''	$-$	$-$	$-$	0	$+$	$+$	$+$
y	↗,凸	0	↘,凸	$-\dfrac{1}{2}$	↘,凹	-1	↗,凹

由表 3-16 可知 $f(x)$ 的极大点为 $x=0$,极小点为 $x=1$,拐点为 $\left(\dfrac{1}{2},-\dfrac{1}{2}\right)$;

(vi) 图形如图 3-1 所示.

(2) (i) 定义域 $(-\infty,+\infty)$;

(ii) 是偶函数,关于 y 轴对称;(以下仅对 $[0,+\infty]$ 讨论)无周期性;

(iii) 无渐近线;

(iv) $y'=4x(x^2-1)$, $y''=4(3x^2-1)$. 分别令 $y'=0$, $y''=0$ 可得 $x_1=-1$, $x_2=0,x_3=1,x_4=-\dfrac{\sqrt{3}}{3},x_5=\dfrac{\sqrt{3}}{3}$;

(v) 列表 3-17.

表 3-17

x	0	$\left(0,\dfrac{\sqrt{3}}{3}\right)$	$\dfrac{\sqrt{3}}{3}$	$\left(\dfrac{\sqrt{3}}{3},1\right)$	1	$(1,+\infty)$
y'	0	0	$-$	$-$	0	$+$
y''	$-$	$-$	0	$+$	$+$	$+$
y	-5	↘,凸	$-\dfrac{50}{9}$	↘,凹	-6	↗,凹

由表 3-17 及函数的奇偶性可知 $f(x)$ 的极小点为 $x_1=-1,x_3=1$,拐点为 $\left(-\dfrac{\sqrt{3}}{3},-\dfrac{50}{9}\right)$, $\left(\dfrac{\sqrt{3}}{3},-\dfrac{50}{9}\right)$;

(vi) 图形如图 3-2 所示.

(3) (i) 定义域 $(-\infty,0)\bigcup(0,+\infty)$;

(ii) 奇函数,无周期性;

(iii) $x=0$ 为曲线的垂直渐近线; $y=x$ 为斜渐近线;

(iv) $y'=\dfrac{x^2-1}{x^2}$, $y''=\dfrac{2}{x^3}$. 令 $y'=0$ 得 $x_1=-1,x_2=1$;

(v) 列表 3-18.

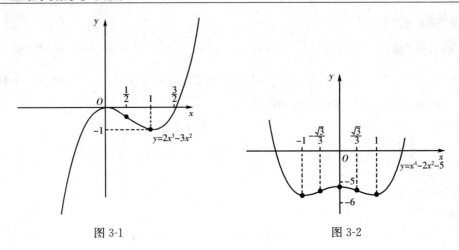

图 3-1   图 3-2

表 3-18

x	$(-\infty,-1)$	-1	$(-1,0)$	0	$(0,1)$	1	$(1,+\infty)$
y'	$+$	0	$-$		$-$	0	$+$
y''	$-$	$-$	$-$		$+$	$+$	$+$
y	↗,凸	-2	↘,凸		↘,凹	2	↗,凹

由表 3-18 可知,$f(x)$ 的极大点为 $x=-1$,极小点为 $x=1$;

(vi) 图形如图 3-3 所示.

(4)(i) 定义域 $(-\infty,+\infty)$;

(ii) 无奇偶性,无周期性;

(iii) $y=0$ 为水平渐近线;

(iv) $y'=(1-x)\mathrm{e}^{-x}$, $y''=\mathrm{e}^{-x}(x-2)$,分别令 $y'=0$, $y''=0$ 可得 $x_1=1,x_2=2$;

(v) 列表 3-19.

表 3-19

x	$(-\infty,1)$	1	$(1,2)$	2	$(2,+\infty)$
y'	$+$	0	$-$	$-$	$-$
y''	$-$	$-$	$-$	0	$+$
y	↗,凸	e^{-1}	↘,凸	$2\mathrm{e}^{-2}$	↘,凹

由表 3-19 可知,$f(x)$ 的极大点为 $x=1$,拐点为 $\left(2,\dfrac{2}{\mathrm{e}^2}\right)$;

(vi) 图形如图 3-4 所示.

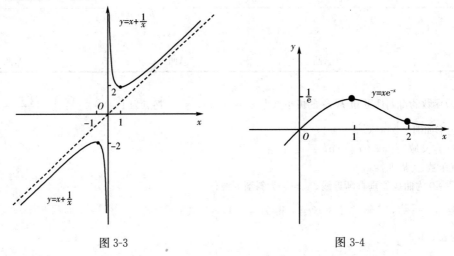

图 3-3   图 3-4

14. 设有一根长为 L 的铁丝,将其分成两段,分别围成圆形与正方形,若记它们的面积分别为 s_1 与 s_2,试证当 $s_1 + s_2$ 为最小时,$\dfrac{s_1}{s_2} = \dfrac{\pi}{4}$.

证 设正方形 s_2 的边长为 x,则正方形 s_2 周长为 $4x$,圆 s_1 的周长为 $L-4x$,半径为 $\dfrac{L-4x}{2\pi}$. 于是令 $S = s_1 + s_2$,可得

$$S = s_1 + s_2 = \pi\left(\frac{L-4x}{2\pi}\right)^2 + x^2,$$

$$S' = \frac{-8(L-4x)}{4\pi} + 2x = \frac{-2L+8x+2\pi x}{\pi} = \frac{2(4+\pi)x - 2L}{\pi}.$$

令 $S' = 0$ 得驻点 $x = \dfrac{L}{4+\pi}$,所以当 $x = \dfrac{L}{4+\pi}$ 时,S 有最小值. 于是,

$$\frac{s_1}{s_2} = \frac{\frac{1}{4\pi}\left(L - \frac{4L}{4+\pi}\right)^2}{\left(\frac{L}{4+\pi}\right)^2} = \frac{\frac{1}{4\pi}\frac{L^2\pi^2}{(4+\pi)^2}}{\frac{L^2}{(4+\pi)^2}} = \frac{\pi}{4}.$$

15. 肌肉或皮下注射后,血中药物的浓度 y 与时间 t 的函数关系是

$$y = \frac{A}{a_2 - a_1}(e^{-a_1 t} - e^{-a_2 t})\ (A > 0, 0 < a_1 < a_2).$$

问 t 为何值时,血中的药物浓度达到最大值.

解
$$y' = \frac{A}{a_2 - a_1}(-a_1 e^{-a_1 t} + a_2 e^{-a_2 t}).$$

令 $y' = 0$ 得 $t = \dfrac{\ln a_1 - \ln a_2}{a_1 - a_2}$,故当 $t = \dfrac{\ln a_1 - \ln a_2}{a_1 - a_2}$ 时,血药浓度达到最大值.

16. 按 1mg/kg 体重的比率给小白鼠注射磺胺药物后,计算在不同时间内血液中磺胺药物的浓度可用方程
$$y = -1.06 + 2.59x - 0.77x^2$$
表示,这里 x 表示注射后经历的时间(min)的对数(以 10 为底),y 表示血液中磺胺浓度 mg/100ml 值的对数,求 y 的最大值.

解 $y' = 2.59 - 1.54x$,令 $y' = 0$ 得驻点 $x = 1.6818$,
$$y(1.6818) = -1.06 + 2.59 \times 1.6818 - 0.77 \times (1.6818)^2 \approx 1.1180,$$
故 y 的最大值为 1.1180.

三、增补习题解答

1. 在数 $1, \sqrt{2}, \sqrt[3]{3}, \cdots, \sqrt[n]{n}, \cdots$ 中,求出最大的一个数.

解 考虑 $f(x) = x^{\frac{1}{x}}$,$x \geqslant 1$,
$$f'(x) = \frac{1}{x}x^{\frac{1}{x}-1} + x^{\frac{1}{x}}\ln x\left(-\frac{1}{x^2}\right) = x^{\frac{1}{x}-2}(1 - \ln x).$$

令 $f'(x) = 0$ 得驻点 $x_0 = e$,当 $x < e$ 时 $f'(x) > 0$;当 $x > e$ 时 $f'(x) < 0$. 所以 $f(e) = e^{\frac{1}{e}}$ 为极大值. 由于 $x_0 = e$ 为唯一驻点,故 $f(e)$ 也是最大值,现在是求数列 $1, \sqrt{2}, \sqrt[3]{3}, \cdots, \sqrt[n]{n}, \cdots$ 的最大值,因此只能在 $\sqrt{2}$ 与 $\sqrt[3]{3}$ 两者之一取到,$\sqrt{2} \approx 1.414$,$\sqrt[3]{3} \approx 1.442$,所以最大的一个为 $\sqrt[3]{3}$.

2. 设 $f(x)$ 是非负函数,它在 $[a,b]$ 的任一子区间内恒不等于零,在 $[a,b]$ 上二阶可导且 $f''(x) > 0$,证明方程 $f(x) = 0$ 在 (a,b) 内至多有一个根.

证 用反证法. 设存在 $x_1 < x_2$,使 $f(x_1) = f(x_2) = 0$,则对于 (x_1, x_2) 内的任意一点 x_0,必有 $f(x_0) = 0$. 事实上,若 $f(x_0) > 0$,则在 $[x_1, x_0]$ 与 $[x_0, x_2]$ 上分别由拉格朗日中值定理,存在 ξ_1, ξ_2,使 $f'(\xi_1) > 0 > f'(\xi_2)$,$x_1 < \xi_1 < x_0 < \xi_2 < x_2$. 再在 $[\xi_1, \xi_2]$ 上用中值定理,存在 $\xi_3 \in (\xi_1, \xi_2)$,使 $f''(\xi_3) < 0$,矛盾. 既然已证 (x_1, x_2) 内任意一点 x 均有 $f(x) = 0$,又与 $f(x)$ 在任一子区间上不恒等于零,矛盾,所以不存在两个 x_1,x_2,使 $f(x_1) = f(x_2) = 0$.

3. 设 $f(x)$ 在 $[a,b]$ 上连续,在 (a,b) 内二阶可导,试证明存在 $\xi \in (a,b)$,使

$$f(b) - 2f\left(\frac{a+b}{2}\right) + f(a) = \frac{(b-a)^2}{4}f''(\xi).$$

证　令

$$f(b) - 2f\left(\frac{a+b}{2}\right) + f(a) - \frac{(b-a)^2}{4}K = 0.$$

作函数

$$\varphi(x) = f(x) - 2f\left(\frac{a+x}{2}\right) + f(a) - \frac{(x-a)^2}{4}K,$$

有 $\varphi(a) = 0, \varphi(b) = 0$. 由罗尔定理存在 $\eta \in (a,b)$，使 $\varphi'(\eta) = 0$，即

$$f'(\eta) - f'\left(\frac{a+\eta}{2}\right) - \frac{\eta-a}{2}K = 0.$$

再由拉格朗日中值定理，得

$$f''(\xi)\left(\frac{\eta-a}{2}\right) - \frac{\eta-a}{2}K = 0, \quad \frac{a+\eta}{2} < \xi < \eta,$$

即

$$(f''(\xi) - K)\frac{\eta-a}{2} = 0.$$

但 $\eta > a$，所以得 $f''(\xi) = K$，代入所令之式即获证明.

4. 求 $\lim\limits_{x \to 0} \dfrac{\sqrt{1+\tan x} - \sqrt{1+\sin x}}{x\ln(1+x) - x^2}$.

解　先有理化，再用洛必达法则.

$$\begin{aligned}
原式 &= \lim_{x \to 0}\left\{\left[\frac{\tan x - \sin x}{x\ln(1+x) - x}\right]\left(\frac{1}{\sqrt{1+\tan x} + \sqrt{1+\sin x}}\right)\right\} \\
&= \frac{1}{2}\lim_{x \to 0}\frac{1-\cos x}{\ln(1+x) - x} \\
&= \frac{1}{2}\lim_{x \to 0}\frac{\sin x}{\dfrac{-x}{1+x}} = -\frac{1}{2}.
\end{aligned}$$

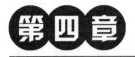

不定积分

一、内容提要与基本要求

我们由微分学的逆问题引进了不定积分的概念,并给出不定积分的性质与基本公式,利用这些性质与公式可以求出一些函数的积分. 为解决大量初等函数的求积分问题,本章着重介绍了换元积分法和分部积分法. 必须指出,求不定积分是高等数学中的一种基本运算之一,但求不定积分比求导数难,其求解一般都较灵活,无一定规律可循,要注意分析和比较各种典型例题所提供的解法,勤于探索,不断实践,总结经验.

本章必须掌握以下几方面的内容.

1. 正确理解不定积分概念,掌握不定积分与微分之间的关系,了解不定积分的几何意义.

2. 熟记不定积分的基本公式,掌握不定积分的基本性质,会用直接积分法求一些函数的积分.

3. 重点掌握以下积分法:

(1) 第一类换元积分法(凑微分法);

(2) 第二类换元积分法;

(3) 分部积分法.

4. 掌握有理函数和三角函数有理式的积分法.

二、习题四解答

1. 下列函数中,哪些对是同一函数的原函数?

(1) $\frac{1}{2}x^{\frac{2}{3}}$ 与 $\frac{1}{3}\sqrt{x^3}$;　　(2) $-\frac{1}{2}\cos 2x$ 与 $\sin^2 x$;　　(3) $\ln x$ 与 $\ln(ax)$;

(4) e^{2x+1} 与 $2e^{x+1}$;　　(5) $\ln(1+x^2)$ 与 $\arctan x$;　　(6) $\arcsin x$ 与 $-\arccos x$.

解 因为

(1) $\left(\frac{1}{2}x^{\frac{2}{3}}\right)' = \frac{1}{3}x^{-\frac{1}{3}}$,　　$\left(\frac{1}{3}\sqrt{x^3}\right)' = \frac{1}{2}x^{\frac{1}{2}}$;

(2) $\left(-\frac{1}{2}\cos 2x\right)' = 2\sin x\cos x$,　　$(\sin^2 x)' = 2\sin x\cos x$;

(3) $(\ln x)' = \frac{1}{x}$,　　$[\ln(ax)]' = \frac{1}{x}$;

(4) $(e^{2x+1})' = 2e^{2x+1}$,　　$(2e^{x+1})' = 2e^{x+1}$;

(5) $[\ln(1+x^2)]' = \frac{2x}{1+x^2}$,　　$(\arctan x)' = \frac{1}{1+x^2}$;

(6) $(\arcsin x)' = \frac{1}{\sqrt{1-x^2}}$,　　$(-\arccos x)' = \frac{1}{\sqrt{1-x^2}}$;

所以 (2),(3),(6) 是同一函数的原函数.

2. 用直接积分法求下列不定积分:

(1) $\displaystyle\int \sqrt[n]{x^m}\,\mathrm{d}x\,(m,n\ \text{为正整数})$;　　(2) $\displaystyle\int \frac{5}{\sqrt{1-x^2}}\,\mathrm{d}x$;

(3) $\displaystyle\int x(4x^2-4x-1)\,\mathrm{d}x$;　　(4) $\displaystyle\int \frac{x^3-3x^2+2x+4}{x^2}\,\mathrm{d}x$;

(5) $\int \dfrac{\sqrt{x} - x^3 e^x + 5x^2}{x^3} dx$;

(6) $\int (x^{\frac{1}{2}} - x^{-\frac{1}{2}})^2 dx$;

(7) $\int \dfrac{x+5}{\sqrt{x}} dx$;

(8) $\int (\cos x - a^x + \csc^2 x) dx$;

(9) $\int \left(\sec^2 x + \dfrac{2}{1+x^2} + \sin x \right) dx$;

(10) $\int \dfrac{x^3+1}{x+1} dx$;

(11) $\int \dfrac{1+x+x^2}{x(1+x^2)} dx$;

(12) $\int (\sqrt{x} + 1)(\sqrt{x^3} - 1) dx$;

(13) $\int \dfrac{\sqrt{1+x^2}}{\sqrt{1-x^4}} dx$;

(14) $\int \dfrac{\cos 2x}{\cos x - \sin x} dx$;

(15) $\int \dfrac{\cos 2x}{\sin^2 x} dx$;

(16) $\int \cot^2 x dx$;

(17) $\int \cos^2 \dfrac{t}{2} dt$;

(18) $\int \left(\sin \dfrac{t}{2} - \cos \dfrac{t}{2} \right)^2 dt$.

解 (1) 原式 $= \int x^{\frac{m}{n}} dx = \dfrac{1}{1+\frac{m}{n}} x^{1+\frac{m}{n}} + C = \dfrac{n}{m+n} x^{\frac{m+n}{n}} + C.$

(2) 原式 $= 5 \int \dfrac{1}{\sqrt{1-x^2}} dx = 5 \arcsin x + C.$

(3) 原式 $= \int (4x^3 - 4x^2 - x) dx = x^4 - \dfrac{4}{3} x^3 - \dfrac{1}{2} x^2 + C.$

(4) 原式 $= \int \left(x - 3 + \dfrac{2}{x} + \dfrac{4}{x^2} \right) dx = \dfrac{1}{2} x^2 - 3x + 2\ln|x| - \dfrac{4}{x} + C.$

(5) 原式 $= \int (x^{-\frac{5}{2}} - e^x + 5x^{-1}) dx = -\dfrac{2}{3} x^{-\frac{3}{2}} - e^x + 5\ln|x| + C.$

(6) 原式 $= \int (x - 2 \cdot x^{\frac{1}{2}} \cdot x^{-\frac{1}{2}} + x^{-1}) dx = \int (x - 2 + x^{-1}) dx$

$\qquad = \dfrac{1}{2} x^2 - 2x + \ln|x| + C.$

(7) 原式 $= \int (x^{\frac{1}{2}} + 5x^{-\frac{1}{2}}) dx = \dfrac{2}{3} x^{\frac{3}{2}} + 10 x^{\frac{1}{2}} + C.$

(8) 原式 $= \int \cos x dx - \int a^x dx + \int \csc^2 x dx = \sin x - \dfrac{a^x}{\ln a} - \cot x + C.$

(9) 原式 $= \int \sec^2 x dx + 2 \int \dfrac{1}{1+x^2} dx + \int \sin x dx$

$\qquad = \tan x + 2\arctan x - \cos x + C.$

(10) 原式 $= \int \dfrac{(x+1)(x^2-x+1)}{x+1} dx = \int (x^2 - x + 1) dx$

$\qquad = \dfrac{1}{3} x^3 - \dfrac{1}{2} x^2 + x + C.$

(11) 原式 $= \int \dfrac{(1+x^2)+x}{x(1+x^2)} dx = \int \left(\dfrac{1}{x} + \dfrac{1}{1+x^2} \right) dx$

$\qquad = \ln|x| + \arctan x + C.$

(12) 原式 $= \int (x^2 + x^{\frac{3}{2}} - x^{\frac{1}{2}} - 1) dx = \dfrac{1}{3} x^3 + \dfrac{2}{5} x^{\frac{5}{2}} - \dfrac{2}{3} x^{\frac{3}{2}} - x + C.$

(13) 原式 $= \int \dfrac{\sqrt{1+x^2}}{\sqrt{(1-x^2)(1+x^2)}} \, dx = \int \dfrac{1}{\sqrt{(1-x^2)}} dx = \arcsin x + C.$

(14) 原式 $= \int \dfrac{\cos^2 x - \sin^2 x}{\cos x - \sin x} \, dx = \int \dfrac{(\cos x + \sin x)(\cos x - \sin x)}{\cos x - \sin x} dx$

$\qquad = \int (\cos x + \sin x) dx = \sin x - \cos x + C.$

(15) 原式 $= \int \dfrac{1 - 2\sin^2 x}{\sin^2 x} \, dx = \int (\csc^2 x - 2) dx = -\cot x - 2x + C.$

(16) 原式 $= \int (\csc^2 x - 1) dx = -\cot x - x + C.$

(17) 原式 $= \int \dfrac{1 + \cos t}{2} \, dt = \int \left(\dfrac{1}{2} + \dfrac{1}{2} \cos t \right) dt = \dfrac{1}{2} t + \dfrac{1}{2} \sin t + C.$

(18) 原式 $= \int \left(\sin^2 \dfrac{t}{2} - 2\sin \dfrac{t}{2} \cos \dfrac{t}{2} + \cos^2 \dfrac{t}{2} \right) dt$

$\qquad = \int (1 - \sin t) dt = t + \cos t + C.$

3. 先在括号内凑微分,再变量代换(把凑成微分的函数设为 u).

(1) $\dfrac{2dx}{\sqrt{2x+1}} = \dfrac{1}{\sqrt{2x+1}} d\big(\qquad\big) = \big(\qquad\big) du;$

(2) $\dfrac{x dx}{1+x^2} = \dfrac{1}{2(1+x^2)} d\big(\qquad\big) = \big(\qquad\big) du;$

(3) $\dfrac{1}{\sqrt{x}} \cos \sqrt{x} \, dx = 2\cos \sqrt{x} \, d\big(\qquad\big) = \big(\qquad\big) du;$

(4) $\dfrac{-1}{x^2} e^{\frac{1}{x}} \, dx = e^{\frac{1}{x}} d\big(\qquad\big) = \big(\qquad\big) du;$

(5) $-\sin x e^{\cos x} \, dx = e^{\cos x} d\big(\qquad\big) = \big(\qquad\big) du;$

(6) $\tan x \cdot \sec^2 x dx = \tan x \, d\big(\qquad\big) = \big(\qquad\big) du;$

(7) $\dfrac{dx}{x \ln x} = \dfrac{1}{\ln x} d\big(\qquad\big) = \big(\qquad\big) du;$

(8) $\dfrac{e^x}{1+e^x} \, dx = \dfrac{1}{1+e^x} d\big(\qquad\big) = \big(\qquad\big) du;$

(9) $\dfrac{dx}{(\arcsin x)^2 \sqrt{1-x^2}} = \dfrac{1}{(\arcsin x)^2} d\big(\qquad\big) = \big(\qquad\big) du;$

(10) $\dfrac{\sqrt{\arctan x}}{1+x^2} dx = \sqrt{\arctan x} \, d\big(\qquad\big) = \big(\qquad\big) du.$

解 (1) $\dfrac{2dx}{\sqrt{2x+1}} = \dfrac{1}{\sqrt{2x+1}} d(2x+1) = \left(\dfrac{1}{\sqrt{u}}\right) du.$

(2) $\dfrac{x dx}{1+x^2} = \dfrac{1}{2(1+x^2)} d(x^2+1) = \left(\dfrac{1}{2u}\right) du.$

(3) $\dfrac{1}{\sqrt{x}} \cos \sqrt{x} \, dx = 2\cos \sqrt{x} \, d(\sqrt{x}) = (2\cos u) du.$

(4) $\dfrac{-1}{x^2} e^{\frac{1}{x}} \, dx = e^{\frac{1}{x}} d\left(\dfrac{1}{x}\right) = (e^u) du.$

(5) $-\sin x e^{\cos x} \, dx = e^{\cos x} d(\cos x) = (e^u) du.$

(6) $\tan x \cdot \sec^2 x dx = \tan x \, d(\tan x) = (u) du.$

(7) $\dfrac{dx}{x \ln x} = \dfrac{1}{\ln x} d(\ln x) = \left(\dfrac{1}{u}\right) du.$

(8) $\dfrac{e^x}{1+e^x} \, dx = \dfrac{1}{1+e^x} d(e^x) = \left(\dfrac{1}{1+u}\right) du.$

(9) $\dfrac{dx}{(\arcsin x)^2 \sqrt{1-x^2}} = \dfrac{1}{(\arcsin x)^2} d(\arcsin x) = \left(\dfrac{1}{u^2}\right) du.$

(10) $\dfrac{\sqrt{\arctan x}}{1+x^2}\mathrm{d}x = \sqrt{\arctan x}\,\mathrm{d}(\arctan x) = (\sqrt{u})\,\mathrm{d}u.$

4.利用第一类换元法求下列不定积分:

(1) $\displaystyle\int \cos 2x\,\mathrm{d}x$;

(2) $\displaystyle\int (1+x)^6\,\mathrm{d}x$;

(3) $\displaystyle\int \dfrac{1}{\sqrt{3x-1}}\mathrm{d}x$;

(4) $\displaystyle\int \dfrac{1}{1-x}\mathrm{d}x$;

(5) $\displaystyle\int \dfrac{1}{5+x^2}\mathrm{d}x$;

(6) $\displaystyle\int \dfrac{1}{\sqrt{2-t^2}}\mathrm{d}t$;

(7) $\displaystyle\int \dfrac{\mathrm{d}x}{\sqrt{6x-9x^2}}$;

(8) $\displaystyle\int \dfrac{\mathrm{d}x}{x^2-6x+5}$;

(9) $\displaystyle\int \dfrac{1}{9-x^2}\mathrm{d}x$;

(10) $\displaystyle\int \sin 3x \cdot \sin 5x\,\mathrm{d}x$;

(11) $\displaystyle\int \sin^4 x\,\mathrm{d}x$;

(12) $\displaystyle\int x\sqrt{1+x^2}\,\mathrm{d}x$;

(13) $\displaystyle\int \dfrac{x\,\mathrm{d}x}{(2x^2-3)^{10}}$;

(14) $\displaystyle\int \dfrac{x\,\mathrm{d}x}{x^2+4x+5}$;

(15) $\displaystyle\int \dfrac{x^2\,\mathrm{d}x}{1+x^6}$;

(16) $\displaystyle\int \dfrac{3x^3}{1-x^4}\mathrm{d}x$;

(17) $\displaystyle\int \dfrac{\mathrm{d}x}{\sqrt{x}\,(1+x)}$;

(18) $\displaystyle\int \dfrac{\mathrm{e}^{\frac{1}{x}}}{x^2}\mathrm{d}x$;

(19) $\displaystyle\int \mathrm{e}^{\cos x}\sin x\,\mathrm{d}x$;

(20) $\displaystyle\int \dfrac{\sin x}{\cos^3 x}\mathrm{d}x$;

(21) $\displaystyle\int \dfrac{\cot\theta}{\sqrt{\sin\theta}}\mathrm{d}\theta$;

(22) $\displaystyle\int \cos^3 x\,\mathrm{d}x$;

(23) $\displaystyle\int \dfrac{\mathrm{d}x}{\cos^2 x\sqrt{\tan x}}$;

(24) $\displaystyle\int \tan^3 x\sec x\,\mathrm{d}x$;

(25) $\displaystyle\int \dfrac{\sin x+\cos x}{\sqrt[3]{\sin x-\cos x}}\mathrm{d}x$;

(26) $\displaystyle\int (\ln x)^3\,\dfrac{\mathrm{d}x}{x}$;

(27) $\displaystyle\int \dfrac{\mathrm{d}x}{x\sqrt{1+\ln x}}$;

(28) $\displaystyle\int \dfrac{\mathrm{d}x}{x\ln x(\ln\ln x)}$;

(29) $\displaystyle\int \dfrac{1}{\mathrm{e}^x}\mathrm{d}x$;

(30) $\displaystyle\int \mathrm{e}^\theta \cos\mathrm{e}^\theta\,\mathrm{d}\theta$;

(31) $\displaystyle\int \dfrac{1}{1+\mathrm{e}^x}\mathrm{d}x$;

(32) $\displaystyle\int \dfrac{\mathrm{e}^x-\mathrm{e}^{-x}}{\mathrm{e}^x+\mathrm{e}^{-x}}\mathrm{d}x$;

(33) $\displaystyle\int \dfrac{\mathrm{d}x}{\arcsin x\sqrt{1-x^2}}$;

(34) $\displaystyle\int \dfrac{(\arctan x)^2}{1+x^2}\mathrm{d}x$;

(35) $\displaystyle\int \dfrac{\arctan\sqrt{x}}{\sqrt{x}\,(1+x)}\mathrm{d}x$;

(36) $\displaystyle\int \dfrac{\mathrm{e}^{\arctan x}+x\ln(1+x^2)}{1+x^2}\mathrm{d}x.$

解 (1) 原式 $=\displaystyle\int \dfrac{1}{2}\cos 2x\,\mathrm{d}(2x)=\dfrac{1}{2}\int \cos 2x\,\mathrm{d}(2x)=\dfrac{1}{2}\sin 2x+C.$

(2) 原式 $=\displaystyle\int (1+x)^6\,\mathrm{d}(1+x)=\dfrac{1}{7}(1+x)^7+C.$

(3) 原式 $=\dfrac{1}{3}\displaystyle\int \dfrac{1}{\sqrt{3x-1}}\mathrm{d}(3x-1)=\dfrac{2}{3}\sqrt{3x-1}+C.$

(4) 原式 $=-\displaystyle\int \dfrac{1}{1-x}\mathrm{d}(1-x)=-\ln|1-x|+C.$

(5) 原式 $=\dfrac{1}{\sqrt{5}}\displaystyle\int \dfrac{1}{1+\left(\frac{x}{\sqrt{5}}\right)^2}\mathrm{d}\left(\dfrac{x}{\sqrt{5}}\right)=\dfrac{1}{\sqrt{5}}\arctan\dfrac{x}{\sqrt{5}}+C.$

(6) 原式 $=\arcsin\dfrac{t}{\sqrt{2}}+C.$

(7) 原式 $=\displaystyle\int \dfrac{\mathrm{d}x}{\sqrt{1-(3x-1)^2}}=\dfrac{1}{3}\int \dfrac{\mathrm{d}(3x-1)}{\sqrt{1-(3x-1)^2}}=\dfrac{1}{3}\arcsin(3x-1)+C.$

(8) 原式 $=\displaystyle\int \dfrac{\mathrm{d}x}{(x-5)(x-1)}=\dfrac{1}{4}\int \left(\dfrac{1}{x-5}-\dfrac{1}{x-1}\right)\mathrm{d}x$

$\qquad =\dfrac{1}{4}\displaystyle\int \dfrac{1}{x-5}\mathrm{d}(x-5)-\dfrac{1}{4}\int \dfrac{1}{x-1}\,\mathrm{d}(x-1)=\dfrac{1}{4}\ln|x-5|-\dfrac{1}{4}\ln|x-1|+C$

$\qquad =\dfrac{1}{4}\ln\left|\dfrac{x-5}{x-1}\right|+C.$

(9) 原式 $=\displaystyle\int \dfrac{1}{(3+x)(3-x)}\mathrm{d}x=\dfrac{1}{6}\int \left(\dfrac{1}{3+x}+\dfrac{1}{3-x}\right)\mathrm{d}x.$

$$= \frac{1}{6} \int \frac{1}{3+x} \mathrm{d}(3+x) - \frac{1}{6} \int \frac{1}{3-x} \mathrm{d}(3-x)$$

$$= \frac{1}{6} \ln|3+x| - \frac{1}{6} \ln|3-x| + C = \frac{1}{6} \ln \left| \frac{3+x}{3-x} \right| + C.$$

(10) 原式 $= -\frac{1}{2} \int [\cos 8x - \cos(-2x)] \mathrm{d}x$

$$= -\frac{1}{2} \left(\frac{1}{8} \sin 8x - \frac{1}{2} \sin 2x \right) + C$$

$$= -\frac{1}{16} \sin 8x + \frac{1}{4} \sin 2x + C.$$

(11) 原式 $= \int \left(\frac{1-\cos 2x}{2} \right)^2 \mathrm{d}x = \frac{1}{4} \int (1 - 2\cos 2x + \cos^2 2x) \mathrm{d}x$

$$= \frac{1}{4} \int \left(1 - 2\cos 2x + \frac{1+\cos 4x}{2} \right) \mathrm{d}x = \frac{1}{4} \int \left(\frac{3}{2} - 2\cos 2x + \frac{1}{2} \cos 4x \right) \mathrm{d}x$$

$$= \frac{3}{8} x - \frac{1}{4} \sin 2x + \frac{1}{32} \sin 4x + C.$$

(12) 原式 $= \frac{1}{2} \int \sqrt{1+x^2} \mathrm{d}(1+x^2) = \frac{1}{3} (1+x^2)^{\frac{3}{2}} + C.$

(13) 原式 $= \frac{1}{4} \int \frac{\mathrm{d}(2x^2-3)}{(2x^2-3)^{10}} = -\frac{1}{36(2x^2-3)^9} + C.$

(14) 原式 $= \int \frac{x+2-2}{(x+2)^2+1} \mathrm{d}x = \int \frac{x+2}{(x+2)^2+1} \mathrm{d}x - 2 \int \frac{\mathrm{d}x}{(x+2)^2+1}$

$$= \frac{1}{2} \int \frac{\mathrm{d}[(x+2)^2+1]}{(x+2)^2+1} - 2 \int \frac{\mathrm{d}(x+2)}{(x+2)^2+1}$$

$$= \frac{1}{2} \ln[(x+2)^2+1] - 2\arctan(x+2) + C.$$

(15) 原式 $= \int \frac{1}{3} \cdot \frac{\mathrm{d}x^3}{1+(x^3)^2} = \frac{1}{3} \arctan x^3 + C.$

(16) 原式 $= \frac{3}{4} \int \frac{\mathrm{d}x^4}{1-x^4} = -\frac{3}{4} \ln|1-x^4| + C.$

(17) 原式 $= 2 \int \frac{\mathrm{d}(\sqrt{x})}{1+x} = 2\arctan \sqrt{x} + C.$

(18) 原式 $= -\int \mathrm{e}^{\frac{1}{x}} \mathrm{d}\left(\frac{1}{x} \right) = -\mathrm{e}^{\frac{1}{x}} + C.$

(19) 原式 $= -\int \mathrm{e}^{\cos x} \mathrm{d}\cos x = -\mathrm{e}^{\cos x} + C.$

(20) 原式 $= -\int \frac{1}{\cos^3 x} \mathrm{d}\cos x = \frac{1}{2\cos^2 x} + C.$

(21) 原式 $= \int \frac{\cos\theta}{\sin\theta} \cdot \frac{1}{\sqrt{\sin\theta}} \mathrm{d}\theta = \int \frac{\mathrm{d}\sin\theta}{(\sin\theta)^{\frac{3}{2}}} = -\frac{2}{\sqrt{\sin\theta}} + C.$

(22) 原式 $= \int \cos^2 x \cos x \mathrm{d}x = \int \cos^2 x \mathrm{d}\sin x = \int (1-\sin^2 x) \mathrm{d}\sin x.$

$$= \sin x - \frac{1}{3} \sin^3 x + C.$$

(23) 原式 $= \int \frac{\sec^2 x}{\sqrt{\tan x}} \mathrm{d}x = \int \frac{\mathrm{d}\tan x}{\sqrt{\tan x}} = 2\sqrt{\tan x} + C.$

(24) 原式 $= \int \tan^2 x \mathrm{d}\sec x = \int (\sec^2 x - 1) \mathrm{d}\sec x = \frac{1}{3} \sec^3 x - \sec x + C.$

(25) 原式 $= \int \frac{1}{\sqrt[3]{\sin x - \cos x}} \mathrm{d}(\sin x - \cos x) = \frac{3}{2} (\sin x - \cos x)^{\frac{2}{3}} + C.$

(26) 原式 $= \int (\ln x)^3 \mathrm{d}(\ln x) = \frac{1}{4} (\ln x)^4 + C.$

(27) 原式 $=\int \dfrac{\mathrm{d}(\ln x)}{\sqrt{1+\ln x}}=\int \dfrac{\mathrm{d}(1+\ln x)}{\sqrt{1+\ln x}}=2\sqrt{1+\ln x}+C.$

(28) 原式 $=\int \dfrac{1}{\ln \ln x}\mathrm{d}(\ln \ln x)=\ln |\ln \ln x|+C.$

(29) 原式 $=\int \mathrm{e}^{-x}\mathrm{d}x=-\int \mathrm{e}^{-x}\mathrm{d}(-x)=-\dfrac{1}{\mathrm{e}^x}+C.$

(30) 原式 $=\int \cos \mathrm{e}^{\theta}\mathrm{d}(\mathrm{e}^{\theta})=\sin \mathrm{e}^{\theta}+C.$

(31) 原式 $=\int \dfrac{\mathrm{e}^{-x}}{\mathrm{e}^{-x}+\mathrm{e}^x \cdot \mathrm{e}^{-x}}\mathrm{d}x=\int \dfrac{\mathrm{e}^{-x}}{\mathrm{e}^{-x}+1}\mathrm{d}x$

$\qquad =-\int \dfrac{1}{\mathrm{e}^{-x}+1}\mathrm{d}(\mathrm{e}^{-x}+1)=-\ln(\mathrm{e}^{-x}+1)+C.$

(32) 原式 $=\int \dfrac{\mathrm{d}(\mathrm{e}^x+\mathrm{e}^{-x})}{\mathrm{e}^x+\mathrm{e}^{-x}}=\ln(\mathrm{e}^x+\mathrm{e}^{-x})+C.$

(33) 原式 $=\int \dfrac{1}{\arcsin x}\mathrm{d}(\arcsin x)=\ln |\arcsin x|+C.$

(34) 原式 $=\int (\arctan x)^2\,\mathrm{d}(\arctan x)=\dfrac{1}{3}(\arctan x)^3+C.$

(35) 原式 $=2\int \arctan \sqrt{x}\,\mathrm{d}(\arctan \sqrt{x})=(\arctan \sqrt{x})^2+C.$

(36) 原式 $=\int \mathrm{e}^{\arctan x}\mathrm{d}(\arctan x)+\dfrac{1}{2}\int \dfrac{\ln(1+x^2)}{1+x^2}\,\mathrm{d}(x^2+1).$

$\qquad =\mathrm{e}^{\arctan x}+\dfrac{1}{2}\int \ln(1+x^2)\mathrm{d}[\ln(1+x^2)]$

$\qquad =\mathrm{e}^{\arctan x}+\dfrac{1}{4}\ln^2(1+x^2)+C.$

5.利用第二类换元法求下列不定积分：

(1) $\displaystyle\int \dfrac{1}{\sqrt{x}(1+x)}\mathrm{d}x;$
(2) $\displaystyle\int \dfrac{x}{\sqrt[3]{1-x}}\mathrm{d}x;$

(3) $\displaystyle\int x\sqrt{3-x}\,\mathrm{d}x;$
(4) $\displaystyle\int \dfrac{1}{1+\sqrt{2x}}\mathrm{d}x;$

(5) $\displaystyle\int \dfrac{\sqrt[3]{x}}{x(\sqrt{x}+\sqrt[3]{x})}\mathrm{d}x;$
(6) $\displaystyle\int \dfrac{\sqrt{1-x^2}}{x^2}\mathrm{d}x;$

(7) $\displaystyle\int \dfrac{x^2}{\sqrt{a^2-x^2}}\mathrm{d}x \quad (a>0);$
(8) $\displaystyle\int \dfrac{\mathrm{d}x}{(x^2+a^2)^{\frac{3}{2}}};$

(9) $\displaystyle\int \dfrac{x^3}{\sqrt{(1+x^2)^3}}\mathrm{d}x;$
(10) $\displaystyle\int \dfrac{1}{x\sqrt{x^2-1}}\mathrm{d}x;$

(11) $\displaystyle\int \dfrac{\sqrt{x^2-9}}{x}\mathrm{d}x;$
(12) $\displaystyle\int \dfrac{1}{\sqrt{1+\mathrm{e}^x}}\mathrm{d}x.$

解 (1) 设 $\sqrt{x}=u,x=u^2$，则 $\mathrm{d}x=2u\mathrm{d}u$. 于是

$$原式 =\int \dfrac{2u\mathrm{d}u}{u(1+u^2)}=2\int \dfrac{\mathrm{d}u}{1+u^2}=2\arctan u+C=2\arctan \sqrt{x}+C.$$

(2) 设 $\sqrt[3]{1-x}=u,x=1-u^3$，则 $\mathrm{d}x=-3u^2\mathrm{d}u$. 于是

$$原式 =\int \dfrac{1-u^3}{u}\cdot (-3u^2)\mathrm{d}u=\int (-3u+3u^4)\mathrm{d}u$$

$$=-\dfrac{3}{2}u^2+\dfrac{3}{5}u^5+C=u^2\left(-\dfrac{3}{2}+\dfrac{3}{5}u^3\right)+C$$

$$=\left[-\dfrac{3}{2}+\dfrac{3}{5}(1-x)\right]\cdot (1-x)^{\frac{2}{3}}+C$$

$$=-\dfrac{6x+9}{10}\sqrt[3]{(1-x)^2}+C.$$

(3) 设 $\sqrt{3-x}=u,x=3-u^2$，则 $\mathrm{d}x=-2u\mathrm{d}u$. 于是

$$原式=\int(3-u^2)\cdot u\cdot(-2u)\mathrm{d}u=\int(-6u^2+2u^4)\mathrm{d}u$$

$$=-2u^3+\frac{2}{5}u^5+C=-2(3-x)^{\frac{3}{2}}+\frac{2}{5}(3-x)^{\frac{5}{2}}+C$$

$$=-\frac{2}{5}(3-x)^{\frac{3}{2}}\cdot(2+x)+C.$$

(4) 设 $\sqrt{2x}=u,x=\frac{1}{2}u^2$,则 $\mathrm{d}x=u\mathrm{d}u$. 于是

$$原式=\int\frac{1}{1+u}\cdot u\mathrm{d}u=\int\Big(1-\frac{1}{1+u}\Big)\mathrm{d}u=u-\ln|1+u|+C$$

$$=\sqrt{2x}-\ln(\sqrt{2x}+1)+C.$$

(5) 设 $\sqrt[6]{x}=u,x=u^6$,则 $\mathrm{d}x=6u^5\mathrm{d}u$. 于是

$$原式=\int\frac{u^2}{u^6(u^3+u^2)}\cdot6\ u^5\mathrm{d}u=\int\frac{6}{u^2+u}\ \mathrm{d}u=6\int\frac{1}{u(u+1)}\mathrm{d}u$$

$$=6\int\Big(\frac{1}{u}-\frac{1}{u+1}\Big)\mathrm{d}u=6\ln|u|-6\ln|u+1|+C$$

$$=6\ln\sqrt[6]{x}-6\ln(\sqrt[6]{x}+1)+C.$$

(6) 设 $x=\sin u$,则 $\mathrm{d}x=a\cos u\mathrm{d}u$. 于是

$$原式=\int\frac{\sqrt{1-\sin^2u}}{\sin^2u}\cdot\cos u\mathrm{d}u=\int\frac{\cos^2u}{\sin^2u}\mathrm{d}u=\int\cot^2u\mathrm{d}u=\int(\csc^2u-1)\mathrm{d}u.$$

$$=-\cot u-u+C.$$

由 $x=\sin u$ 得 $\cot u=\frac{\sqrt{1-x^2}}{x}$. 所以

$$原式=-\frac{\sqrt{1-x^2}}{x}-\arcsin x+C.$$

(7) 设 $x=a\sin u$,则 $\mathrm{d}x=a\cos u\mathrm{d}u$. 于是

$$原式=\int\frac{a^2\sin^2u}{\sqrt{a^2-a^2\sin^2u}}\cdot a\cos u\mathrm{d}u=a^2\int\sin^2u\mathrm{d}u=a^2\int\frac{1-\cos2u}{2}\ \mathrm{d}u$$

$$=\frac{a^2}{2}u-\frac{a^2}{4}\sin2u+C=\frac{a^2}{2}u-\frac{a^2}{2}\sin u\cos u+C.$$

由 $x=a\sin u$ 得 $\sin u=\frac{x}{a}$,$\cos u=\frac{\sqrt{a^2-x^2}}{a}$. 所以

$$原式=\frac{a^2}{2}\arcsin\frac{x}{a}-\frac{a^2}{2}\cdot\frac{x}{a}\cdot\frac{\sqrt{a^2-x^2}}{a}+C$$

$$=\frac{a^2}{2}\arcsin\frac{x}{a}-\frac{x}{2}\sqrt{a^2-x^2}+C.$$

(8) 设 $x=a\tan u$,则 $\mathrm{d}x=a\sec^2u\mathrm{d}u$. 于是

$$原式=\int\frac{a\sec^2u\mathrm{d}u}{(a^2\tan^2u+a^2)^{\frac{3}{2}}}=\int\frac{a\sec^2u\mathrm{d}u}{a^3\sec^3u}=\frac{1}{a^2}\int\frac{1}{\sec u}\mathrm{d}u$$

$$=\frac{1}{a^2}\int\cos u\mathrm{d}u=\frac{1}{a^2}\sin u+C.$$

由 $x=a\tan u$ 得 $\tan u=\frac{x}{a}$,$\sin u=\frac{x}{\sqrt{a^2+x^2}}$. 所以

$$原式=\frac{1}{a^2}\sin u+C=\frac{x}{a^2\sqrt{a^2+x^2}}+C.$$

(9) 设 $x=\tan u$,则 $\mathrm{d}x=\sec^2u\mathrm{d}u$. 于是

$$原式=\int\frac{\tan^3u}{(1+\tan^2u)^{\frac{3}{2}}}\cdot\sec^2u\mathrm{d}u=\int\frac{\tan^3u}{\sec^3u}\cdot\sec^2u\mathrm{d}u$$

$$=\int\frac{\tan^3u}{\sec u}\mathrm{d}u=\int\frac{\sin^3u}{\cos^2u}\mathrm{d}u=-\int\frac{\sin^2u}{\cos^2u}\mathrm{d}\cos u$$

$$= \int \frac{\cos^2 u - 1}{\cos^2 u} \, d\cos u = \int \left(1 - \frac{1}{\cos^2 u}\right) d\cos u$$

$$= \cos u + \frac{1}{\cos u} + C.$$

由 $x = \tan u$ 得 $\cos u = \dfrac{1}{\sqrt{1 + x^2}}$. 所以

$$原式 = \frac{1}{\sqrt{1 + x^2}} + \sqrt{1 + x^2} + C.$$

(10) 设 $x = \dfrac{1}{\sin t}\left(-\dfrac{\pi}{2} < t < \dfrac{\pi}{2}, t \neq 0\right)$, 则 $dx = -\dfrac{\cos t}{\sin^2 t} dt$.

$$\sqrt{x^2 - 1} = \sqrt{\frac{1 - \sin^2 t}{\sin^2 t}} = \frac{\cos t}{|\sin t|},$$

所以

$$原式 = \int \sin t \cdot \frac{|\sin t|}{\cos t} \cdot \left(-\frac{\cos t}{\sin^2 t}\right) dt = -\int \frac{|\sin t|}{\sin t} dt$$

$$= \begin{cases} -t + C, & t \in \left(0, \dfrac{\pi}{2}\right) \\ t + C, & t \in \left(-\dfrac{\pi}{2}, 0\right) \end{cases} = \begin{cases} -\arcsin \dfrac{1}{x} + c, & x > 1, \\ \arcsin \dfrac{1}{x} + c, & x < -1. \end{cases}$$

(11) 设 $x = \pm 3\sec u \left(0 < u < \dfrac{\pi}{2}\right)$, 若 $x > 3$, 令 $x = 3\sec u \left(0 < u < \dfrac{\pi}{2}\right)$, 则 $dx = 3\tan u \sec u \, du$. 于是

$$原式 = \int \frac{\sqrt{9\sec^2 u - 9}}{3\sec u} \cdot 3\tan u \sec u \, du = \int 3\tan^2 u \, du = 3\int (\sec^2 u - 1) \, du.$$

$$= 3\tan u - 3u + C.$$

由 $x = 3\sec u = \dfrac{3}{\cos u}$ 得 $\cos u = \dfrac{3}{x}$, $\tan u = \dfrac{\sqrt{x^2 - 9}}{3}$, 所以

$$原式 = 3\tan u - 3u + C = 3 \cdot \frac{\sqrt{x^2 - 9}}{3} - 3\arccos \frac{3}{x} + C$$

$$= \sqrt{x^2 - 9} - 3\arccos \frac{3}{x} + C.$$

若 $x < -3$, 令 $x = -3\sec u \left(0 < u < \dfrac{\pi}{2}\right)$, 则 $dx = -3\tan u \sec u \, du$. 于是

$$原式 = \int \frac{\sqrt{9\sec^2 u - 9}}{-3\sec u} \cdot (-3\tan u \sec u) \, du = 3\tan u - 3u + C$$

$$= \sqrt{x^2 - 9} + 3\arccos \frac{3}{x} + C.$$

(12) 设 $u = \sqrt{1 + e^x}$, 则 $x = \ln(u^2 - 1)$, $dx = \dfrac{2u}{u^2 - 1} du$. 于是

$$原式 = \int \frac{1}{u} \cdot \frac{2u}{u^2 - 1} du = 2\int \frac{1}{u^2 - 1} du = \int \left(\frac{1}{u - 1} - \frac{1}{u + 1}\right) du$$

$$= \ln|u - 1| - \ln|u + 1| + C$$

$$= \ln \frac{\sqrt{1 + e^x} - 1}{\sqrt{1 + e^x} + 1} + C = 2\ln(\sqrt{1 + e^x} - 1) - x + C.$$

6. 利用分部积分法求下列不定积分：

(1) $\displaystyle\int x\sin 2x \, dx$；

(2) $\displaystyle\int x e^{-x} \, dx$；

(3) $\displaystyle\int (x^2 + 1)\cos x \, dx$；

(4) $\displaystyle\int x^2 2^x \, dx$；

(5) $\int \dfrac{x}{\cos^2 x}\mathrm{d}x$;

(6) $\int \dfrac{\ln x}{x^2}\mathrm{d}x$;

(7) $\int x^5 \ln x\mathrm{d}x$;

(8) $\int \ln(x+\sqrt{1+x^2})\mathrm{d}x$;

(9) $\int x^2 \arctan x\mathrm{d}x$;

(10) $\int \arccos x\mathrm{d}x$;

(11) $\int \dfrac{\cos x}{\mathrm{e}^x}\mathrm{d}x$;

(12) $\int \mathrm{e}^x \sin^2 x\mathrm{d}x$;

(13) $\int \sin(\ln x)\mathrm{d}x$;

(14) $\int x^2 f''(x)\mathrm{d}x, (F'(x)=f(x))$.

解 (1) 原式 $=\dfrac{1}{2}\int x\sin 2x\mathrm{d}(2x)=-\dfrac{1}{2}\int x\mathrm{d}(\cos 2x)=-\dfrac{1}{2}x\cos 2x+\dfrac{1}{2}\int \cos 2x\mathrm{d}x$

$$=-\dfrac{1}{2}x\cos 2x+\dfrac{1}{4}\sin 2x+C.$$

(2) 原式 $=-\int x\mathrm{d}\mathrm{e}^{-x}=-x\mathrm{e}^{-x}+\int \mathrm{e}^{-x}\mathrm{d}x=-x\mathrm{e}^{-x}-\mathrm{e}^{-x}+C=-\mathrm{e}^{-x}(x+1)+C.$

(3) 原式 $=\int (x^2+1)\mathrm{d}\sin x=(x^2+1)\sin x-\int \sin x\mathrm{d}(x^2+1)$

$$=(x^2+1)\sin x-\int 2x\sin x\mathrm{d}x=(x^2+1)\sin x+2\int x\mathrm{d}\cos x$$

$$=(x^2+1)\sin x+2x\cos x-2\int \cos x\ \mathrm{d}x$$

$$=(x^2+1)\sin x+2x\cos x-2\sin x+C$$

$$=(x^2-1)\sin x+2x\cos x+C.$$

(4) 原式 $=\dfrac{1}{\ln 2}\int x^2\mathrm{d}(2^x)=\dfrac{1}{\ln 2}x^2\cdot 2^x-\dfrac{1}{\ln 2}\cdot \int 2^x\mathrm{d}x^2$

$$=\dfrac{x^2\cdot 2^x}{\ln 2}-\dfrac{1}{\ln 2}\int 2^x\cdot 2x\mathrm{d}x=\dfrac{x^2\cdot 2^x}{\ln 2}-\dfrac{2}{(\ln 2)^2}\int x\mathrm{d}2^x$$

$$=\dfrac{x^2\cdot 2^x}{\ln 2}-\dfrac{2}{(\ln 2)^2}x\cdot 2^x+\dfrac{2}{(\ln 2)^2}\cdot \int 2^x\ \mathrm{d}x$$

$$=\dfrac{x^2\cdot 2^x}{\ln 2}-\dfrac{x\cdot 2^{x+1}}{(\ln 2)^2}+\dfrac{2^{x+1}}{(\ln 2)^3}+C.$$

(5) 原式 $=\int x\sec^2 x\ \mathrm{d}x=\int x\mathrm{d}(\tan x)=x\tan x-\int \tan x\mathrm{d}x=x\tan x+\ln|\cos x|+C.$

(6) 原式 $=\int -\ln x\mathrm{d}\dfrac{1}{x}=-\dfrac{\ln x}{x}+\int \dfrac{1}{x}\ \mathrm{d}\ln x=-\dfrac{\ln x}{x}+\int x^{-2}\ \mathrm{d}x$

$$=-\dfrac{\ln x}{x}-\dfrac{1}{x}+C=-\dfrac{1}{x}(\ln x+1)+C.$$

(7) 原式 $=\dfrac{1}{6}\int \ln x\mathrm{d}x^6=\dfrac{1}{6}x^6\ln x-\dfrac{1}{6}\int x^6\cdot \mathrm{d}\ln x$

$$=\dfrac{1}{6}x^6\ln x-\dfrac{1}{36}x^6+C.$$

(8) 原式 $=x\ln(x+\sqrt{1+x^2})-\int x\mathrm{d}\ln(x+\sqrt{1+x^2})$

$$=x\ln(x+\sqrt{1+x^2})-\int x\cdot \dfrac{1}{x+\sqrt{1+x^2}}\cdot \Big(1+\dfrac{1}{2}\cdot \dfrac{1}{\sqrt{1+x^2}}\cdot 2x\Big)\mathrm{d}x$$

$$=x\ln(x+\sqrt{1+x^2})-\int \dfrac{x}{\sqrt{1+x^2}}\ \mathrm{d}x$$

$$=x\ln(x+\sqrt{1+x^2})-\dfrac{1}{2}\cdot 2(1+x^2)^{\frac{1}{2}}+C$$

$$=x\ln(x+\sqrt{1+x^2})-\sqrt{1+x^2}+C.$$

(9) 原式 $=\dfrac{1}{3}\int \arctan x\mathrm{d}x^3=\dfrac{1}{3}x^3\arctan x-\dfrac{1}{3}\int x^3\cdot \dfrac{1}{1+x^2}\ \mathrm{d}x$

$$= \frac{1}{3}x^3\arctan x - \frac{1}{3}\int\left(x - \frac{x}{x^2+1}\right)dx$$

$$= \frac{1}{3}x^3\arctan x - \frac{1}{6}x^2 + \frac{1}{3}\cdot\frac{1}{2}\int\frac{1}{x^2+1}d(x^2+1)$$

$$= \frac{1}{3}x^3\arctan x - \frac{1}{6}x^2 + \frac{1}{6}\ln(x^2+1) + C.$$

(10) 原式 $= x\arccos x - \int x\,d(\arccos x) = x\arccos x + \int\frac{x}{\sqrt{1-x^2}}\,dx$

$$= x\arccos x - \frac{1}{2}\int\frac{d(1-x^2)}{\sqrt{1-x^2}} = x\arccos x - \sqrt{1-x^2} + C.$$

(11) $\displaystyle\int\frac{\cos x}{e^x}dx = \int e^{-x}d\sin x = e^{-x}\sin x - \int \sin x\,de^{-x}$

$$= e^{-x}\sin x + \int e^{-x}\sin x\,dx = e^{-x}\sin x - \int e^{-x}\,d\cos x$$

$$= e^{-x}\sin x - e^{-x}\cos x + \int\cos x\,de^{-x}$$

$$= e^{-x}\sin x - e^{-x}\cos x - \int\cos x e^{-x}\,dx,$$

移项可得

$$\int\frac{\cos x}{e^x}dx = \frac{1}{2}e^{-x}(\sin x - \cos x) + C.$$

(12) 原式 $= \displaystyle\int\sin^2 x\,de^x = \sin^2 x\cdot e^x - \int e^x\,d(\sin^2 x)$

$$= e^x\sin^2 x - \int e^x\cdot 2\sin x\cos x\,dx = e^x\sin^2 x - \int e^x\sin 2x\,dx$$

又因为

$$\int e^x\sin 2x\,dx = \int\sin 2x\,de^x = e^x\sin 2x - \int e^x\,d(\sin 2x)$$

$$= e^x\sin 2x - 2\int e^x\cos 2x\,dx = e^x\sin 2x - 2\int\cos 2x\,de^x$$

$$= e^x\sin 2x - 2e^x\cos 2x + 2\int e^x\,d(\cos 2x)$$

$$= e^x\sin 2x - 2e^x\cos 2x - 4\int e^x\sin 2x\,dx.$$

移项后得

$$\int e^x\sin 2x\,dx = \frac{1}{5}e^x(\sin 2x - \cos 2x) + C,$$

所以

$$\int e^x\sin^2 x\,dx = e^x\sin^2 x - \frac{1}{5}e^x(\sin 2x - 2\cos 2x) + C$$

$$= \frac{1}{5}e^x(3\sin^2 x - 2\sin x\cos x + 2\cos^2 x) + C$$

$$= \frac{1}{5}e^x(3\sin^2 x - \sin 2x + 2\cos^2 x) + C.$$

(13) 原式 $= x\sin(\ln x) - \displaystyle\int x\,d\sin(\ln x) = x\sin(\ln x) - \int x\cdot\cos(\ln x)\cdot\frac{1}{x}dx$

$$= x\sin(\ln x) - \int\cos(\ln x)\,dx$$

$$= x\sin(\ln x) - x\cos(\ln x) + \int x\,d\cos(\ln x)$$

$$= x\sin(\ln x) - x\cos(\ln x) - \int x\sin(\ln x)\cdot\frac{1}{x}dx$$

$$= x\sin(\ln x) - x\cos(\ln x) - \int\sin(\ln x)\,dx,$$

移项可得

$$\int \sin(\ln x)\,\mathrm{d}x = \frac{x}{2}\left[\sin(\ln x) - \cos(\ln x)\right] + C.$$

(14) 原式 $= \displaystyle\int x^2 \mathrm{d}f'(x) = x^2 f'(x) - 2\int f'(x)x\mathrm{d}x = x^2 f'(x) - 2\int x\mathrm{d}f(x)$

$$= x^2 f'(x) - 2xf(x) + 2\int f(x)\mathrm{d}x = x^2 f'(x) - 2xf(x) + 2F(x) + C.$$

7. 兼用换元积分法与分部积分法求下列不定积分：

(1) $\displaystyle\int e^{\sqrt{x}}\,\mathrm{d}x;$ 　　　　(2) $\displaystyle\int \sin\sqrt{x-1}\,\mathrm{d}x;$

(3) $\displaystyle\int \sqrt{x-1}\ln x\mathrm{d}x;$ 　　　(4) $\displaystyle\int \sin x \cdot e^{\sqrt{\cos x}}\,\mathrm{d}x;$

(5) $\displaystyle\int e^{\arcsin x}\,\mathrm{d}x;$ 　　　(6) $\displaystyle\int \frac{\sin\dfrac{1}{x}}{x^3}\,\mathrm{d}x;$

(7) $\displaystyle\int \ln(1 + \sqrt{\tan x})\sec^2 x\mathrm{d}x.$

解 (1) 设 $\sqrt{x} = u, x = u^2, \mathrm{d}x = 2u\mathrm{d}u$，则

$$\int e^{\sqrt{x}}\,\mathrm{d}x = \int e^u \cdot 2u\mathrm{d}u = 2\int u\mathrm{d}e^u = 2ue^u - 2\int e^u\,\mathrm{d}u$$

$$= 2ue^u - 2e^u + C = 2e^u(u-1) + C = 2e^{\sqrt{x}}(\sqrt{x} - 1) + C.$$

(2) 设 $u = \sqrt{x-1}, x = u^2 + 1, \mathrm{d}x = 2u\mathrm{d}u$，则

$$\int \sin\sqrt{x-1}\,\mathrm{d}x = \int \sin u \cdot 2u\mathrm{d}u = -2\int u\mathrm{d}\cos u = -2u\cos u + 2\int \cos u\mathrm{d}u$$

$$= -2u\cos u + 2\sin u + C$$

$$= -2\sqrt{x-1}\cos\sqrt{x-1} + 2\sin\sqrt{x-1} + C.$$

(3) 设 $u = \sqrt{x-1}, x = u^2 + 1, \mathrm{d}x = 2u\mathrm{d}u$，则

$$\int \sqrt{x-1}\,\ln x\mathrm{d}x = \int u\ln(u^2+1) \cdot 2u\mathrm{d}u = 2\int u^2\ln(u^2+1)\,\mathrm{d}u$$

$$= \frac{2}{3}\int \ln(u^2+1)\,\mathrm{d}u^3 = \frac{2}{3}u^3\ln(u^2+1) - \frac{2}{3}\int u^3 \cdot \frac{2u}{u^2+1}\mathrm{d}u$$

$$= \frac{2}{3}u^3\ln(u^2+1) - \frac{4}{3}\int \frac{u^4}{u^2+1}\,\mathrm{d}u$$

$$= \frac{2}{3}u^3\ln(u^2+1) - \frac{4}{3}\int \left(u^2 - 1 + \frac{1}{u^2+1}\right)\,\mathrm{d}u$$

$$= \frac{2}{3}u^3\ln(u^2+1) - \frac{4}{3}\left(\frac{1}{3}u^3 - u + \arctan u\right) + C$$

$$= \frac{2}{3}u^3\ln(u^2+1) - \frac{4}{9}u^3 + \frac{4}{3}u - \frac{4}{3}\arctan u + C$$

$$= \frac{2}{3}(x-1)^{\frac{3}{2}}\ln x - \frac{4}{9}(x-1)^{\frac{3}{2}} + \frac{4}{3}(x-1)^{\frac{1}{2}} - \frac{4}{3}\arctan\sqrt{x-1} + C.$$

(4) 原式 $= -\displaystyle\int e^{\sqrt{\cos x}}\,\mathrm{d}\cos x \xrightarrow{\text{令}\cos x = u} -\int e^{\sqrt{u}}\,\mathrm{d}u = -e^{\sqrt{u}} \cdot u + \int u\mathrm{d}e^{\sqrt{u}}$

$$= -e^{\sqrt{u}} \cdot u + \int ue^{\sqrt{u}} \cdot \frac{1}{2} \cdot \frac{1}{\sqrt{u}}\mathrm{d}u = -ue^{\sqrt{u}} + \frac{1}{2}\int \sqrt{u}\,e^{\sqrt{u}}\,\mathrm{d}u.$$

又令 $\sqrt{u} = t, u = t^2, \mathrm{d}u = 2t\mathrm{d}t$，则

$$\int \sqrt{u}\,e^{\sqrt{u}}\mathrm{d}u = \int te^t \cdot 2t\mathrm{d}t = 2\int t^2\mathrm{d}e^t = 2t^2 e^t - 2\int e^t\,\mathrm{d}t^2$$

$$= 2t^2 e^t - 4\int te^t\mathrm{d}t = 2t^2 e^t - 4\int t\mathrm{d}e^t = 2t^2 e^t - 4te^t + 4e^t + C_1$$

$$= 2ue^{\sqrt{u}} - 4\sqrt{u}e^{\sqrt{u}} + 4e^{\sqrt{u}} + C_1,$$

所以

$$\int \sin x \cdot e^{\sqrt{\cos x}} \, dx = -ue^{\sqrt{u}} + ue^{\sqrt{u}} - 2\sqrt{u}e^{\sqrt{u}} + 2e^{\sqrt{u}} + C$$

$$= 2e^{\sqrt{u}}(1 - \sqrt{u}) + C = 2e^{\sqrt{\cos x}}(1 - \sqrt{\cos x}) + C.$$

(5) 令 $u = \arcsin x, x = \sin u, dx = \cos u du$, 则

$$原式 = \int e^u \cdot \cos u du = \int \cos u de^u = \cos u \cdot e^u - \int e^u d\cos u$$

$$= e^u \cdot \cos u + \int \sin u de^u = e^u \cos u + e^u \sin u - \int e^u d\sin u$$

$$= e^u \cdot \cos u + e^u \sin u - \int e^u \cos u du.$$

移项后得

$$\int e^u \cos u du = \frac{1}{2} e^u (\cos u + \sin u) + C,$$

所以

$$\int e^{\arcsin x} dx = \frac{1}{2} e^{\arcsin x} (\sqrt{1 - x^2} + x) + C.$$

(6) 原式 $= -\int \frac{1}{x} \sin \frac{1}{x} d \frac{1}{x} \xlongequal{令\frac{1}{x}=u} -\int u \sin u du = \int u d\cos u$

$$= u\cos u - \int \cos u du = u\cos u - \sin u + C$$

$$= \frac{1}{x} \cos \frac{1}{x} - \sin \frac{1}{x} + C.$$

(7) 原式 $= \int \ln(1 + \sqrt{\tan x}) d\tan x \xlongequal{令 u = \tan x} \int \ln(1 + \sqrt{u}) du$

$$= u\ln(1 + \sqrt{u}) - \int u d\ln(1 + \sqrt{u})$$

$$= u\ln(1 + \sqrt{u}) - \int u \cdot \frac{1}{1 + \sqrt{u}} \cdot \frac{1}{2} \cdot \frac{1}{\sqrt{u}} du$$

$$= u\ln(1 + \sqrt{u}) - \frac{1}{2} \int \frac{\sqrt{u}}{1 + \sqrt{u}} du.$$

令 $t = \sqrt{u}, u = t^2, du = 2t dt$, 则

$$\frac{1}{2} \int \frac{\sqrt{u}}{1 + \sqrt{u}} du = \frac{1}{2} \int \frac{t}{1 + t} \cdot 2t dt = \int \frac{t^2}{1 + t} dt = \int \left(t - 1 + \frac{1}{t + 1} \right) dt$$

$$= \frac{1}{2} t^2 - t + \ln(t + 1) + C = \frac{1}{2} u - \sqrt{u} + \ln(1 + \sqrt{u}) + C,$$

所以

$$\int \ln(1 + \sqrt{\tan x}) \sec^2 x dx = u\ln(1 + \sqrt{u}) - \frac{1}{2} u + \sqrt{u} - \ln(1 + \sqrt{u}) + C$$

$$= (\tan x - 1)\ln(1 + \sqrt{\tan x}) - \frac{1}{2} \tan x + \sqrt{\tan x} + C.$$

8.求下列有理函数和三角函数有理式的不定积分

(1) $\int \dfrac{x^3 + 1}{x^3 - 5x^2 + 6x} dx$;　　　　(2) $\int \dfrac{2x + 6}{(x^2 - 1)(x^2 + 1)^2} dx$;

(3) $\int \dfrac{2x + 1}{(x^2 + 1)(1 - x + x^2)} dx$;　　　　(4) $\int \dfrac{1 - x^7}{x(1 + x^7)} dx$;

(5) $\int \dfrac{dx}{8 - 4\sin x + 7\cos x}$;　　　　(6) $\int \dfrac{dx}{(2 + \cos x)\sin x}$.

解 (1) 由

$$\frac{x^3 + 1}{x^3 - 5x^2 + 6x} = 1 + \frac{5x^2 - 6x + 1}{x(x - 2)(x - 3)} = 1 + \frac{A}{x} + \frac{B}{x - 2} + \frac{C}{x - 3},$$

则

$$5x^2 - 6x + 1 = A(x - 2)(x - 3) + Bx(x - 3) + Cx(x - 2).$$

令 $x=0$ 得 $A=\dfrac{1}{6}$,令 $x=2$ 得 $B=-\dfrac{9}{2}$,令 $x=3$ 得 $C=\dfrac{28}{3}$,则

$$原式=\int\Big(1+\frac{1}{6}\cdot\frac{1}{x}-\frac{9}{2}\cdot\frac{1}{x-2}+\frac{38}{2}\cdot\frac{1}{x-3}\Big)\mathrm{d}x$$

$$=x+\frac{1}{6}\ln|x|-\frac{9}{2}\ln|x-2|+\frac{28}{3}\ln|x-3|+C.$$

(2) 由

$$\frac{2x+6}{(x^2-1)(x^2+1)^2}=\frac{A_1}{x-1}+\frac{B_1}{x+1}+\frac{C_1x+D_1}{x^2+1}+\frac{C_2x+D_2}{(x^2+1)^2},$$

则

$$2x+6=A_1(x+1)(x^2+1)^2+B_1(x-1)(x^2+1)^2$$
$$+(x^2-1)(x^2+1)(C_1x+D_1)+(x^2-1)(C_2x+D_2).$$

又因本题分式的分母是实根与复根兼而有之,可采用两法并用的混合法.先用赋值法,分别令 $x=1,x=-1$,可得

$$A_1=1,\quad B_1=-\frac{1}{2}.$$

为了确定系数 C_1,D_1,C_2,D_2,再比较 x^3,x^2,x,x^0 的系数

$$x^3:2A_1+2B_1+C_2=0,$$
$$x^2:2A_1-2B_1+D_2=0,$$
$$x:A_1+B_1-C_1-C_2=2,$$
$$x^0:A_1-B_1-D_1-D_2=6,$$

解得

$$C_1=-\frac{1}{2},\quad D_1=-\frac{3}{2},\quad C_2=-1,\quad D_2=-3.$$

$$原式=\int\frac{1}{x-1}\mathrm{d}x-\frac{1}{2}\int\frac{1}{x+1}\mathrm{d}x-\frac{1}{2}\int\frac{x+3}{x^2+1}\mathrm{d}x-\int\frac{x+3}{(x^2+1)^2}\mathrm{d}x$$

$$=\ln|x-1|-\frac{1}{2}\ln|x+1|-\frac{1}{4}\ln(x^2+1)$$

$$-\frac{3}{2}\arctan x+\frac{1}{2(x^2+1)}-3\int\frac{1}{(x^2+1)^2}\mathrm{d}x.$$

又因为

$$\int\frac{1}{(x^2+1)^2}\mathrm{d}x=\int\frac{x^2+1-x^2}{(x^2+1)^2}\mathrm{d}x=\int\frac{1}{x^2+1}\mathrm{d}x-\int\frac{x^2}{(x^2+1)^2}\mathrm{d}x$$

$$=\arctan x+\frac{1}{2}\int x\mathrm{d}\Big(\frac{1}{x^2+1}\Big)$$

$$=\arctan x+\frac{1}{2}\cdot\frac{x}{x^2+1}-\frac{1}{2}\int\frac{1}{x^2+1}\mathrm{d}x$$

$$=\frac{1}{2}\cdot\frac{x}{x^2+1}+\frac{1}{2}\arctan x+C.$$

所以

$$原式=\ln|x-1|-\frac{1}{2}\ln|x+1|-\frac{1}{4}\ln|x^2+1|$$

$$-\frac{3}{2}\arctan x+\frac{1}{2(x^2+1)}-\frac{3x}{2(x^2+1)}-\frac{3}{2}\arctan x+C$$

$$=\frac{1}{4}\ln\frac{(x-1)^4}{(x+1)^2(x^2+1)}-\frac{3x-1}{2(x^2+1)}-3\arctan x+C.$$

(3) 由

$$\frac{2x+1}{(x^2+1)(1-x+x^2)}=\frac{Ax+B}{x^2+1}+\frac{Cx+D}{1-x+x^2},$$

则

$$2x+1=(Ax+B)(1-x+x^2)+(Cx+D)(x^2+1).$$

又因本题分式的分母仅有复根,通常采用比较法,

$$x^3 : A + C = 0,$$
$$x^2 : -A + B + D = 0,$$
$$x : A - B + C = 2,$$
$$x^0 : B + D = 1,$$

解得 $A=1, B=-2, C=-1, D=3$,

$$原式 = \int \frac{x-2}{x^2+1} \, \mathrm{d}x + \int \frac{-x+3}{1-x+x^2} \mathrm{d}x = \frac{1}{2} \int \frac{2x}{x^2+1} \, \mathrm{d}x - 2 \int \frac{\mathrm{d}x}{x^2+1}$$

$$- \frac{1}{2} \int \frac{2x-1}{1-x+x^2} \mathrm{d}x + \frac{5}{2} \int \frac{\mathrm{d}\left(x-\frac{1}{2}\right)}{\frac{3}{4} + \left(x-\frac{1}{2}\right)^2}$$

$$= \frac{1}{2} \ln(x^2+1) - 2\arctan x - \frac{1}{2} \ln(1-x+x^2) + \frac{5}{\sqrt{3}} \arctan \frac{2x-1}{\sqrt{3}} + C.$$

(4) 此题用有理函数积分法求解较为困难,若采用适当的代换可使求解简便、有效. 由于分子分母中多次出现 x^7,若令 $u = x^7$,可达到使被积式降幂的目的.

$$原式 = \int \frac{(1-x^7)x^6}{x^7(1+x^7)} \, \mathrm{d}x = \frac{1}{7} \int \frac{1-x^7}{x^7(1+x^7)} \, \mathrm{d}(x^7) \xlongequal{令 u = x^7} \frac{1}{7} \int \frac{1-u}{u(1+u)} \mathrm{d}u$$

$$= \frac{1}{7} \int \left(\frac{1}{u} - \frac{2}{u+1}\right) \mathrm{d}u = \frac{1}{7} \ln|u| - \frac{2}{7} \ln|u+1| + C$$

$$= \ln|x^7| - \frac{2}{7} \ln|x^7 + 1| + C.$$

(5) 作万能替换 $u = \tan \frac{x}{2}$,则

$$\sin x = \frac{2u}{1+u^2}, \quad \cos x = \frac{1-u^2}{1+u^2}, \quad \mathrm{d}x = \frac{2}{1+u^2} \mathrm{d}u.$$

于是

$$原式 = \int \frac{\frac{2}{1+u^2} \mathrm{d}u}{8 - \frac{8u}{1+u^2} + \frac{7(1-u^2)}{1+u^2}} = 2 \int \frac{\mathrm{d}u}{15 - 8u + u^2}$$

$$= 2 \int \frac{\mathrm{d}u}{(u-3)(u-5)} = \int \left(\frac{1}{u-5} - \frac{1}{u-3}\right) \mathrm{d}u$$

$$= \ln \left| \frac{u-5}{u-3} \right| + C = \ln \left| \frac{\tan \frac{x}{2} - 5}{\tan \frac{x}{2} - 3} \right| + C.$$

(6) 令 $u = \tan \frac{x}{2}$,则

$$原式 = \int \frac{1}{\left(2 + \frac{1-u^2}{1+u^2}\right) \cdot \frac{2u}{1+u^2}} \cdot \frac{2}{1+u^2} \mathrm{d}u = \int \frac{1+u^2}{(3+u^2)u} \, \mathrm{d}u$$

$$= \frac{1}{3} \int \left(\frac{1}{u} + \frac{2u}{3+u^2}\right) \mathrm{d}u = \frac{1}{3} \int \frac{1}{u} \mathrm{d}u + \frac{1}{3} \int \frac{\mathrm{d}(u^2+3)}{u^2+3}$$

$$= \frac{1}{3} \ln[|u|(u^2+3)] + C$$

$$= \frac{1}{3} \ln\left[\left|\tan \frac{x}{2}\right|\left(\tan^2 \frac{x}{2} + 3\right)\right] + C.$$

三、增补习题解答

求下列不定积分：

1. $\int \dfrac{x^2+1}{x^4+1}\mathrm{d}x.$

解 分子分母同除以 x^2，利用 $\left(1+\dfrac{1}{x^2}\right)\mathrm{d}x = \mathrm{d}\left(x-\dfrac{1}{x}\right)$ 有

$$原式 = \int \dfrac{1+\dfrac{1}{x^2}}{x^2+\dfrac{1}{x^2}}\mathrm{d}x = \int \dfrac{\mathrm{d}\left(x-\dfrac{1}{x}\right)}{\left(x-\dfrac{1}{x}\right)^2+2} = \dfrac{1}{\sqrt{2}}\arctan\dfrac{x-\dfrac{1}{x}}{\sqrt{2}}+C$$

$$= \dfrac{1}{\sqrt{2}}\arctan\dfrac{x^2-1}{\sqrt{2}\,x}+C.$$

2. $\int \dfrac{\ln^2(x+\sqrt{1+x^2})}{\sqrt{1+x^2}}\,\mathrm{d}x.$

解 $\dfrac{1}{\sqrt{1+x^2}}$ 与 $\ln^2(x+\sqrt{1+x^2})$ 相比，后者复杂. 由于

$$[\ln(x+\sqrt{1+x^2})]' = \dfrac{1}{x+\sqrt{1+x^2}}\left(1+\dfrac{x}{\sqrt{1+x^2}}\right)$$

$$= \dfrac{1}{\sqrt{1+x^2}},$$

则

$$原式 = \int \ln^2(x+\sqrt{1+x^2})\,\mathrm{d}[\ln(x+\sqrt{1+x^2})]$$

$$= \dfrac{1}{3}\ln^3(x+\sqrt{1+x^2})+C.$$

3. $\int \left(\dfrac{f(x)}{f'(x)} - \dfrac{f^2(x)f''(x)}{f'^3(x)}\right)\mathrm{d}x.$

解 $原式 = \int \dfrac{f(x)[f'(x)]^2 - f^2(x)f''(x)}{[f'(x)]^3}\mathrm{d}x$

$$= \int \dfrac{f(x)}{f'(x)} \dfrac{[f'(x)]^2 - f(x)f''(x)}{[f'(x)]^2}\,\mathrm{d}x$$

$$= \int \dfrac{f(x)}{f'(x)}\mathrm{d}\left[\dfrac{f(x)}{f'(x)}\right]$$

$$= \dfrac{1}{2}\left[\dfrac{f(x)}{f'(x)}\right]^2+C.$$

4. $\int \dfrac{\mathrm{d}x}{(x-a)\sqrt{(x-a)(x-b)}}\ (a\neq b).$

解 把 $(x-a)$ 看成一个变量，则 $x-b = (x-a)+(a-b)$，由于被积函数满足倒代换的条件，不妨用该法一试.

设 $x-a = \dfrac{1}{t}$，$\mathrm{d}x = -\dfrac{1}{t^2}\mathrm{d}t.$

$$原式 = \int \dfrac{1}{\dfrac{1}{t}\sqrt{\dfrac{1}{t}\left[\dfrac{1}{t}+(a-b)\right]}}\left(-\dfrac{1}{t^2}\right)\mathrm{d}t$$

$$= -\int \dfrac{\mathrm{d}t}{\sqrt{(a-b)t+1}} = -\dfrac{1}{a-b}\int \dfrac{1}{\sqrt{(a-b)t+1}}\mathrm{d}[(a-b)t+1]$$

$$= -\dfrac{2}{a-b}\sqrt{(a-b)t+1}+C = \dfrac{2}{b-a}\sqrt{\dfrac{x-b}{x-a}}+C.$$

5. $\int \dfrac{\mathrm{d}x}{\sin(x+a)\sin(x+b)}$.

解　由

$$\frac{1}{\sin(x+a)\sin(x+b)} = \frac{A\cos(x+a)}{\sin(x+a)} + \frac{B\cos(x+b)}{\sin(x+b)},$$

故

$$1 = A\cos(x+a)\sin(x+b) + B\cos(x+b)\sin(x+a).$$

令

$$x = -a,\quad A = \frac{1}{\sin(b-a)},$$

$$x = -b,\quad B = \frac{1}{\sin(a-b)},$$

于是

$$原式 = \frac{1}{\sin(b-a)}\int \left[\frac{\cos(x+a)}{\sin(x+a)} - \frac{\cos(x+b)}{\sin(x+b)}\right]\mathrm{d}x$$

$$= \frac{1}{\sin(b-a)}\ln\left|\frac{\sin(x+a)}{\sin(x+b)}\right| + C.$$

第五章

定积分及其应用

一、内容提要与基本要求

我们由曲边梯形面积和变速直线运动路程两个实际问题引人了定积分的定义并给出了定积分的性质,牛顿-莱布尼兹公式揭示了定积分与不定积分间的关系,同时给出了计算定积分的基本方法.类似不定积分,定积分也有换元法与分部法.定积分在实际问题中有着广泛的应用.我们列出了 6 个方面的应用.本章的最后介绍了广义积分与 Γ 函数.

本章必须掌握以下几个方面的内容:

1. 定积分的性质:

$$\int_a^b k f(x) \mathrm{d}x = k \int_a^b f(x) \mathrm{d}x,$$

$$\int_a^b [f(x) \pm \varphi(x)] \mathrm{d}x = \int_a^b f(x) \mathrm{d}x \pm \int_a^b \varphi(x) \mathrm{d}x,$$

$$\int_a^b f(x) \mathrm{d}x = -\int_b^a f(x) \mathrm{d}x,$$

$$\int_a^b k \mathrm{d}x = k \int_a^b \mathrm{d}x = k(b-a),$$

$$\int_a^b f(x) \mathrm{d}x = \int_a^c f(x) \mathrm{d}x + \int_c^b f(x) \mathrm{d}x,$$

$$\int_a^b f(x) \mathrm{d}x \leqslant \int_a^b g(x) \mathrm{d}x \text{ (其中}, a < b, f(x) \leqslant g(x)),$$

$$m(b-a) \leqslant \int_a^b f(x) \mathrm{d}x \leqslant M(b-a) (m, M \text{ 分别是 } f(x) \text{ 在} [a,b] \text{ 上的最小与最大值}),$$

$$\int_a^b f(x) \mathrm{d}x = f(\xi)(b-a) \ \xi \text{ 介于 } a、b \text{ 之间(积分中值定值)}.$$

2. 牛顿-莱布尼兹公式:

$$\int_a^b f(x) \mathrm{d}x = F(b) - F(a),$$

$F(x)$ 为连续函数 $f(x)$ 在 $[a,b]$ 上的一个原函数.

3. 定积分的换元公式和分部积分公式:

$$\int_a^b f(x) \mathrm{d}x = \int_\alpha^\beta f[\varphi(t)] \varphi'(t) \mathrm{d}t, \ \alpha \leqslant t \leqslant \beta, a \leqslant \varphi(t) \leqslant b, \varphi(\alpha) = a, \varphi(\beta) = b,$$

$$\int_a^b u(x) v'(x) \mathrm{d}x = u(x) v(x) \mid_a^b - \int_a^b v(x) u'(x) \mathrm{d}x.$$

4. 定积分的应用:

(1) 计算平面图形的面积 $A = \int_a^b f(x) \mathrm{d}x$ (直角坐标系下), $S = \frac{1}{2} \int_\alpha^\beta r^2(\theta) \mathrm{d}\theta$ (极坐标下);

(2) 平面曲线的弧长 $S = \int_a^b \sqrt{1 + [f'(x)]^2} \mathrm{d}x$ (直角坐标系下), $S = \int_{t_1}^{t_2} \sqrt{[x'(t)]^2 + [y'(t)]^2} \mathrm{d}x$ (参数方程);

(3) 旋转体的体积 $V = \pi \int_a^b f^2(x) \mathrm{d}x, V = \pi \int_c^d \varphi^2(y) \mathrm{d}y;$

(4) 函数在区间上的平均值 $\bar{y} = \frac{1}{b-a} \int_a^b f(x) \mathrm{d}x;$

(5) 变力所做的功 $W = \int_{s_1}^{s_2} f(s)ds$;

(6) 液体的静压力 $F = \int_a^b \rho gx f(x)dx$.

5. 广义积分.

计算广义积分时应先区别类型,判断是无穷限广义积分还是无界函数的广义积分或是两者的混合型,按定义求出各广义积分的值.

二、习题五解答

1. 就定积分的定义思考如下问题:

(1) 在定积分定义中 $\int_a^b f(x)dx = \lim\limits_{\lambda \to 0} \sum\limits_{i=1}^{n} f(a_i)\Delta x_i$ 中,"$\lambda \to 0$"可否改成"$n \to \infty$"(即分点无限增加)?

解   不可以.

(2) 定积分定义中的"两个任意"指什么? $f(x)$ 满足什么条件时,两个任意下的 $\lim\limits_{\lambda \to 0} \sum\limits_{i=1}^{n} f(a_i)\Delta x_i$ 存在(即定积分存在)?

解   把区间 $[a,b]$ 任分为 n 个长为 $\Delta x_i = x_i - x_{i-1}(i=1,2,\cdots,n)$ 的小区间,在每个小区间 $[x_{i-1},x_i]$ 上任取一点 $a_i(x_{i-1} \leqslant a_i \leqslant x_i)$. $f(x)$ 在闭区间 $[a,b]$ 上连续时,两个任意下的 $\lim\limits_{\lambda \to 0} \sum\limits_{i=1}^{n} f(a_i)\Delta x_i$ 存在(即定积分存在).

2. 用定积分表示下列问题中的量值:

(1) 圆 $x^2 + y^2 = a^2$ 的面积;

(2) 抛物线 $y = \dfrac{1}{2}x^2$,直线 $x = 3$ 及 x 轴所围图形的面积;

(3) 长 Lm,离棒左端 Xm 处的线密度为 $\rho(x) = \dfrac{1}{\sqrt{x+1}}$ kg/m 的棒的质量;

(4) 质量 m 关于时间 t 的减少率为 $\dfrac{dm}{dt} = f(t) = -0.06t$ 的葡萄糖代谢在 t_0 到 t_1 一段时间内减少的质量 m.

解   (1) $A = 4\int_0^a \sqrt{a^2 - x^2}dx$;

(2) $A = \int_0^3 \dfrac{x^2}{2}dx$;

(3) $M = \int_0^L \dfrac{1}{\sqrt{x+1}}dx$;

(4) $m = \int_{t_0}^{t_1} (-0.06t)dt$.

3. 根据定积分的性质比较下列积分的大小:

(1) $\int_0^1 x^2 dx$ 与 $\int_0^1 x^3 dx$;

(2) $\int_1^2 \ln^2 x dx$ 与 $\int_1^2 \ln x dx$;

(3) $\int_0^1 e^x dx$ 与 $\int_0^1 e^{-x} dx$;

(4) $\int_0^{\frac{\pi}{2}} \sin x dx$ 与 $\int_0^{\frac{\pi}{2}} x dx$.

解   (1) $\int_0^1 x^2 dx > \int_0^1 x^3 dx$.

(2) $\int_1^2 \ln^2 x dx < \int_1^2 \ln x dx$.

(3) $\int_0^1 e^x dx > \int_0^1 e^{-x} dx$.

(4) $\int_0^{\frac{\pi}{2}} \sin x dx < \int_0^{\frac{\pi}{2}} x dx$.

4. 估计下列各积分值：

(1) $\int_1^4 (x^2+1)\mathrm{d}x$；

(2) $\int_{\frac{\pi}{4}}^{\frac{5\pi}{4}} (1+\sin^2 x)\mathrm{d}x$；

(3) $\int_e^{e^2} (\ln^2 x+5)\mathrm{d}x$；

(4) $\int_0^{\frac{1}{2}} \mathrm{e}^{x^2-x}\mathrm{d}x$．

解 (1) $6 \leqslant \int_1^4 (x^2+1)\mathrm{d}x \leqslant 51$．

(2) $\pi \leqslant \int_{\frac{\pi}{4}}^{\frac{5\pi}{4}} (1+\sin^2 x)\mathrm{d}x \leqslant 2\pi$．

(3) $6(\mathrm{e}^2-\mathrm{e}) \leqslant \int_e^{e^2} (\ln^2 x+5)\mathrm{d}x \leqslant 9(\mathrm{e}^2-\mathrm{e})$．

(4) $\dfrac{1}{2}\mathrm{e}^{-\frac{1}{4}} \leqslant \int_0^{\frac{1}{2}} \mathrm{e}^{x^2-x}\mathrm{d}x \leqslant \dfrac{1}{2}$．

5. 求下列导数：

(1) $\dfrac{\mathrm{d}}{\mathrm{d}x}\int_1^x \ln t\,\mathrm{d}t$；

(2) $\dfrac{\mathrm{d}}{\mathrm{d}x}\int_x^b \mathrm{e}^{-t^2}\,\mathrm{d}t$；

(3) $\begin{cases} x=\int_0^t \sin u\,\mathrm{d}u, \\ y=\int_0^t \cos u\,\mathrm{d}u, \end{cases}$ 求 $\dfrac{\mathrm{d}y}{\mathrm{d}x}$；

(4) 求由 $\int_0^y \mathrm{e}^t\mathrm{d}t+\int_0^x \cos t\,\mathrm{d}t=0$ 所确定的隐函数 $y=y(x)$ 对 x 的导数 $\dfrac{\mathrm{d}y}{\mathrm{d}x}$．

解 (1) $\dfrac{\mathrm{d}}{\mathrm{d}x}\int_1^x \ln t\,\mathrm{d}t = \ln x$．

(2) $\dfrac{\mathrm{d}}{\mathrm{d}x}\int_x^b \mathrm{e}^{-t^2}\,\mathrm{d}t = -\dfrac{\mathrm{d}}{\mathrm{d}x}\int_b^x \mathrm{e}^{-t^2}\,\mathrm{d}t = -\mathrm{e}^{-x^2}$．

(3) $\dfrac{\mathrm{d}y}{\mathrm{d}x} = \dfrac{\cos t}{\sin t} = \cot t$．

(4) 方程 $\int_0^y \mathrm{e}^t\mathrm{d}t+\int_0^x \cos t\,\mathrm{d}t=0$ 两边同时对 x 求导数得 $\mathrm{e}^y y'+\cos x=0$，即

$$\dfrac{\mathrm{d}y}{\mathrm{d}x} = -\dfrac{\cos x}{\mathrm{e}^y}．$$

6. 求下列极限：

(1) $\lim\limits_{x\to 0} \dfrac{\int_0^x \ln(1+t)\mathrm{d}t}{\sin x}$；

(2) $\lim\limits_{x\to 0} \dfrac{\int_0^x (1-\cos t)\mathrm{d}t}{x^3}$；

(3) $\lim\limits_{x\to \frac{\pi}{2}} \dfrac{\int_{\frac{\pi}{2}}^x \sin^2 t\,\mathrm{d}t}{x-\frac{\pi}{2}}$；

(4) $\lim\limits_{x\to 0} \dfrac{1-\cos x}{\int_x^0 \ln(1+t)\mathrm{d}t}$．

解 (1) $\lim\limits_{x\to 0} \dfrac{\int_0^x \ln(1+t)\mathrm{d}t}{\sin x} = \lim\limits_{x\to 0} \dfrac{\ln(1+x)}{\cos x} = 0$．

(2) $\lim\limits_{x\to 0} \dfrac{\int_0^x (1-\cos t)\mathrm{d}t}{x^3} = \lim\limits_{x\to 0} \dfrac{1-\cos x}{3x^2} = \lim\limits_{x\to 0} \dfrac{\sin x}{6x} = \dfrac{1}{6}$．

(3) $\lim\limits_{x\to \frac{\pi}{2}} \dfrac{\int_{\frac{\pi}{2}}^x \sin^2 t\,\mathrm{d}t}{x-\frac{\pi}{2}} = \lim\limits_{x\to \frac{\pi}{2}} \dfrac{\sin^2 x}{1} = 1$．

(4) $\lim\limits_{x\to 0} \dfrac{1-\cos x}{\int_x^0 \ln(1+t)\mathrm{d}t} = \lim\limits_{x\to 0} \dfrac{\sin x}{-\ln(1+x)} = -\lim\limits_{x\to 0} \dfrac{\cos x}{\frac{1}{1+x}} = -1$．

7.求下列定积分:

(1) $\int_{-2}^{1} \dfrac{1}{(11+5x)^3}\mathrm{d}x$;

(2) $\int_{1}^{2} \dfrac{\mathrm{e}^{\frac{1}{x}}}{x^2}\mathrm{d}x$;

(3) $\int_{1}^{\mathrm{e}^2} \dfrac{1}{x\sqrt{1+\ln x}}\mathrm{d}x$;

(4) $\int_{0}^{\pi} \sqrt{\sin x - \sin^3 x}\,\mathrm{d}x$;

(5) $\int_{0}^{1} \dfrac{1}{1+\mathrm{e}^x}\mathrm{d}x$;

(6) $\int_{-2}^{0} \dfrac{1}{x^2+2x+2}\mathrm{d}x$;

(7) $\int_{1}^{5} \dfrac{\sqrt{x-1}}{x}\mathrm{d}x$;

(8) $\int_{-1}^{1} \dfrac{x}{\sqrt{5-4x}}\mathrm{d}x$;

(9) $\int_{\frac{\sqrt{2}}{2}}^{1} \dfrac{\sqrt{1-x^2}}{x^2}\mathrm{d}x$;

(10) $\int_{1}^{\sqrt{3}} \dfrac{1}{x^2\sqrt{1+x^2}}\mathrm{d}x$;

(11) $\int_{-2}^{-\sqrt{2}} \dfrac{1}{x\sqrt{x^2-1}}\mathrm{d}x$;

(12) $\int_{0}^{2} f(x)\mathrm{d}x$,其中, $f(x) = \begin{cases} x+1, & x \leqslant 1, \\ \dfrac{1}{2}x^2, & x > 1. \end{cases}$

解 (1) $\displaystyle\int_{-2}^{1} \dfrac{1}{(11+5x)^3}\mathrm{d}x = \dfrac{1}{5}\int_{-2}^{1} \dfrac{1}{(11+5x)^3}\mathrm{d}(5x+11)$

$$= -\dfrac{1}{10}(11+5x)^{-2}\Big|_{-2}^{1} = \dfrac{51}{512}.$$

(2) $\displaystyle\int_{1}^{2} \dfrac{\mathrm{e}^{\frac{1}{x}}}{x^2}\mathrm{d}x = -\int_{1}^{2}\mathrm{e}^{\frac{1}{x}}\mathrm{d}\left(\dfrac{1}{x}\right) = -\mathrm{e}^{\frac{1}{x}}\Big|_{1}^{2} = \mathrm{e} - \mathrm{e}^{\frac{1}{2}}.$

(3) $\displaystyle\int_{1}^{\mathrm{e}^2} \dfrac{1}{x\sqrt{1+\ln x}}\mathrm{d}x = \int_{1}^{\mathrm{e}^2} \dfrac{1}{\sqrt{1+\ln x}}\mathrm{d}(\ln x) = 2\sqrt{1+\ln x}\Big|_{1}^{\mathrm{e}^2} = 2\sqrt{3} - 2.$

(4) $\displaystyle\int_{0}^{\pi} \sqrt{\sin x - \sin^3 x}\,\mathrm{d}x = \int_{0}^{\pi} \sqrt{\sin x}\,|\cos x|\,\mathrm{d}x$

$$= \int_{0}^{\frac{\pi}{2}} \sqrt{\sin x}\cos x\,\mathrm{d}x - \int_{\frac{\pi}{2}}^{\pi} \sqrt{\sin x}\cos x\,\mathrm{d}x$$

$$= \int_{0}^{\frac{\pi}{2}} \sqrt{\sin x}\,\mathrm{d}(\sin x) - \int_{\frac{\pi}{2}}^{\pi} \sqrt{\sin x}\,\mathrm{d}(\sin x)$$

$$= \dfrac{2}{3}\sqrt{(\sin x)^3}\Big|_{0}^{\frac{\pi}{2}} - \dfrac{2}{3}\sqrt{(\sin x)^3}\Big|_{\frac{\pi}{2}}^{\pi}$$

$$= \dfrac{4}{3}.$$

(5) $\displaystyle\int_{0}^{1} \dfrac{1}{1+\mathrm{e}^x}\mathrm{d}x = \int_{0}^{1} \dfrac{1+\mathrm{e}^x-\mathrm{e}^x}{1+\mathrm{e}^x}\mathrm{d}x = \int_{0}^{1}1\mathrm{d}x - \int_{0}^{1} \dfrac{\mathrm{e}^x}{1+\mathrm{e}^x}\mathrm{d}x$

$$= 1 - \int_{0}^{1} \dfrac{1}{1+\mathrm{e}^x}\mathrm{d}(1+\mathrm{e}^x) = 1 - \ln(1+\mathrm{e}^x)\Big|_{0}^{1}$$

$$= 1 - \ln(1+\mathrm{e}) + \ln 2.$$

(6) $\displaystyle\int_{-2}^{0} \dfrac{1}{x^2+2x+2}\mathrm{d}x = \int_{-2}^{0} \dfrac{1}{(1+x)^2+1}\mathrm{d}x = \arctan(1+x)\Big|_{-2}^{0} = \dfrac{\pi}{2}.$

(7) 令 $\sqrt{x-1} = t$,当 $x=1$ 时 $t=0$;当 $x=5$ 时 $t=2$.

$$\int_{1}^{5} \dfrac{\sqrt{x-1}}{x}\mathrm{d}x = 2\int_{0}^{2} \dfrac{t^2}{t^2+1}\mathrm{d}t$$

$$= 2\int_{0}^{2} \dfrac{t^2+1-1}{t^2+1}\mathrm{d}t$$

$$= 4 - 2\int_{0}^{2} \dfrac{1}{t^2+1}\mathrm{d}t$$

$$= 4 - 2\arctan t\Big|_{0}^{2}$$

$$= 4 - 2\arctan 2.$$

(8) 令 $\sqrt{5-4x} = t$,当 $x=-1$ 时 $t=3$;当 $x=1$ 时 $t=1$.

$$\int_{-1}^{1} \dfrac{x}{\sqrt{5-4x}}\mathrm{d}x = -\int_{3}^{1} \dfrac{5-t^2}{8}\mathrm{d}t = \int_{1}^{3} \dfrac{5-t^2}{8}\mathrm{d}t = \dfrac{5}{4} - \dfrac{1}{24}t^3\Big|_{1}^{3} = \dfrac{1}{6}.$$

(9) 令 $x = \sin t$，当 $x = \dfrac{\sqrt{2}}{2}$ 时 $t = \dfrac{\pi}{4}$；当 $x = 1$ 时 $t = \dfrac{\pi}{2}$.

$$\int_{\frac{\sqrt{2}}{2}}^{1} \frac{\sqrt{1-x^2}}{x^2} \mathrm{d}x = \int_{\frac{\pi}{4}}^{\frac{\pi}{2}} \frac{\cos^2 t}{\sin^2 t} \mathrm{d}t = \int_{\frac{\pi}{4}}^{\frac{\pi}{2}} \cot^2 t \mathrm{d}t$$

$$= \int_{\frac{\pi}{4}}^{\frac{\pi}{2}} (\csc^2 t - 1) \mathrm{d}t = -(\cot t + t) \Big|_{\frac{\pi}{4}}^{\frac{\pi}{2}} = 1 - \frac{\pi}{4}.$$

(10) 令 $x = \tan t$，当 $x = 1$ 时 $t = \dfrac{\pi}{4}$；当 $x = \sqrt{3}$ 时 $t = \dfrac{\pi}{3}$.

$$\int_{1}^{\sqrt{3}} \frac{1}{x^2 \sqrt{1+x^2}} \mathrm{d}x = \int_{\frac{\pi}{4}}^{\frac{\pi}{3}} \frac{\sec^2 t}{\tan^2 t \sqrt{1+\tan^2 t}} \mathrm{d}t = \int_{\frac{\pi}{4}}^{\frac{\pi}{3}} \frac{\cos t}{\sin^2 t} \mathrm{d}t$$

$$= -\frac{1}{\sin t} \Big|_{\frac{\pi}{4}}^{\frac{\pi}{3}} = \frac{2\sqrt{3} - 2\sqrt{2}}{\sqrt{6}}.$$

(11) 令 $x = \sec t$，当 $x = -2$ 时 $t = \dfrac{2\pi}{3}$；当 $x = -\sqrt{2}$ 时 $t = \dfrac{3\pi}{4}$.

$$\int_{-2}^{-\sqrt{2}} \frac{1}{x\sqrt{x^2-1}} \mathrm{d}x = \int_{\frac{2\pi}{3}}^{\frac{3\pi}{4}} \frac{\sec t \tan t}{\sec t \sqrt{\sec^2 t - 1}} \mathrm{d}t = -\int_{\frac{2\pi}{3}}^{\frac{3\pi}{4}} 1 \mathrm{d}t = -\frac{\pi}{12}.$$

(12) $\displaystyle\int_{0}^{2} f(x) \mathrm{d}x = \int_{0}^{1} (x+1) \mathrm{d}x + \int_{1}^{2} \frac{1}{2} x^2 \mathrm{d}x = \left(\frac{1}{2} x^2 + x\right) \Big|_{0}^{1} + \frac{1}{6} x^3 \Big|_{1}^{2} = \frac{8}{3}$.

8. 试证明

(1) 若在 $[-a, a]$ 上 $f(x)$ 连续且为偶函数，则 $\displaystyle\int_{-a}^{a} f(x) \mathrm{d}x = 2\int_{0}^{a} f(x) \mathrm{d}x$；

(2) 若在 $[-a, a]$ 上 $f(x)$ 连续且为奇函数，则 $\displaystyle\int_{-a}^{a} f(x) \mathrm{d}x = 0$.

证　(1) $\displaystyle\int_{-a}^{a} f(x) \mathrm{d}x = \int_{-a}^{0} f(x) \mathrm{d}x + \int_{0}^{a} f(x) \mathrm{d}x$

$$= \int_{a}^{0} f(-t) \mathrm{d}(-t) + \int_{0}^{a} f(x) \mathrm{d}x$$

$$= \int_{0}^{a} f(t) \mathrm{d}t + \int_{0}^{a} f(x) \mathrm{d}x = 2\int_{0}^{a} f(x) \mathrm{d}x.$$

(2) $\displaystyle\int_{-a}^{a} f(x) \mathrm{d}x = \int_{-a}^{0} f(x) \mathrm{d}x + \int_{0}^{a} f(x) \mathrm{d}x$

$$= \int_{a}^{0} f(-t) \mathrm{d}(-t) + \int_{0}^{a} f(x) \mathrm{d}x$$

$$= \int_{0}^{a} f(-t) \mathrm{d}t + \int_{0}^{a} f(x) \mathrm{d}x = -\int_{0}^{a} f(t) \mathrm{d}t + \int_{0}^{a} f(x) \mathrm{d}x = 0.$$

9. 利用函数的奇偶性计算下列定积分：

(1) $\displaystyle\int_{-\pi}^{\pi} x^4 \sin x \mathrm{d}x$；　　　　(2) $\displaystyle\int_{-\frac{\pi}{2}}^{\frac{\pi}{2}} 2\cos^2 \theta \mathrm{d}\theta$；

(3) $\displaystyle\int_{-\frac{1}{2}}^{\frac{1}{2}} \frac{(\arcsin x)^2}{\sqrt{1-x^2}} \mathrm{d}x$；　　(4) $\displaystyle\int_{-3}^{3} \frac{x^3 \sin^2 x}{x^4 + 2x^2 + 1} \mathrm{d}x$.

解　(1) $\displaystyle\int_{-\pi}^{\pi} x^4 \sin x \mathrm{d}x = 0$.

(2) $\displaystyle\int_{-\frac{\pi}{2}}^{\frac{\pi}{2}} 2\cos^2 \theta \mathrm{d}\theta = 2\int_{0}^{\frac{\pi}{2}} 2\cos^2 \theta \mathrm{d}\theta = 2\int_{0}^{\frac{\pi}{2}} (1 + \cos 2\theta) \mathrm{d}\theta = \pi$.

(3) $\displaystyle\int_{-\frac{1}{2}}^{\frac{1}{2}} \frac{(\arcsin x)^2}{\sqrt{1-x^2}} \mathrm{d}x = 2\int_{0}^{\frac{1}{2}} \frac{(\arcsin x)^2}{\sqrt{1-x^2}} \mathrm{d}x$

$$= 2\int_{0}^{\frac{1}{2}} (\arcsin x)^2 \mathrm{d}\arcsin x = \frac{\pi^3}{324}.$$

(4) $\displaystyle\int_{-3}^{3} \frac{x^3 \sin^2 x}{x^4 + 2x^2 + 1} \mathrm{d}x = 0$.

10.计算下列定积分：

(1) $\int_0^{\frac{\pi}{2}} x^2 \cos 2x \mathrm{d}x$ ；

(2) $\int_0^1 x\mathrm{e}^{-x} \mathrm{d}x$ ；

(3) $\int_1^{\mathrm{e}} x\ln x \mathrm{d}x$ ；

(4) $\int_{\frac{\pi}{4}}^{\frac{\pi}{3}} \dfrac{x}{\cos^2 x} \mathrm{d}x$ ；

(5) $\int_1^4 \dfrac{\ln x}{\sqrt{x}} \mathrm{d}x$ ；

(6) $\int_0^{\frac{\pi}{2}} \mathrm{e}^{2x} \cos x \mathrm{d}x$ ；

(7) $\int_0^{\frac{\sqrt{3}}{2}} \arcsin x \mathrm{d}x$.

解　(1) $\int_0^{\frac{\pi}{2}} x^2 \cos 2x \mathrm{d}x = \dfrac{1}{2} x^2 \sin 2x \Big|_0^{\frac{\pi}{2}} - \int_0^{\frac{\pi}{2}} x\sin 2x \mathrm{d}x$

$$= \dfrac{1}{2} x\cos 2x \Big|_0^{\frac{\pi}{2}} - \dfrac{1}{2}\int_0^{\frac{\pi}{2}} \cos 2x \mathrm{d}x = -\dfrac{\pi}{4}.$$

(2) $\int_0^1 x\mathrm{e}^{-x} \mathrm{d}x = -x\mathrm{e}^{-x} \big|_0^1 + \int_0^1 \mathrm{e}^{-x} \mathrm{d}x = 1 - 2\mathrm{e}^{-1}.$

(3) $\int_1^{\mathrm{e}} x\ln x \mathrm{d}x = \dfrac{1}{2} x^2 \ln x \big|_1^{\mathrm{e}} - \dfrac{1}{2}\int_1^{\mathrm{e}} x\mathrm{d}x = \dfrac{1}{2}\mathrm{e}^2 - \dfrac{1}{4} x^2 \big|_1^{\mathrm{e}} = \dfrac{\mathrm{e}^2}{4} + \dfrac{1}{4}.$

(4) $\int_{\frac{\pi}{4}}^{\frac{\pi}{3}} \dfrac{x}{\cos^2 x} \mathrm{d}x = x\tan x \big|_{\frac{\pi}{4}}^{\frac{\pi}{3}} - \int_{\frac{\pi}{4}}^{\frac{\pi}{3}} \tan x \mathrm{d}x = \dfrac{(4\sqrt{3}-3)\pi}{12} - \dfrac{1}{2}\ln 2.$

(5) $\int_1^4 \dfrac{\ln x}{\sqrt{x}} \mathrm{d}x = 2\sqrt{x}\ln x \big|_1^4 - 2\int_1^4 \dfrac{1}{\sqrt{x}} \mathrm{d}x = 4\ln 4 - 4.$

(6) $\int_0^{\frac{\pi}{2}} \mathrm{e}^{2x} \cos x \mathrm{d}x = \mathrm{e}^{2x} \sin x \big|_0^{\frac{\pi}{2}} - 2\int_0^{\frac{\pi}{2}} \mathrm{e}^{2x} \sin x \mathrm{d}x$

$$= \mathrm{e}^{\pi} + 2\mathrm{e}^{2x} \cos x \big|_0^{\frac{\pi}{2}} - 4\int_0^{\frac{\pi}{2}} \mathrm{e}^{2x} \cos x \mathrm{d}x$$

$$= \mathrm{e}^{\pi} - 2 - 4\int_0^{\frac{\pi}{2}} \mathrm{e}^{2x} \cos x \mathrm{d}x,$$

因此　$\int_0^{\frac{\pi}{2}} \mathrm{e}^{2x} \cos x \mathrm{d}x = \dfrac{\mathrm{e}^{\pi} - 2}{5}.$

(7) $\int_0^{\frac{\sqrt{3}}{2}} \arcsin x \mathrm{d}x = x\arcsin x \big|_0^{\frac{\sqrt{3}}{2}} - \int_0^{\frac{\sqrt{3}}{2}} \dfrac{x}{\sqrt{1-x^2}} \mathrm{d}x$

$$= \dfrac{\sqrt{3}\pi}{6} + \sqrt{1-x^2} \big|_0^{\frac{\sqrt{3}}{2}} = \dfrac{\sqrt{3}\pi}{6} - \dfrac{1}{2}.$$

11. 求由下列曲线所围的图形的面积：

(1) $y = \cos x$, $x = \dfrac{\pi}{6}$, $x = \pi$ 及 x 轴所围图形的面积；

(2) $y = x^2 - 4x + 5$,直线 $x = 3$, $x = 5$ 及 x 轴所围图形的面积；

(3) $y = \ln x$, $y = \ln a$, $y = \ln b$ ($b > a > 0$)及 y 轴所围图形的面积(提示：选 y 为积分变量)；

(4) $y = x^3$ 与 $y = 2x$ 所围图形的面积；

(5) $y = \mathrm{e}^x$, $y = \mathrm{e}^{-x}$ 及 $x = 1$ 所围图形的面积；

(6) $y = \dfrac{1}{2} x^2$ 分割 $x^2 + y^2 \leqslant 8$ 成两部分图形的各自的面积；

(7) $y = x^2$, $y = x$ 及 $y = 2x$ 所围图形的面积；

(8) 两个椭圆 $\dfrac{x^2}{3} + \dfrac{y^2}{1} = 1$ 和 $\dfrac{x^2}{1} + \dfrac{y^2}{3} = 1$ 的公共部分面积.

解　(1) $A = \int_{\frac{\pi}{6}}^{\frac{\pi}{2}} \cos x \mathrm{d}x - \int_{\frac{\pi}{2}}^{\pi} \cos x \mathrm{d}x = \dfrac{3}{2}.$

(2) $A = \int_3^5 (x^2 - 4x + 5)\mathrm{d}x = \dfrac{x^3}{3} \Big|_3^5 - 2x^2 \big|_3^5 + 5x \big|_3^5 = \dfrac{32}{3}.$

(3) $A = \int_{\ln a}^{\ln b} e^y dy = e^y \big|_{\ln a}^{\ln b} = b - a.$

(4) 由 $\begin{cases} y = x^3, \\ y = 2x \end{cases}$ 得交点坐标为 $(0,0)$，$(\sqrt{2}, 2\sqrt{2})$，$(-\sqrt{2}, -2\sqrt{2})$，所以

$$A = 2\int_0^{\sqrt{2}} (2x - x^3) dx = 2x^2 \big|_0^{\sqrt{2}} - \frac{1}{2} x^4 \big|_0^{\sqrt{2}} = 2.$$

(5) $A = \int_0^1 (e^x - e^{-x}) dx = e^x \big|_0^1 + e^{-x} \big|_0^1 = e + e^{-1} - 2$；

(6) 由 $\begin{cases} y = \dfrac{1}{2} x^2, \\ x^2 + y^2 = 8 \end{cases}$　得交点坐标为 $(2,2)$，$(-2,2)$，所以

$$A_1 = 2\int_0^2 \left(\sqrt{8 - x^2} - \frac{1}{2} x^2 \right) dx$$

$$= 2\int_0^{\frac{\pi}{4}} 2\sqrt{2} \cos t \cdot 2\sqrt{2} \cos t \, dt - \int_0^2 x^2 dx$$

$$= 2\int_0^{\frac{\pi}{4}} 8\cos^2 t \, dt - \int_0^2 x^2 dx = 2\pi + \frac{4}{3},$$

$$A_2 = 8\pi - 2\pi - \frac{4}{3} = 6\pi - \frac{4}{3}.$$

(7) $A = \int_0^2 2x dx - \int_0^1 x dx - \int_1^2 x^2 dx = \dfrac{7}{6}.$

(8) $A = 4\left(\int_0^{\frac{\sqrt{3}}{2}} \sqrt{1 - \dfrac{x^2}{3}} dx + \int_{\frac{\sqrt{3}}{2}}^1 \sqrt{3(1 - x^2)} dx \right) = \dfrac{2\sqrt{3}}{3}\pi.$

12. 求由下列曲线所围的图形的面积：

(1) 求圆 $r = 2a\cos\theta$ 所围图形的面积；

(2) 求心型线 $r = a(1 + \cos\theta)$ 围成的图形面积；

(3) 求三叶线 $r = a\sin3\theta$ 围成的图形面积.

解　(1) $A = \dfrac{1}{2}\int_{-\frac{\pi}{2}}^{\frac{\pi}{2}} 4a^2\cos^2\theta d\theta = a^2\int_{-\frac{\pi}{2}}^{\frac{\pi}{2}} (1 + \cos2\theta) d\theta = \pi a^2.$

(2) $A = \dfrac{1}{2}\int_0^{2\pi} a^2(1 + \cos\theta)^2 d\theta = \dfrac{a^2}{2}\int_0^{2\pi} (1 + 2\cos\theta + \cos^2\theta) d\theta$

$$= \frac{a^2}{2}\left(2\pi + \int_0^{2\pi} \frac{1 + \cos2\theta}{2} d\theta \right) = \frac{3}{2}\pi a^2 ;$$

(3) $A = 3 \cdot \dfrac{1}{2}\int_0^{\frac{\pi}{3}} (a\sin3\theta)^2 d\theta = \dfrac{3a^2}{2}\int_0^{\frac{\pi}{3}} \dfrac{1 - \cos6\theta}{2} d\theta = \dfrac{\pi a^2}{4}.$

13. 求下列旋转体的体积：

(1) 由 $y = x^2$ 与 $x = y^2$ 所围图形绕坐标轴旋转生成的体积；

(2) 由 $xy = a (a > 0)$，$x = a$，$x = 2a$ 与 x 轴所围图形绕坐标轴旋转生成的体积；

(3) 由 $y = x^2 - 2x$，$x = 1$，$x = 3$ 与 x 轴所围图形绕 y 轴旋转生成的体积；

(4) $x^2 + (y - 5)^2 = 16$ 所围图形绕 x 轴旋转生成的体积.

解　(1) 由 $\begin{cases} y = x^2, \\ x = y^2 \end{cases}$ 得交点坐标为 $(0,0)$，$(1,1)$，所以

$V = \pi\int_0^1 [(\sqrt{x})^2 - (x^2)^2] dx = \dfrac{3}{10}\pi$（图形绕 x 轴旋转生成的体积），

$V = \pi\int_0^1 [(\sqrt{y})^2 - (y^2)^2] dy = \dfrac{3}{10}\pi$（图形绕 y 轴旋转生成的体积）.

(2) $V = \pi\int_a^{2a} \left(\dfrac{a}{x} \right)^2 dx = \dfrac{\pi a}{2}$（图形绕 x 轴旋转生成的体积），

$V = \pi\int_{\frac{1}{2}}^1 \left(\dfrac{a}{y} \right)^2 dy - \pi\int_0^1 a^2 dy + \pi\int_0^{\frac{1}{2}} (2a)^2 dy = 2\pi a^2$（图形绕 y 轴旋转生成的体积）.

(3) $V = \pi\int_{-1}^0 [(\sqrt{y+1} + 1)^2 - 1^2] dy + \pi\int_0^3 [3^2 - (\sqrt{y+1} + 1)^2] dy = 9\pi.$

(4) $V = 2\pi \int_0^4 \left[(5 + \sqrt{16-x^2})^2 - (5 - \sqrt{16-x^2})^2 \right] dx$

$= 40\pi \int_0^4 \sqrt{16-x^2}\, dx.$

$= 40\pi \left(\dfrac{x}{2}\sqrt{16-x^2} + \dfrac{4^2}{2}\arcsin\dfrac{x}{4} \right) \Big|_0^4 = 160\pi^2.$

*14. 求下列曲线的弧长:

(1) 曲线 $y = \sqrt{x^3}\ (0 \leqslant x \leqslant 4)$ 的弧长;

(2) 旋轮线(摆线) $\begin{cases} x = a(t - \sin t), \\ y = a(1 - \cos t) \end{cases} (0 \leqslant t \leqslant 2\pi)$ 一拱的长度 $(a > 0)$;

(3) 阿基米德螺线 $r = a\theta (0 \leqslant \theta \leqslant \pi, a > 0)$ 的弧长.

解 (1) $S = \int_0^4 \sqrt{1 + \dfrac{9}{4}x}\, dx = \dfrac{8}{27}(10\sqrt{10} - 1).$

(2) $S = \int_0^{2\pi} \sqrt{a^2(1 - \cos t)^2 + a^2\sin^2 t}\, dt = \int_0^{2\pi} 2a\sin\dfrac{t}{2}\, dt = 8a.$

(3) $S = \int_0^\pi \sqrt{a^2\theta^2 + a^2}\, d\theta = \int_0^\pi a\sqrt{\theta^2 + 1}\, d\theta$

$= \dfrac{a}{2}\left[\theta\sqrt{\theta^2+1} + \ln(\theta + \sqrt{\theta^2+1}) \right] \Big|_0^\pi$

$= \dfrac{a}{2}\left[\pi\sqrt{\pi^2+1} + \ln(\pi + \sqrt{\pi^2+1}) \right].$

15. 求下列函数在指定区间上的平均值:

(1) $y = 2x^2 + 3x + 3$ 在 $[1,4]$ 上的平均值;

(2) $y = \dfrac{2}{\sqrt[3]{x^2}}$ 在 $[1,8]$ 上的平均值;

(3) 某化学反应的速率为 $v = ak\mathrm{e}^{-kt}$,其中,a,k 是常数,求反应在 $[0, t_0]$ 内的平均速率.

解 (1) $\bar{y} = \dfrac{1}{4-1}\int_1^4 (2x^2 + 3x + 3)\, dx = \dfrac{49}{2}.$

(2) $\bar{y} = \dfrac{1}{8-1}\int_1^8 \dfrac{2}{\sqrt[3]{x^2}}\, dx = \dfrac{6}{7}.$

(3) $\bar{v} = \dfrac{1}{t_0 - 0}\int_0^{t_0} ak\mathrm{e}^{-kt}\, dt = \dfrac{a(1 - \mathrm{e}^{-kt_0})}{t_0}.$

16. 一物体由静止开始作匀加速直线运动,加速度为 a,若介质的阻力与速度平方成正比,比例系数为 k,求物体由 $s = 0$ 到 $s = L$ 时克服阻力所做的功.

解 $W = \int_0^L 2kas\, ds = kaL^2.$

17. 长为 L,质量为 M 的均匀细杆位于 x 轴 $[0, L]$ 区间上,今将点 $A(2L, 0)$ 处质量为 m 的质点移到 $B(3L, 0)$ 处,求克服细杆对质点的引力所做的功.

解 设质点位于点 $c(x), x \in [2L, 3L]$,

$$F(x) = \int_0^L \dfrac{GMm/L}{(x-r)^2}\, dr = G\dfrac{Mm}{L}\left(\dfrac{1}{x-L} - \dfrac{1}{x} \right),$$

$$W = \int_{2L}^{3L} F(x)\, dx = \int_{2L}^{3L} G\dfrac{Mm}{L}\left(\dfrac{1}{x-L} - \dfrac{1}{x} \right) dx = \dfrac{GMm}{L}\ln\dfrac{4}{3}.$$

18. 有一圆台形水桶盛满了水,如果桶高为 3m,其上下底的半径分别为 1m,2m,试计算将桶中水吸尽所耗费的功.

解 $W = \int_0^3 \rho g\pi\left(2 - \dfrac{y}{3} \right)^2 (3 - y)\, dy = \dfrac{51}{4}\rho g\pi = 3.92 \times 10^5\ \mathrm{J}.$

19. 求水对铅直壁的压力,该壁的形状为半圆形,半径为 am,且直径与水面相齐.

解 $F = \int_0^a \rho g x \cdot 2\sqrt{a^2 - x^2}\, dx = \dfrac{2\rho g a^3}{3} = 6.53 \times 10^3 a^3\ \mathrm{N}.$

20. 有一等腰梯形闸门,上下底边各长 10m 与 6m,高为 8m,上底边与水面相距 2m,求闸门一侧受的压力.

解　$F = \int_2^{10} \rho g x \left(11 - \frac{1}{2} x\right) \mathrm{d}x = \frac{2176}{6} \rho g = 3.55 \times 10^6 \text{ N}$.

21. 一金属棒长 3m,离棒左端 xm 处的线密度为 $\rho(x) = \frac{1}{\sqrt{x+1}}$kg/m,问 x 为何值时,$[0,x]$ 一段的质量为全棒质量的一半?

解　由 $\int_0^3 \frac{1}{\sqrt{x+1}} \mathrm{d}x = 2\int_0^x \frac{1}{\sqrt{t+1}} \mathrm{d}t$ 得 $2 = 4\sqrt{x+1} - 4$, $x = \frac{5}{4}$.

22. 一镭针 AB 长为 Lcm,其上均匀分布着 m mg 的镭,试求镭针对下列 P 点的放射强度(放射强度与镭量成正比,与距离平方成反比):

(1) P 点在 AB 延长线上面距针的近端 B 的距离为 $a$cm;

(2) P 点在 B 的正上方,距 B 距离为 $a$cm;

(3) P 点在 AB 垂直平分线上,与 AB 相距 $a$cm.

解　(1) $I = \int_0^L \frac{km/L}{(L+a-x)^2} \mathrm{d}x = \frac{km}{a(a+L)}$.

(2) $I = \int_0^L \frac{km/L}{a^2 + x^2} \mathrm{d}x = \frac{km}{aL} \arctan \frac{x}{a} \Big|_0^L = \frac{km}{aL} \arctan \frac{L}{a}$.

(3) $I = \int_{-\frac{L}{2}}^{\frac{L}{2}} \frac{km/L}{a^2 + x^2} \mathrm{d}x = \frac{2km}{aL} \arctan \frac{L}{2a}$.

23. 计算下列广义积分:

(1) $\int_{-\infty}^1 \mathrm{e}^x \mathrm{d}x$;　　　　　　(2) $\int_0^{+\infty} \mathrm{e}^x \mathrm{d}x$;

(3) $\int_e^{+\infty} \frac{1}{x(\ln x)^2} \mathrm{d}x$;　　　(4) $\int_0^{+\infty} \mathrm{e}^{-x} \sin x \mathrm{d}x$;

(5) $\int_{-\infty}^{+\infty} \frac{1}{x^2 + 2x + 2} \mathrm{d}x$;　(6) $\int_0^1 \frac{1}{\sqrt{1-x^2}} \mathrm{d}x$;

(7) $\int_0^2 \frac{1}{x^2 - 4x + 3} \mathrm{d}x$.

解　(1) $\int_{-\infty}^1 \mathrm{e}^x \mathrm{d}x = \lim_{t \to -\infty} \mathrm{e}^x \Big|_t^1 = \lim_{t \to -\infty} (\mathrm{e} - \mathrm{e}^t) = \mathrm{e}$.

(2) $\int_0^{+\infty} \mathrm{e}^x \mathrm{d}x = \lim_{t \to +\infty} \mathrm{e}^x \Big|_0^t = \lim_{t \to +\infty} (\mathrm{e}^t - 1) = +\infty$ 发散.

(3) $\int_e^{+\infty} \frac{1}{x(\ln x)^2} \mathrm{d}x = -\lim_{t \to +\infty} \frac{1}{\ln x} \Big|_e^t = 1$.

(4) $\int_0^t \mathrm{e}^{-x} \sin x \mathrm{d}x = 1 - \mathrm{e}^{-t} \cos t - \int_0^t \mathrm{e}^{-x} \cos x \mathrm{d}x$

$$= 1 - \mathrm{e}^{-t} \cos t - \mathrm{e}^{-t} \sin t - \int_0^t \mathrm{e}^{-x} \sin x \mathrm{d}x,$$

即

$$\int_0^{+\infty} \mathrm{e}^{-x} \sin x \mathrm{d}x = \frac{1 - \mathrm{e}^{-t} \cos t - \mathrm{e}^{-t} \sin t}{2},$$

因此

$$\int_0^{+\infty} \mathrm{e}^{-x} \sin x \mathrm{d}x = \lim_{t \to +\infty} \frac{1 - \mathrm{e}^{-t} \cos t - \mathrm{e}^{-t} \sin t}{2} = \frac{1}{2}.$$

(5) $\int_{-\infty}^{+\infty} \frac{1}{x^2 + 2x + 2} \mathrm{d}x = \int_{-\infty}^{+\infty} \frac{1}{(x+1)^2 + 1} \mathrm{d}x$

$$= \lim_{t \to +\infty} \arctan(x+1) \Big|_0^t + \lim_{t \to -\infty} \arctan(x+1) \Big|_t^0 = \pi.$$

(6) $\int_0^1 \frac{1}{\sqrt{1-x^2}} \mathrm{d}x = \lim_{t \to 1^-} \arcsin x \Big|_0^t = \frac{\pi}{2}$.

(7) $\int_0^2 \frac{1}{x^2 - 4x + 3} \mathrm{d}x = \int_0^1 \frac{1}{x^2 - 4x + 3} \mathrm{d}x + \int_1^2 \frac{1}{x^2 - 4x + 3} \mathrm{d}x$

$$= \frac{1}{2} \lim_{t \to 1^-} \ln \left| \frac{x-3}{x-1} \right| \Big\|_0^t + \frac{1}{2} \lim_{t \to 1^+} \ln \left| \frac{x-3}{x-1} \right| \Big\|_t^2$$

$$= \frac{1}{2} \lim_{t \to 1^-} \ln \left| \frac{x-3}{x-1} \right| - \frac{1}{2} \lim_{t \to 1^+} \ln \left| \frac{x-3}{x-1} \right| - \frac{1}{2} \ln 3,$$

发散.

三、增补习题解答

1. 设曲线 $y = e^{-x} \sqrt{|\sin x|}$，$0 \leqslant x \leqslant n\pi$. 求此曲线与 x 轴所围成的图形绕 x 轴旋转所得旋转体积 V_n，并求 $\lim_{n \to \infty} V_n$.

解

$$
\begin{aligned}
V_n &= \pi \int_0^{n\pi} y^2 \, dx = \pi \int_0^{n\pi} e^{-2x} |\sin x| \, dx \\
&= \pi \sum_{k=1}^n \int_{(k-1)\pi}^{k\pi} e^{-2x} |\sin x| \, dx \\
&= \pi \sum_{k=1}^n \int_{(k-1)\pi}^{k\pi} (-1)^{k-1} e^{-2x} \sin x \, dx \\
&= \pi \sum_{k=1}^n (-1)^{k-1} \left(-\frac{1}{5} \right) \left[e^{-2k\pi} (-1)^k - e^{-2(k-1)\pi} (-1)^{k-1} \right] \\
&= \frac{\pi}{5} (1 + e^{2\pi}) \frac{1 - e^{-2(n+1)\pi}}{1 - e^{-2\pi}}
\end{aligned}
$$

所以

$$\lim_{n \to \infty} V_n = \frac{\pi e^{2\pi} (e^{2\pi} + 1)}{5(e^{2\pi} - 1)}.$$

2. 求 $\int_0^{\frac{\pi}{2}} \frac{\sin x}{\sin x + \cos x} \, dx$.

解 $I = \int_0^{\frac{\pi}{2}} \frac{\sin x}{\sin x + \cos x} \, dx \xrightarrow{\ \ 令 x = \frac{\pi}{2} - t\ \ } \int_{\frac{\pi}{2}}^0 \frac{\cos t}{\cos t + \sin t} (-dt)$

$$= \int_0^{\frac{\pi}{2}} \frac{\cos t}{\sin t + \cos t} \, dt = \int_0^{\frac{\pi}{2}} \frac{\cos x}{\sin x + \cos x} \, dx,$$

所以

$$2I = \int_0^{\frac{\pi}{2}} \frac{\sin x + \cos x}{\cos x + \sin x} \, dx = \int_0^{\frac{\pi}{2}} dx = \frac{\pi}{2},$$

所以

$$I = \frac{\pi}{4}.$$

3. 设 $f(x)$ 在 $[a,b]$ 上连续，在 (a,b) 内可导且 $f'(x) > 0$，试证明存在唯一的 $\xi \in (a,b)$，使曲线 $y = f(x)$ 与两直线 $y = f(\xi)$，$x = a$ 所围成的平面图形的面积 S_1，是曲线 $y = f(x)$ 与两直线 $y = f(\xi)$，$x = b$ 所围平面图形面积 S_2 的 3 倍.

证

$$S_1 = (\xi - a) f(\xi) - \int_a^\xi f(t) \, dt,$$

$$S_2 = \int_\xi^b f(t) \, dt - (b - \xi) f(\xi),$$

欲证存在唯一的 $\xi \in (a,b)$，使

$$(\xi - a) f(\xi) - \int_a^\xi f(t) \, dt = 3 \left[\int_\xi^b f(t) \, dt - (b - \xi) f(\xi) \right],$$

将 ξ 换成 x，移项，并令

$$\varphi(x) = (x - a) f(x) - \int_a^x f(t) \, dt - 3 \int_x^b f(t) \, dt + 3(b - x) f(x).$$

而 $\varphi(a) = -3 \left[\int_a^b f(t) \, dt - (b - a) f(a) \right]$，利用积分中值定理，得：

$$\varphi(a) = -3(b - a) \left[f(\eta) - f(a) \right], \quad a < \eta < b.$$

因为 $f'(x) > 0$,所以 $f(\eta) > f(a)$,$\varphi(a) < 0$;同理 $\varphi(b) > 0$,故至少存在一点 $\xi \in (a,b)$,使 $\varphi(\xi) = 0$.

以下证唯一性.

$$\varphi'(x) = f'(x)[(x-a) + 3(b-x)] > 0,$$

所以 $\varphi(x)$ 严格单增. 故 $\varphi(x) = 0$ 至多只有 1 个零点. 即证.

4. 设 $f'(x)$ 连续,$F(x) = \int_0^x f(t)f'(2a-t)\mathrm{d}t$. 证明

$$F(2a) - 2F(a) = f^2(a) - f(0)f(2a).$$

证 $F(2a) - 2F(a) = \int_0^{2a} f(t)f'(2a-t)\mathrm{d}t - 2\int_0^a f(t)f'(2a-t)\mathrm{d}t$

$$= \int_a^{2a} f(t)f'(2a-t)\mathrm{d}t - \int_0^a f(t)f'(2a-t)\mathrm{d}t.$$

因为

$$\int_a^{2a} f(t)f'(2a-t)\mathrm{d}t = -f(t)f(2a-t) \Big|_a^{2a} + \int_a^{2a} f(2a-t)f'(t)\mathrm{d}t$$

$$= f^2(a) - f(0)f(2a) + \int_a^{2a} f(2a-t)f'(t)\mathrm{d}t,$$

所以

原式 $= f^2(a) - f(0)f(2a) + \int_a^{2a} f(2a-t)f'(t)\mathrm{d}t - \int_0^a f(t)f'(2a-t)\mathrm{d}t.$

又因为

$$\int_a^{2a} f(2a-t)f'(t)\mathrm{d}t \xrightarrow{\text{令} 2a-t=u} \int_a^0 f(u)f'(2a-u)(-\mathrm{d}u)$$

$$= \int_0^a f(u)f'(2a-u)\mathrm{d}u = \int_0^a f(t)f'(2a-t)\mathrm{d}t,$$

所以

$$F(2a) - 2F(a) = f^2(a) - f(0)f(2a).$$

5. 求积分 $\int_1^3 \ln\sqrt{\dfrac{\pi}{|2-x|}}\mathrm{d}x$.

解 被积函数在 $x=2$ 时,有无穷间断点,故

原式 $= \lim\limits_{\varepsilon \to 0^+} \int_1^{2-\varepsilon} \ln\sqrt{\dfrac{\pi}{2-x}}\mathrm{d}x + \lim\limits_{\varepsilon' \to 0^+} \int_{2+\varepsilon'}^3 \ln\sqrt{\dfrac{\pi}{x-2}}\mathrm{d}x$

$$= \frac{1}{2}\lim_{\varepsilon \to 0^+}\left(x\ln\pi \Big|_1^{2-\varepsilon} - x\ln(2-x) \Big|_1^{2-\varepsilon} + \int_1^{2-\varepsilon} \frac{-x}{2-x}\mathrm{d}x\right).$$

$$+ \frac{1}{2}\lim_{\varepsilon' \to 0^+}\left(x\ln\pi \Big|_{2+\varepsilon'}^3 - x\ln(2-x) \Big|_{2+\varepsilon'}^3 + \int_{2+\varepsilon'}^3 \frac{x}{x-2}\mathrm{d}x\right).$$

由于 $\lim\limits_{\varepsilon \to 0^+}(2-\varepsilon)\ln\varepsilon$ 与 $\lim\limits_{\varepsilon' \to 0^+}(2-\varepsilon')\ln\varepsilon$ 极限不存在,故该积分不存在.

6. 证明:$\int_0^{\frac{\pi}{2}} \dfrac{\sin^3 x}{\sin x + \cos x}\mathrm{d}x = \int_0^{\frac{\pi}{2}} \dfrac{\cos^3 x}{\sin x + \cos x}\mathrm{d}x$,并求出积分值.

证 令 $x = \dfrac{\pi}{2} - t$,

$$\int_0^{\frac{\pi}{2}} \frac{\sin^3 x}{\sin x + \cos x}\mathrm{d}x = \int_{\frac{\pi}{2}}^0 \frac{\sin^3(\frac{\pi}{2}-t)}{\sin(\frac{\pi}{2}-t) + \cos(\frac{\pi}{2}-t)}\mathrm{d}(\frac{\pi}{2}-t) = \int_0^{\frac{\pi}{2}} \frac{\cos^3 t}{\sin t + \cos t}\mathrm{d}t = \int_0^{\frac{\pi}{2}} \frac{\cos^3 x}{\sin x + \cos x}\mathrm{d}x$$

$$\int_0^{\frac{\pi}{2}} \frac{\sin^3 x}{\sin x + \cos x}\mathrm{d}x = \int_0^{\frac{\pi}{2}} \frac{\cos^3 x}{\sin x + \cos x}\mathrm{d}x$$

$$= \frac{1}{2}\left(\int_0^{\frac{\pi}{2}} \frac{\sin^3 x}{\sin x + \cos x}\mathrm{d}x + \int_0^{\frac{\pi}{2}} \frac{\cos^3 x}{\sin x + \cos x}\mathrm{d}x\right)$$

$$= \frac{1}{2}\int_0^{\frac{\pi}{2}} \frac{\sin^3 x + \cos^3 x}{\sin x + \cos x}\mathrm{d}x$$

$$= \frac{1}{2} \int_0^{\frac{\pi}{2}} (\sin^2 x + \cos^2 x - \sin x \cos x) \mathrm{d}x$$

$$= \frac{1}{2} \int_0^{\frac{\pi}{2}} (1 - \frac{1}{2} \sin 2x) \mathrm{d}x = \frac{\pi}{4} - \frac{1}{4}$$

7. 作直线运动的质点在任意位置 x 处,所受的力为 $F(x) = 1 - e^{-x}$,求质点从点 $x_1 = 0$ 沿 x 轴运动到 $x_2 = 1$ 处,力 $F(x)$ 所作的功.

解　$\mathrm{d}W = F(x)\mathrm{d}x, W = \int_0^1 F(x)\mathrm{d}x = \int_0^1 (1 - e^{-x})\mathrm{d}x = (x + e^{-x}) \mid_0^1 = \frac{1}{e}$

8. 计算 $\int_0^{+\infty} e^{-x} \sin x \mathrm{d}x$

解　$\int_0^t e^{-x} \sin x \mathrm{d}x = 1 - e^{-t}\cos t - \int_0^t e^{-x}\cos x \mathrm{d}x = 1 - e^{-t}\cos t - e^{-t}\sin t - \int_0^t e^{-x}\sin x \mathrm{d}x$

$\int_0^t e^{-x}\sin x \mathrm{d}x = \frac{1 - e^{-t}\cos t - e^{-t}\sin t}{2}$

$\int_0^{+\infty} e^{-x}\sin x \mathrm{d}x = \lim_{t \to +\infty} \frac{1 - e^{-t}\cos t - e^{-t}\sin t}{2} = \frac{1}{2}$

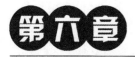

空间解析几何

一、内容提要与基本要求

解析几何的思想是用代数的方法研究几何,通过空间坐标系把空间图形与三维向量或三个变量的代数方程联系起来,从而可以用代数方法研究空间图形的性质以及图形之间的关系.空间解析几何是多元函数微积分的基础知识。

本章必须掌握以下几方面的内容.

1.空间直角坐标系.

空间两点间的距离公式

$$|P_1P_2| = \sqrt{(x_2-x_1)^2+(y_2-y_1)^2+(z_2-z_1)^2}$$

2.向量的概念与运算.

向量的定义:向量的两个要素——模(大小)与方向,向量的两种表示方法——几何表示法、坐标表示法.

向量的运算:向量的加减法,向量的数乘,向量的数量积、向量积,重点掌握后两种运算.

3.空间平面方程及其位置关系.

空间平面方程:

点法式:$A(x-x_0)+B(y-y_0)+C(z-z_0)=0$,

一般式:$Ax+By+Cz+D=0$,

截距式:$\dfrac{x}{a}+\dfrac{y}{b}+\dfrac{z}{c}=1$,

两平面夹角的公式:

$$\cos\theta = \cos(\widehat{\boldsymbol{n}_1,\boldsymbol{n}_2}) = \frac{\boldsymbol{n}_1 \cdot \boldsymbol{n}_2}{|\boldsymbol{n}_1||\boldsymbol{n}_2|}$$

$$= \frac{A_1A_2+B_1B_2+C_1C_2}{\sqrt{A_1^2+B_1^2+C_1^2}\sqrt{A_2^2+B_2^2+C_2^2}},$$

两平面平行(不重合)的充要条件是 $\dfrac{A_1}{A_2}=\dfrac{B_1}{B_2}=\dfrac{C_1}{C_2}\left(\neq\dfrac{D_1}{D_2}\right)(n_1 /\!/ n_2)$;

两平面重合的充要条件为 $\dfrac{A_1}{A_2}=\dfrac{B_1}{B_2}=\dfrac{C_1}{C_2}=\dfrac{D_1}{D_2}$;

两平面垂直的充要条件是 $A_1A_2+B_1B_2+C_1C_2=0\,(n_1\perp n_2)$.

4.空间直线方程及其位置关系.

空间直线方程:

一般式:$\begin{cases}A_1x+B_1y+C_1z+D_1=0, \\ A_2x+B_2y+C_2z+D_2=0;\end{cases}$

标准式:$\dfrac{x-x_0}{l}=\dfrac{y-y_0}{m}=\dfrac{z-z_0}{n}$;

参数式:$\begin{cases}x=x_0+lt, \\ y=y_0+mt, \\ z=z_0+nt;\end{cases}$

两点式:$\dfrac{x-x_0}{x_1-x_0}=\dfrac{y-y_0}{y_1-y_0}=\dfrac{z-z_0}{z_1-z_0}$;

两直线夹角公式：$\cos\varphi = \cos(\widehat{\boldsymbol{s_1},\boldsymbol{s_2}}) = \dfrac{l_1 l_2 + m_1 m_2 + n_1 n_2}{\sqrt{l_1^2 + m_1^2 + n_1^2}\sqrt{l_2^2 + m_2^2 + n_2^2}}$；

两直线 L_1,L_2 互相平行的充要条件：$\dfrac{l_1}{l_2} = \dfrac{m_1}{m_2} = \dfrac{n_1}{n_2}$ （$\boldsymbol{s_1}/\!/\boldsymbol{s_2}$）；

两直线 L_1,L_2 互相垂直的充要条件：$l_1 l_2 + m_1 m_2 + n_1 n_2 = 0$（$\boldsymbol{s_1}\perp\boldsymbol{s_2}$）；

直线与平面的夹角公式：$\sin\varphi = \dfrac{|Al + Bm + Cn|}{\sqrt{A^2 + B^2 + C^2} \cdot \sqrt{l^2 + m^2 + n^2}}$；

直线与平面垂直的充要条件：$\dfrac{A}{l} = \dfrac{B}{m} = \dfrac{C}{n}$；

直线与平面平行的充要条件：$Al + Bm + Cn = 0$（当直线与平面有一个公共点时，直线在平面内）．

5.常见的二次曲面．

(1) 球面：$(x - x_0)^2 + (y - y_0)^2 + (z - z_0)^2 = R^2$；

(2) 柱面（母线平行于 z 轴）

椭圆柱面：$\dfrac{x^2}{a^2} + \dfrac{y^2}{b^2} = 1$；特别地，当 $a = b$ 时为圆柱面．

抛物柱面：$y^2 = 2px$；双曲柱面：$\dfrac{x^2}{a^2} - \dfrac{y^2}{b^2} = -1$；

(3) 椭球面：$\dfrac{x^2}{a^2} + \dfrac{y^2}{b^2} + \dfrac{z^2}{c^2} = 1$，$a > 0, b > 0, c > 0$；

(4) 椭圆抛物面：$\dfrac{x^2}{a^2} + \dfrac{y^2}{b^2} = z$，$a > 0, b > 0$；

(5) 双曲抛物面（马鞍面）：$-\dfrac{x^2}{a^2} + \dfrac{y^2}{b^2} = z$，$a > 0, b > 0$；

(6) 单叶双曲面和双叶双曲面：$\dfrac{x^2}{a^2} + \dfrac{y^2}{b^2} - \dfrac{z^2}{c^2} = 1$ 与 $\dfrac{x^2}{a^2} + \dfrac{y^2}{b^2} - \dfrac{z^2}{c^2} = -1$，$a > 0, b > 0, c > 0$；

(7) 二次锥面：$\dfrac{x^2}{a^2} + \dfrac{y^2}{b^2} - \dfrac{z^2}{c^2} = 0$，$a > 0, b > 0, c > 0$．

6.空间曲线．

$$一般方程：\begin{cases} F(x,y,z) = 0, \\ G(x,y,z) = 0; \end{cases}$$

$$参数方程：\begin{cases} x = \varphi(t), \\ y = i(t), \qquad \alpha \leqslant t \leqslant \beta. \\ z = \omega(t), \end{cases}$$

二、习题六解答

1.指出下列各点所在空间直角坐标系中的位置：

$A(1,2,3)$，　$B(2,3,-4)$，　$C(2,-3,-4)$，　$D(-2,-3,1)$，
$E(0,4,3)$，　$F(3,4,0)$，　$M(3,0,0)$，　$P(0,-1,0)$．

解 A 点在第 1 卦限，B 点在第 5 卦限，C 点在第 8 卦限，D 点在第 3 卦限，E 点在 yOz 平面，F 点在 xOy 平面，M 点在 x 轴上，P 点在 y 轴上．

2.求出点 $A(4,-3,5)$ 到坐标原点、各坐标面和各坐标轴的距离．

解 到原点的距离 $d = \sqrt{4^2 + (-3)^2 + 5^2} = \sqrt{16 + 9 + 25} = \sqrt{50} = 5\sqrt{2}$，

到 xOy 面的距离 $d_{xOy} = 5$，

到 xOz 面的距离 $d_{xOz} = 3$，

到 yOz 面的距离 $d_{yOz} = 4$，

到 x 轴的距离 $d_x = \sqrt{d^2 - 4^2} = \sqrt{50 - 16} = \sqrt{34}$，

到 y 轴的距离 $d_y = \sqrt{d^2 - (-3)^2} = \sqrt{50 - 9} = \sqrt{41}$，

到 z 轴的距离 $d_z = \sqrt{d^2 - 5^2} = \sqrt{50 - 25} = 5$．

3.试证以三点 $A(4,1,9),B(10,-1,6),C(2,4,3)$ 为顶点的三角形是等腰直角三角形.

证　所求三角形三边长为

$$|AB|=\sqrt{(10-4)^2+(-1-1)^2+(6-9)^2}=\sqrt{6^2+2^2+3^2}=7,$$

$$|BC|=\sqrt{(2-10)^2+[4-(-)1]^2+(3-6)^2}=\sqrt{8^2+5^2+3^2}=7\sqrt{2},$$

$$|AC|=\sqrt{(2-4)^2+(4-1)^2+(3-9)^2}=\sqrt{2^2+3^2+6^2}=7.$$

因为 $|AB|=|AC|$,所以 $\triangle ABC$ 为等腰三角形,则 $\angle B$ 与 $\angle C$ 相等.

又因为 $\overrightarrow{AB}=\{10-4,-1-1,6-9\}=\{6,-2,-3\}$,$\overrightarrow{AC}=\{2-4,4-1,3-9\}=\{-2,3,-6\}$

有 $6\times(-2)+(-2)\times3+(-3)\times(-6)=0$,所以 $\overrightarrow{AB}\perp\overrightarrow{AC}$,即 $\angle A=90°$.

故 $\triangle ABC$ 为等腰直角三角形.

4.在 yOz 平面上,求与三个已知点 $A(3,1,2),B(4,-2,-2)$ 和 $C(0,5,1)$ 等距离的点.

解　因所求点在 yOz 平面上,所以设此点为 $M(0,y,z)$.

由题知 $|AM|=|BM|=|CM|$,于是有

$$\sqrt{(0-3)^2+(y-1)^2+(z-2)^2}$$
$$=\sqrt{(0-4)^2+[y-(-2)]^2+[z-(-2)]^2}$$
$$=\sqrt{(0-0)^2+(y-5)^2+(z-1)^2}.$$

联立方程得

$$\begin{cases}4^2+[y-(-2)]^2+[z-(-2)]^2=(y-5)^2+(z-1)^2,\\3^2+(y-1)^2+(z-2)^2=(y-5)^2+(z-1)^2,\end{cases}$$

求解此方程组得 $\begin{cases}y=1,\\z=-2,\end{cases}$

所以所求点为 $(0,1,-2)$.

5.给定两点 $M_1(2,5,-3)$ 和 $M_2(3,-2,5)$,设在线段 M_1M_2 上的一点 M 满足 $\overrightarrow{M_1M}=3\overrightarrow{MM_2}$,求矢量 $\overrightarrow{OM}$ 的坐标.

解　设 $\overrightarrow{OM}=\{x,y,z\}$,由 $\overrightarrow{M_1M}=3\overrightarrow{MM_2}$ 有

$$\{x-2,y-5,z-(-3)\}=3\{3-x,-2-y,5-z\}$$
$$=\{9-3x,3(-2-y),3(5-z)\},$$

即 $\begin{cases}x-2=9-3x,\\y-5=-6-3y,\\z+3=15-3z.\end{cases}$　解此方程组得 $\begin{cases}x=\dfrac{11}{4},\\y=-\dfrac{1}{4},\\z=3,\end{cases}$　即　$\overrightarrow{OM}=\left\{\dfrac{11}{4},-\dfrac{1}{4},3\right\}.$

6.已知两点 $M_1(4,\sqrt{2},1)$ 和 $M_2(3,0,2)$.计算向量 $\overrightarrow{M_1M_2}$ 的模、方向余弦和方向角.

解　$\overrightarrow{M_1M_2}=\{3-4,0-\sqrt{2},2-1\}=\{-1,-\sqrt{2},1\}$,

$$|\overrightarrow{M_1M_2}|=\sqrt{(-1)^2+(-\sqrt{2})^2+1^2}=\sqrt{1+2+1}=2.$$

根据方向余弦公式有

$$\cos\alpha=-\frac{1}{2},\quad\cos\beta=-\frac{\sqrt{2}}{2},\quad\cos\gamma=\frac{1}{2},$$

所以 $\alpha=\dfrac{2\pi}{3},\beta=\dfrac{3\pi}{4},\gamma=\dfrac{\pi}{3}.$

7.已知 $\boldsymbol{a}=\{1,2,3\},\boldsymbol{b}=\{0,1,2\}$,求

(1) $\boldsymbol{a}\cdot\boldsymbol{b}$;(2) $\boldsymbol{a}\times\boldsymbol{b}$;(3) $(\boldsymbol{a}+\boldsymbol{b})\cdot(\boldsymbol{a}-\boldsymbol{b})$;(4) $(\boldsymbol{a}+\boldsymbol{b})\times(\boldsymbol{a}-\boldsymbol{b})$.

解　(1) $\boldsymbol{a}\cdot\boldsymbol{b}=1\times0+2\times1+3\times2=8.$

(2) $\boldsymbol{a}\times\boldsymbol{b}=\begin{vmatrix}\boldsymbol{i}&\boldsymbol{j}&\boldsymbol{k}\\1&2&3\\0&1&2\end{vmatrix}=\boldsymbol{i}-2\boldsymbol{j}+\boldsymbol{k}.$

(3) $(\boldsymbol{a}+\boldsymbol{b})\cdot(\boldsymbol{a}-\boldsymbol{b})=(\boldsymbol{i}+3\boldsymbol{j}+5\boldsymbol{k})\cdot(\boldsymbol{i}+\boldsymbol{j}+\boldsymbol{k})=1\times1+3\times1+5\times1=9.$

(4) $(a+b) \times (a-b) = (i+3j+5k) \times (i+j+k) = \begin{vmatrix} i & j & k \\ 1 & 3 & 5 \\ 1 & 1 & 1 \end{vmatrix} = -2i+4j-2k.$

8. m 分别为何值时，$a=(2,3,-2)$ 与 $b=\left(1,\dfrac{3}{2},m\right)$ 平行和垂直.

解 平行（//）：$\begin{vmatrix} i & j & k \\ 2 & 3 & -2 \\ 1 & \dfrac{3}{2} & m \end{vmatrix} = \begin{vmatrix} 3 & -2 \\ \dfrac{3}{2} & m \end{vmatrix} i + \begin{vmatrix} -2 & 2 \\ m & 1 \end{vmatrix} j + \begin{vmatrix} 2 & 3 \\ 1 & \dfrac{3}{2} \end{vmatrix} k = 0$

$\Rightarrow \begin{cases} 3m+3=0, \\ -2-2m=0, \\ 3-3=0 \end{cases} \Rightarrow m=-1.$

垂直（⊥）：$2 \times 1 + 3 \times \dfrac{3}{2} + (-2) \times m = 0 \Rightarrow m = \dfrac{13}{4}.$

9. 已知 $A(1,-1,2)$，$B(3,3,1)$ 和 $C(3,1,3)$. 试求

(1) 与 $\overrightarrow{AB}$，$\overrightarrow{BC}$ 同时垂直的单位向量；

(2) $\triangle ABC$ 的面积.

解 (1) $\overrightarrow{AB} = \{3-1,3-(-1),1-2\} = \{2,4,-1\},$

$\overrightarrow{BC} = \{3-3,1-3,3-1\} = \{0,-2,2\}.$

由向量积定义知

$$\overrightarrow{AB} \times \overrightarrow{BC} = \begin{vmatrix} i & j & k \\ 2 & 4 & -1 \\ 0 & -2 & 2 \end{vmatrix} = 6i-4j-4k$$

是与 $\overrightarrow{AB}$，$\overrightarrow{BC}$ 同时垂直的向量.

$$|\overrightarrow{AB} \times \overrightarrow{BC}| = \sqrt{6^2+4^2+(-4)^2} = 2\sqrt{17},$$

所求的单位向量为

$$\frac{\overrightarrow{AB} \times \overrightarrow{BC}}{|\overrightarrow{AB} \times \overrightarrow{BC}|} = \left\{ \frac{3}{\sqrt{17}}, -\frac{2}{\sqrt{17}}, -\frac{2}{\sqrt{17}} \right\}.$$

同样，$\left\{ -\dfrac{3}{\sqrt{17}}, \dfrac{2}{\sqrt{17}}, \dfrac{2}{\sqrt{17}} \right\}$ 也是所求向量.

(2)

$$S_{\triangle ABC} = \frac{1}{2} |\overrightarrow{BA} \times \overrightarrow{BC}| = \frac{1}{2} \begin{vmatrix} i & j & k \\ -2 & -4 & 1 \\ 0 & -2 & 2 \end{vmatrix} = \frac{1}{2} \times \sqrt{(-6)^2+4^2+4^2} = \sqrt{17}.$$

10. 指出下列各平面的特殊位置：

(1) $x+\dfrac{y}{2}+\dfrac{z}{3}=1$;　　　　　　　　(2) $x-2y+3z=0$;

(3) $x=0$;　　　　　　　　　　　　　　(4) $3y-1=0$;

(5) $2x-3y-6=0$;　　　　　　　　　(6) $x-\sqrt{3}y=0$;

(7) $y+z=1$;　　　　　　　　　　　(8) $x-2z=0$.

解 (1) $x+\dfrac{y}{2}+\dfrac{z}{3}=1$ 截距式方程，x,y,z 各项均有。此平面和三个坐标轴均相交，交点为 $(1,0,0)$，$(0,2,0)$，$(0,0,3)$.

(2) $x-2y+3z=0$，过原点且法向量为 $\{1,-2,3\}$ 的平面.

(3) $x=0$，yOz 平面.

(4) $3y-1=0$，即 $y=\dfrac{1}{3}$，过 $\left(0,\dfrac{1}{3},0\right)$ 且与 xOz 平面平行的平面.

(5) $2x-3y-6=0$，方程缺 z 项，则平面平行于 z 轴，它和 xOy 平面的交线为直线 $\begin{cases} 2x-3y-6=0, \\ z=0. \end{cases}$ 所

以此平面为以直线 $2x-3y-6=0$ 为母线且平行于 z 轴的无限延伸的平面。

(6) $x-\sqrt{3}\,y=0$，方程中缺 z 项及常数项，则平面过 z 轴，平面和 xOy 面的交线为 $\begin{cases} x-\sqrt{3}\,y=0, \\ z=0. \end{cases}$

(7) $y+z=1$，方程缺 x 项，平面平行 x 轴，平面和 yOz 面的交线为 $\begin{cases} y+z=1, \\ x=0. \end{cases}$

(8) $x-2z=0$，方程中缺 y 项及常数项，则平面过 y 轴，平面和 xOz 面的交线为 $\begin{cases} x-2z=0, \\ y=0. \end{cases}$

11. 求满足下列条件的平面方程：

(1) 过点 $(-2,7,3)$ 且平行于平面 $z-4y+5z-1=0$ 的平面方程；

(2) 经过原点且垂直于两平面 $2x-y+5z+3=0$ 及 $x+3y-z-7=0$ 的平面方程；

(3) 过两点 $M_1(1,1,1)$ 和 $M_2(0,1,-1)$ 且垂直于平面 $x+y+z=0$ 的平面方程；

(4) 过三点 $M_1(1,1,-1)$，$M_2(-2,-2,2)$ 和 $M_3(1,-1,2)$ 的平面方程；

(5) 过点 $(1,2,3)$ 且在各坐标轴上的截距相等的平面方程；

(6) 通过 z 轴和点 $(-3,1,-2)$ 的平面方程；

(7) 平行于 x 轴且经过两点 $(4,0,-2)$ 和 $(5,1,7)$ 的平面方程.

解　(1) 平面 $x-4y+5z-1=0$ 的法向量为 $\{1,-4,5\}$．因为所求平面与该平面平行，所以法向量相同，$\boldsymbol{n}=\{1,-4,5\}$．代入点法式得

$$1(x-(-2))-4(y-7)+5(z-3)=0,$$

即

$$x-4y+5z+15=0.$$

(2) 平面 $2x-y+5z+3=0$ 的法向量为 $\boldsymbol{n}_1=\{2,-1,5\}$．平面 $x+3y-z-7=0$ 的法向量为 $\boldsymbol{n}_2=\{1,3,-1\}$.

因为所求平面垂直于以上两平面，所以所求平面的法向量 $\boldsymbol{n}=\boldsymbol{n}_1\times\boldsymbol{n}_2=\begin{vmatrix} \boldsymbol{i} & \boldsymbol{j} & \boldsymbol{k} \\ 2 & -1 & 5 \\ 1 & 3 & -1 \end{vmatrix}$

$$=-14\boldsymbol{i}+7\boldsymbol{j}+7\boldsymbol{k}$$

再由点法式得所求平面的方程为 $-14x+7y+7z=0$，即 $2x-y-z=0$.

(3) 解法 1：设所求平面的方程为 $A(x-1)+B(y-1)+C(z-1)=0$，而已知平面的法向量为 $\boldsymbol{n}_1=\{1,1,1\}$，因为 $\boldsymbol{n}\perp\boldsymbol{n}_1$，所以 $A+B+C=0$．又因为点 M_2 在所求平面内，所以 $-A-2C=0$.

解方程组 $\begin{cases} A+B+C=0, \\ -A-2C=0 \end{cases}$ 得 $A=-2C,B=C$．故所求平面方程为 $-2(x-1)+(y-1)+(z-1)=0$，即 $2x-y-z=0$.

解法 2：根据已知条件知所求平面的法向量为

$$\boldsymbol{n}=\overrightarrow{M_1M_2}\times\boldsymbol{n}_1=\begin{vmatrix} \boldsymbol{i} & \boldsymbol{j} & \boldsymbol{k} \\ -1 & 0 & -2 \\ 1 & 1 & 1 \end{vmatrix}=\{2,-1,-1\}.$$

又平面过点 $M_1(1,1,1)$，则平面方程为 $2x-y-z=0$.

解法 3：在所求平面上任取一点 $M(x,y,z)$，则 $\overrightarrow{MM_1}$，$\overrightarrow{M_1M_2}$ 和 $\{1,1,1\}$ 共面. 由三矢量共面的充要条件得

$$\begin{vmatrix} x-1 & y-1 & z-1 \\ 1 & 1 & 1 \\ -1 & 0 & -2 \end{vmatrix}=0,$$

即所求平面方程为 $2x-y-z=0$.

(4) 求法向量 $\boldsymbol{n}$：$\overrightarrow{M_1M_2}=\{-3,-3,3\}$，$\overrightarrow{M_1M_3}=\{0,-2,3\}$，

$$\boldsymbol{n}=\overrightarrow{M_1M_2}\times\overrightarrow{M_1M_3}=\begin{vmatrix} \boldsymbol{i} & \boldsymbol{j} & \boldsymbol{k} \\ -3 & -3 & 3 \\ 0 & -2 & 3 \end{vmatrix}=-3\boldsymbol{i}+9\boldsymbol{j}+6\boldsymbol{k},$$

则由点法式得

$$-3(x-1)+9(y-1)+6(z+1)=0,$$

即

$$x-3y-2z=0.$$

(5) 由截距式方程 $\dfrac{x}{a}+\dfrac{y}{b}+\dfrac{z}{c}=1$ 并根据题意,设所求方程为 $\dfrac{x}{a}+\dfrac{y}{a}+\dfrac{z}{a}=1$,把 $(1,2,3)$ 代入上式得 $\dfrac{1}{a}+\dfrac{2}{a}+\dfrac{3}{a}=1$,即 $a=6$.

故所求的平面方程为 $x+y+z=6$.

(6) 因为所求平面通过 z 轴及原点,所以设为 $Ax+By=0$. 又因为过点 $(-3,1,-2)$,因此有 $-3A+B=0$.联立以上两个方程得 $x+3y=0$.

(7) 因为平面平行于 x 轴,所以设其为 $By+Cz+D=0$. 把两点代入上式有 $\begin{cases} -2C+D=0, \\ B+7C+D=0 \end{cases}$

$\Rightarrow \begin{cases} D=2C, \\ B=-9C, \end{cases}$ 代入所设方程得 $-9Cy+Cz+2C=0$,即 $9y-z-2=0$.

12. 求满足下列条件的直线方程:

(1) 经过两点 $(1,2,1)$ 和 $(1,2,3)$;

(2) 经过点 $(0,-3,2)$ 且与过两点 $(3,4,-7)$ 和 $(2,7,-6)$ 的连线平行.

(3) 过点 $(0,2,4)$ 且与两平面 $x+2z=1,y-3z=2$ 平行;

(4) 过点 $(2,-3,4)$ 且与平面 $3x-y+2z=4$ 垂直的直线方程.

解 (1) 代入参数方程

$$\begin{cases} x=1+0\cdot t, \\ y=2+0\cdot t, \\ z=1+2t \end{cases} \iff \begin{cases} x-1=0, \\ y-2=0. \end{cases}$$

(2) $(3,4,-7)$ 和 $(2,7,-6)$ 两点连线的方向向量为 $\{3-2,4-7,-7-(-6)\}=\{1,-3,-1\}$.由直线标准式方程得

$$\frac{x-0}{1}=\frac{y-(-3)}{-3}=\frac{z-2}{-1},$$

即

$$\frac{x}{-1}=\frac{y+3}{3}=\frac{z-2}{1}.$$

(3) 平面 $x+2z=1$ 的法向量为 $\boldsymbol{n}_1=\{1,0,2\}$,平面 $y-3z=2$ 的法向量为 $\boldsymbol{n}_2=\{0,1,-3\}$.

所以所求直线的方向向量

$$\boldsymbol{s}=\boldsymbol{n}_1\times\boldsymbol{n}_2=\begin{vmatrix} \boldsymbol{i} & \boldsymbol{j} & \boldsymbol{k} \\ 1 & 0 & 2 \\ 0 & 1 & -3 \end{vmatrix}=-2\boldsymbol{i}+3\boldsymbol{j}+\boldsymbol{k}.$$

又因为所求直线过点 $(0,2,4)$,所以由直线的标准式方程得

$$\frac{x}{-2}=\frac{y-2}{3}=\frac{z-4}{1}.$$

(4) 直线垂直于平面,则平面的法向量即为直线的方向向量,即直线过点 $(2,-3,4)$ 且 $\boldsymbol{s}=3\boldsymbol{i}-\boldsymbol{j}+2\boldsymbol{k}$,直线方程为 $\dfrac{x-2}{3}=\dfrac{y+3}{-1}=\dfrac{z-4}{2}$.

13. 用标准方程及参数方程表示直线 $\begin{cases} x-y+z=1, \\ 2x+y+z=4. \end{cases}$

解 设 $x=1$ 得 $\begin{cases} 1-y+z=1, \\ 2+y+z=4 \end{cases} \Rightarrow \begin{cases} y=1, \\ z=1, \end{cases}$ 所以过点 $(1,1,1)$.平面 $x-y+z=1$ 的法向量 $\boldsymbol{n}_1=\{1,-1,1\}$,平面 $2x+y+z=4$ 的法向量 $\boldsymbol{n}_2=\{2,1,1\}$,则直线的方向向量

$$\boldsymbol{s}=\boldsymbol{n}_1\times\boldsymbol{n}_2=\begin{vmatrix} \boldsymbol{i} & \boldsymbol{j} & \boldsymbol{k} \\ 1 & -1 & 1 \\ 2 & 1 & 1 \end{vmatrix}=-2\boldsymbol{i}+\boldsymbol{j}+3\boldsymbol{k}.$$

于是直线的标准方程为

$$\frac{x-1}{-2} = \frac{y-1}{1} = \frac{z-1}{3},$$

参数方程为

$$\begin{cases} x = 1-2t, \\ y = 1+t, \\ z = 1+3t. \end{cases}$$

14. 求下列图形间的夹角或夹角的余弦:

(1) 平面 $2x+y+z-4=0$ 与平面 $x-y+2z-3=0$ 的夹角;

(2) 求平面 $2x-2y+z+5=0$ 与各坐标面的夹角的余弦;

(3) 求直线 $\dfrac{x-1}{1} = \dfrac{y}{-4} = \dfrac{z+3}{1}$ 与直线 $\begin{cases} x = 2t, \\ y = -2-2t, \\ z = -t, \end{cases}$ 的夹角;

(4) 求直线 $\begin{cases} x+y+3z=0, \\ x-y-z=0 \end{cases}$ 和平面 $x-y-z+1=0$ 间的夹角.

解 (1) 两个平面的法向量分别是

$$\boldsymbol{n}_1 = \{2,1,1\}, \boldsymbol{n}_2 = \{1,-1,2\}.$$

设两个平面的夹角为 θ,从而有

$$\cos\theta = \frac{|\boldsymbol{n}_1 \cdot \boldsymbol{n}_2|}{|\boldsymbol{n}_1||\boldsymbol{n}_2|} = \frac{|2\times 1+1\times(-1)+1\times 2|}{\sqrt{2^2+1^2+1^2}\sqrt{1^2+(-1)^2+2^2}} = \frac{1}{2},$$

所以 $\theta = \dfrac{\pi}{3}$.

(2) 平面法向量为 $\{2,-2,1\}$,xOy 面的单位法向量为 $(0,0,1)$,所以平面到 xOy 面的夹角余弦为

$$\cos\theta_1 = \frac{0\times 2+0\times(-2)+1\times 1}{\sqrt{0^2+0^2+1^2}\sqrt{2^2+(-2)^2+1^2}} = \frac{1}{3}.$$

xOz 面的单位法向量为 $(0,1,0)$,所以平面到 xOz 面的夹角余弦为

$$\cos\theta_2 = \frac{0\times 2+1\times(-2)+0\times 1}{\sqrt{0^2+0^2+1^2}\sqrt{2^2+(-2)^2+1^2}} = -\frac{2}{3},$$

yOz 面的单位法向量为 $(1,0,0)$,所以平面到 yOz 面的夹角余弦为

$$\cos\theta_3 = \frac{1\times 2+0\times(-2)+0\times 1}{\sqrt{0^2+0^2+1^2}\sqrt{2^2+(-2)^2+1^2}} = \frac{2}{3}.$$

(3) 两已知直线的方向向量分别是 $\boldsymbol{s}_1 = \{1,-4,1\}, \boldsymbol{s}_2 = \{2,-2,-1\}$.设两个平面的夹角为 φ,从而有

$$\cos\varphi = \frac{\boldsymbol{s}_1 \cdot \boldsymbol{s}_2}{|\boldsymbol{s}_1||\boldsymbol{s}_2|} = \frac{1\times 2+(-4)\times(-2)+1\times(-1)}{\sqrt{1^2+(-4)^2+1^2}\sqrt{2^2+(-2)^2+(-1)^2}} = \frac{\sqrt{2}}{2},$$

所以 $\varphi = \dfrac{\pi}{4}$.

(4) 已知直线的方向向量为

$$\boldsymbol{s} = \boldsymbol{n}_1 \times \boldsymbol{n}_2 = \begin{vmatrix} \boldsymbol{i} & \boldsymbol{j} & \boldsymbol{k} \\ 1 & 1 & 3 \\ 1 & -1 & -1 \end{vmatrix} = 2\boldsymbol{i}+4\boldsymbol{j}-2\boldsymbol{k}.$$

已知平面的法向量为 $\boldsymbol{n} = \{1,-1,-1\}$,故

$$\cos\varphi = \frac{2\times 1+4\times(-1)+(-2)\times(-1)}{\sqrt{2^2+4^2+2^2}\sqrt{1^2+1^2+1^2}} = 0,$$

所以 $\varphi = \dfrac{\pi}{2}$.故此直线与平面平行,夹角为 0.

15. 求满足下列条件的平面方程或直线方程:

(1) 通过两相交直线 $\begin{cases} x+y+z=0, \\ 2x-y+3z=0 \end{cases}$ 和 $3x = 2y = z$ 的平面方程;

(2) 求过点 $(3,1,-2)$ 且通过直线 $\dfrac{x-4}{5}=\dfrac{y+3}{2}=\dfrac{z}{1}$ 的平面方程;

(3) 求过点 $(1,2,1)$ 而与两直线 $\begin{cases} x+2y-z+1=0, \\ x-y+z-1=0 \end{cases}$ 和 $\begin{cases} 2x-y+z=0, \\ x-y+z=0 \end{cases}$ 平行的平面方程;

(4) 过点 $(1,-2,5)$ 而且与两平面 $x-3z=4$ 和 $y+2z=3$ 平行的直线方程;

(5) 过点 $(-1,0,4)$,平行于平面 $3x-4y+z-10=0$ 且与直线 $\dfrac{x+1}{3}=\dfrac{y-3}{1}=\dfrac{z}{2}$ 相交的直线方程.

解 (1) 直线 $\begin{cases} x+y+z=0, \\ 2x-y+3z=0 \end{cases}$ 的方向向量为

$$s_1 = \{1,1,1\} \times \{2,-1,3\} = \{4,-1,-3\},$$

直线 $3x=2y=z$ 的方向向量为 $s_2 = \left\{ \dfrac{1}{3}, \dfrac{1}{2}, 1 \right\}$,故所求平面法向量

$$n = s_1 \times s_2 = \{4,-1,-3\} \times \left\{ \dfrac{1}{3}, \dfrac{1}{2}, 1 \right\} = \left\{ \dfrac{1}{2}, -5, \dfrac{7}{3} \right\}.$$

显然过 $(0,0,0)$ 点,则由点法式得

$$\dfrac{1}{2}x - 5y + \dfrac{7}{3}z = 0.$$

(2) 设直线上一点 $M_1(4,-3,0)$,已知点 $M_0(3,1,-2)$,则所求平面的法向量 n 与 $\overrightarrow{M_0 M_1}$ 及 $s = \{5,2,1\}$ 垂直.

$$n = \overrightarrow{M_0 M_1} \times s = \{1,-4,2\} \times \{5,2,1\} = \{-8,9,22\},$$

则平面方程为

$$-8(x-3) + 9(y-1) + 22(z+2) = 0,$$

即

$$8x - 9y - 22z - 59 = 0.$$

(3) 因为平面与两直线平行,所以 $n = s_1 \times s_2$,而直线 $\begin{cases} x+2y-z+1=0, \\ x-y+z-1=0 \end{cases}$ 的方向向量为

$$s_1 = \{1,2,-1\} \times \{1,-1,1\} = \{1,-2,-3\},$$

直线 $\begin{cases} 2x-y+z=0, \\ x-y+z=0 \end{cases}$ 的方向向量为

$$s_2 = \{2,-1,1\} \times \{1,-1,1\} = \{0,-1,-1\},$$

则所求平面的法向量

$$n = s_1 \times s_2 = \{1,-2,-3\} \times \{0,-1,-1\} = \{1,1,1\}.$$ 于是由点法式得
$$1 \times (x-1) + 1 \times (y-2) + 1 \times (z-1) = 0,$$

即

$$x - y + z = 0.$$

(4) 直线 $\begin{cases} x-3z=4, \\ y+2z=3 \end{cases}$ 的方向向量 $s = \{1,0,-3\} \times \{0,1,2\} = \{3,-2,1\}$,

所以

$$\dfrac{x-1}{3} = \dfrac{y+2}{-2} = \dfrac{z-5}{1}.$$

(5) 过点 $(-1,0,4)$ 与已知平面平行的平面方程为 $3x-4y+z-1=0$,解方程组 $\begin{cases} 3x-4y+z-1=0, \\ \dfrac{x+1}{3} = \dfrac{y-3}{1} = \dfrac{z}{2} \end{cases}$

得已知直线与平面的交点为 $\left(\dfrac{41}{7}, \dfrac{37}{7}, \dfrac{32}{7} \right)$. 因此所求直线方程为

$$\dfrac{x+1}{48} = \dfrac{y}{37} = \dfrac{z-4}{4}.$$

16. 求下列曲面方程:

(1) 过三点 $A(1,1,0)$,$B(1,0,1)$,$C(0,1,1)$ 的单位球面方程;

(2) 到两定点 $A(0,c,0)$ 与 $B(0,-c,0)$ 的距离之和为定长 $2a$ 的动点的轨迹方程；

(3) xOy 面上的椭圆 $9x^2+4y^2=36$ 绕 x 轴旋转一周所得的旋转曲面的方程；

(4) xOz 面上的抛物线 $z^2=5x$ 绕 x 轴旋转一周所得的旋转曲面的方程；

(5) yOz 面上的双曲线 $\dfrac{z^2}{4}-y^2=1$ 绕 z 轴旋转一周所得的旋转曲面的方程；

(6) xOy 面上的直线 $y=x$ 绕 y 轴旋转一周所得的旋转曲面的方程.

解　(1) 将以上各点坐标分别代入所设单位球面方程 $(x-x_0)^2+(y-y_0)^2+(z-z_0)^2=1$，得到方程组

$$\begin{cases}(1-x_0)^2+(1-y_0)^2+(0-z_0)^2=1,\\(1-x_0)^2+(0-y_0)^2+(1-z_0)^2=1,\\(0-x_0)^2+(1-y_0)^2+(1-z_0)^2=1,\end{cases}\quad 解得\begin{cases}x_0=\dfrac{1}{3},\\y_0=\dfrac{1}{3},\\z_0=\dfrac{1}{3},\end{cases}\quad 或\begin{cases}x_0=1,\\y_0=1,\\z_0=1.\end{cases}$$

于是所求球面方程为

$$\left(x-\frac{1}{3}\right)^2+\left(y-\frac{1}{3}\right)^2+\left(z-\frac{1}{3}\right)^2=1 \ \text{或}\ (x-1)^2+(y-1)^2+(z-1)^2=1$$

(2) 设动点为 $M(x,y,z)$，则由题有 $|AM|+|BM|=2a$，即

$$\sqrt{(x-0)^2+(y-c)^2+(z-0)^2}+\sqrt{(x-0)^2+(y+c)^2+(z-0)^2}=2a,$$
$$\sqrt{x^2+(y-c)^2+z^2}+\sqrt{x^2+(y+c)^2+z^2}=2a.$$

化简得

$$\sqrt{(x^2+(y-c)^2+z^2)(x^2+(y+c)^2+z^2)}=2a^2-(x^2+y^2+z^2+c^2),$$

再两边平方得

$$a^2(x^2+z^2)=(a^2-y^2)(a^2-c^2)$$

解得

$$\frac{y^2}{a^2}+\frac{x^2+z^2}{a^2-c^2}=1.$$

当 $a>c$ 时表示旋转椭球面；当 $a<c$ 时表示双叶双曲面.

(3) $\dfrac{x^2}{4}+\dfrac{y^2}{9}+\dfrac{z^2}{9}=1.$

(4) $\dfrac{y^2}{2p}+\dfrac{z^2}{2p}=x\xrightarrow{p=\frac{5}{2}}\dfrac{y^2}{5}+\dfrac{z^2}{5}=x$ 为椭圆抛物面.

(5) 绕 z 轴旋转，z 坐标不变，以 $\sqrt{x^2+y^2}$ 代替方程中的 y，即得旋转曲面方程

$$\frac{z^2}{4}-x^2-y^2=1.$$

(6) 绕 y 轴旋转，y 坐标不变，以 $\sqrt{x^2+z^2}$ 代替方程中的 x，即得旋转曲面方程

$$y=\sqrt{x^2+z^2}.$$

17. 指出下列方程表示的是什么曲面？

(1) $x^2+y^2+z^2-2x+4y+2z=0$；

(2) $x^2+y^2+2z^2=1$；

(3) $x^2+y^2+2z^2=0$；

(4) $x^2+y^2-2z^2=0$；

(5) $x^2+y^2-2z^2=1$；

(6) $x^2-y^2-2z^2=1$；

(7) $x^2+2y^2=z$；

(8) $-x^2+2y^2=z$；

(9) $x^2+y^2-1=0$；

(10) $x^2-y^2=1$；

(11) $x^2+2y^2=1$；

(12) $xyz=0$.

解　(1) 通过配方，原方程可化为

$$(x-1)^2+(y+2)^2+(z+1)^2=6$$

容易看出此方程表示以 $(1,-2,-1)$ 为球心，半径为 $\sqrt{6}$ 的球面.

(2) $\dfrac{x^2}{1}+\dfrac{y^2}{1}+\dfrac{z^2}{\left(\frac{1}{\sqrt{2}}\right)^2}=1$，为椭球面.

(3) $\dfrac{x^2}{1}+\dfrac{y^2}{1}+\dfrac{z^2}{\left(\frac{1}{\sqrt{2}}\right)^2}=0$,为原点.

(4) $\dfrac{x^2}{1}+\dfrac{y^2}{1}-\dfrac{z^2}{\left(\frac{1}{\sqrt{2}}\right)^2}=0$,为二次锥面.

(5) $\dfrac{x^2}{1}+\dfrac{y^2}{1}-\dfrac{z^2}{\left(\frac{1}{\sqrt{2}}\right)^2}=1$,为一个中心轴为 z 轴的单叶双曲面.

(6) $\dfrac{x^2}{1}-\dfrac{y^2}{1}-\dfrac{z^2}{\left(\frac{1}{\sqrt{2}}\right)^2}=1$,为一个中心轴为 x 轴的双叶双曲面.

(7) $z=\dfrac{x^2}{1}+\dfrac{y^2}{\left(\frac{1}{\sqrt{2}}\right)^2}$,为椭圆抛物面.

(8) $z=\dfrac{x^2}{1}-\dfrac{y^2}{\left(\frac{1}{\sqrt{2}}\right)^2}$,为双曲抛物面.

(9) $x^2+y^2=1$,为圆柱面.

(10) $x^2-y^2=1$,为双曲柱面.

(11) $\dfrac{x^2}{1}+\dfrac{y^2}{\left(\frac{1}{\sqrt{2}}\right)^2}=1$,为椭圆柱面.

(12) $x=0$ 或 $y=0$ 或 $z=0$,为三个坐标平面.

18. 指出下列方程组表示的是什么曲线?

(1) $\begin{cases} x^2+y^2+z^2=25, \\ z=3; \end{cases}$ (2) $\begin{cases} x^2+z^2=4, \\ x+y=1; \end{cases}$

(3) $\begin{cases} y=\sqrt{x^2+z^2}, \\ x-y+1=0; \end{cases}$ (4) $\begin{cases} z^2=3(x^2+y^2), \\ x=2; \end{cases}$

(5) $\begin{cases} x^2+y^2+z^2=R^2\,(R>0), \\ x^2+y^2=R^2; \end{cases}$ (6) $\begin{cases} z=x^2+y^2; \\ z=h\,(h>0); \end{cases}$

(7) $\begin{cases} z=\sqrt{2a^2-x^2-y^2}\,(a>0), \\ z=\sqrt{x^2+y^2}; \end{cases}$ (8) $\begin{cases} x=a\cos t\,(a>0), \\ y=a\sin t\,(a>0), \\ z=b\,t\,(b>0). \end{cases}$

解 (1) 球面与一平面的交线为圆.

(2) 圆柱面与一斜平面的交线为椭圆.

(3) 锥面与一斜平面的交线为一抛物线.

(4) 锥面与平行于 yOz 平面的平面的交线为双曲线.

(5) 第一个方程表示球心在坐标原点,半径为 R 的球面,第二个方程表示圆心在原点半径为 R 的圆柱面,方程组就表示上述球面与圆柱面的交线为圆.

(6) 第一个方程表示 xOz 平面上的抛物线 $x^2=z$ 绕 z 轴旋转而成的旋转抛物面;第二个方程表示平行于 xOy 平面高为 h 的平面,方程组表示上述旋转抛物面与 $z=h$ 平面的交线,即圆.

(7) 第一个方程表示球心在坐标原点,半径为 $\sqrt{2}a$ 的上半球面,第二个方程表示上半锥面,方程组就表示上述球面与锥面的交线,即圆.

(8) 圆柱螺旋线.

三、增补习题解答

1. 一边长为 a 的立方体放置在 xOy 面上,其底面中心在坐标原点,底面的顶点在 x 轴和 y 轴上,求它各顶点的坐标.

解　A 点坐标为 $\left(\dfrac{a}{\sqrt{2}},0,0\right)$，$B$ 点坐标为 $\left(0,\dfrac{a}{\sqrt{2}},0\right)$，$C$ 点坐标为 $\left(-\dfrac{a}{\sqrt{2}},0,0\right)$，$D$ 点坐标为

$\left(0,-\dfrac{a}{\sqrt{2}},0\right)$，$A'$ 点坐标为 $\left(\dfrac{a}{\sqrt{2}},0,a\right)$，$B'$ 点坐标为 $\left(0,\dfrac{a}{\sqrt{2}},a\right)$，$C'$ 点坐标为 $\left(-\dfrac{a}{\sqrt{2}},0,a\right)$，$D'$ 点坐标为

$\left(0,-\dfrac{a}{\sqrt{2}},a\right)$.

2.已知不共线的矢量 $\boldsymbol{a}$ 和 $\boldsymbol{b}$，求它们的夹角平分线上的单位矢量.

解　$\boldsymbol{a},\boldsymbol{b}$ 夹角平分线在 $\boldsymbol{a}+\boldsymbol{b}$ 方向，角平分线矢量为 $\boldsymbol{c}=\boldsymbol{a}+\boldsymbol{b}$，单位矢量为 $\boldsymbol{c}_0=\dfrac{\boldsymbol{c}}{|\boldsymbol{c}|}=\dfrac{\boldsymbol{a}+\boldsymbol{b}}{|\boldsymbol{a}+\boldsymbol{b}|}$.

3.已知向量 $\boldsymbol{a}=-\boldsymbol{i}+3\boldsymbol{j},\boldsymbol{b}=3\boldsymbol{i}+\boldsymbol{j},|\boldsymbol{c}|=r$(常数)，求当 $\boldsymbol{c}$ 满足关系式 $\boldsymbol{a}=\boldsymbol{b}\times\boldsymbol{c}$ 时，r 的最小值.

解　设 $\boldsymbol{c}=x\boldsymbol{i}+y\boldsymbol{j}+z\boldsymbol{k}$，其中，$r=\sqrt{x^2+y^2+z^2}$. 由 $\boldsymbol{a}=\boldsymbol{b}\times\boldsymbol{c}=-\boldsymbol{i}+3\boldsymbol{j}=\begin{vmatrix} \boldsymbol{i} & \boldsymbol{j} & \boldsymbol{k} \\ 3 & 1 & 0 \\ x & y & z \end{vmatrix}$，即 $\begin{cases} z=-1, \\ x-3y=0. \end{cases}$

所以

$$r=\sqrt{10y^2+1},\min r=1.$$

4.设向量 $\boldsymbol{a}$ 的方向角分别为 α,β,γ，若 $\alpha=\beta,\gamma=2\alpha$，求 α,β,γ.

解　$\cos^2\alpha+\cos^2\beta+\cos^2\gamma=1$，即 $2\cos^2\alpha+\cos^2 2\alpha=1,\cos 2\alpha=0$ 或 $\cos 2\alpha=-1$ 得 $\alpha=\dfrac{\pi}{4}$ 或 $\alpha=\dfrac{\pi}{2}$. 因

此 $\alpha=\beta=\dfrac{\pi}{4},\gamma=\dfrac{\pi}{2}$ 或 $\alpha=\beta=\dfrac{\pi}{2},\gamma=\pi$.

5.已知在 $\triangle ABC$ 的两边矢量 $\overrightarrow{AB}=2\boldsymbol{i}+\boldsymbol{j}-\boldsymbol{k},\overrightarrow{BC}=3\boldsymbol{i}+2\boldsymbol{j}+\boldsymbol{k}$，求 $\triangle ABC$ 的面积.

解　$\boldsymbol{a}\times\boldsymbol{b}=\begin{vmatrix} \boldsymbol{i} & \boldsymbol{j} & \boldsymbol{k} \\ 2 & 1 & -1 \\ 3 & 2 & 1 \end{vmatrix}=3\boldsymbol{i}-5\boldsymbol{j}+\boldsymbol{k}$，面积 $S=\dfrac{1}{2}|\boldsymbol{a}\times\boldsymbol{b}|=\dfrac{1}{2}|3\boldsymbol{i}-5\boldsymbol{j}+\boldsymbol{k}|=\dfrac{\sqrt{35}}{2}$.

6.经过两点 $M(0,4,-3)$ 和 $N(6,-4,3)$ 作两个平面，使之不经过原点，但每一个平面在三条坐标轴上截

距之和等于0，求出这两个平面的方程.

解　设平面方程为 $\dfrac{x}{a}+\dfrac{y}{b}+\dfrac{z}{c}=1$，经过两点 $M(0,4,-3)$ 和 $N(6,-4,3)$，平面在三条坐标轴上截距之

和等于0，满足 $\begin{cases} \dfrac{0}{a}+\dfrac{4}{b}+\dfrac{-3}{c}=1, \\ a+b+c=0, \\ \dfrac{6}{a}+\dfrac{-4}{b}+\dfrac{3}{c}=1, \end{cases}$　解得 $(a,b,c)=(3,6,-9)$ 或 $(3,-2,-1)$，所求平面方程为 $\dfrac{x}{3}+\dfrac{y}{6}-$

$\dfrac{z}{9}=1$ 或 $\dfrac{x}{3}-\dfrac{y}{2}-z=1$.

7.已知三角形的顶点在 $A(2,1,5),B(0,4,-1),C(3,4,-7)$ 处，通过点 $M(2,-6,3)$ 作一平面平行于此三

角形所在的平面，求其方程.

解　过点 $A(2,1,5),B(0,4,-1),C(3,4,-7)$ 的平面的法向量为

$$\boldsymbol{n}=\overrightarrow{AB}\times\overrightarrow{AC}=\begin{vmatrix} \boldsymbol{i} & \boldsymbol{j} & \boldsymbol{k} \\ -2 & 3 & -6 \\ 1 & 3 & -12 \end{vmatrix}=-18\boldsymbol{i}-30\boldsymbol{j}-9\boldsymbol{k},$$

过点 $M(2,-6,3)$ 平行于此三角形所在的平面为 $-18(x-2)-30(y+6)-9(z-3)=0$，即 $6x+10y+$

$3z+39=0$.

8.一平面经过两个平面 $x+28y-2z+17=0$ 和 $5x+8y-z+1=0$ 的交线且与圆球面 $x^2+y^2+z^2=1$ 相

切，试求其方程.

解　设所求平面方程为 $x+28y-2z+17+\lambda(5x+8y-z+1)=0$，即

$(1+5\lambda)x+(28+8\lambda)y-(2+\lambda)z+17+\lambda=0$.

又与圆球面 $x^2+y^2+z^2=1$ 相切，球心到平面的距离为 $\dfrac{|17+\lambda|}{\sqrt{(1+5\lambda)^2+(28+8\lambda)^2+(2+\lambda)^2}}=1$ 化简得

$89\lambda^2 + 428\lambda + 500 = 0$ 得 $\lambda_1 = -2, \lambda_1 = -\dfrac{250}{89}$. 代入可得方程为

$$3x - 4y - 5 = 0 \quad \text{或} \quad 387x - 164y - 24z - 421 = 0.$$

9.通过平面 $\pi: x + y + z = 1$,与直线 $l_1: \begin{cases} y = 1, \\ z = -1 \end{cases}$ 的交点,在平面 π 内作直线 l,使 l 垂直于 l_1,求直线 l 的方程.

解 设所求直线 l 的方向为 (l, m, n),已知 l_1 的方向为 $\{1, 0, 0\}$,平面 $\pi: x + y + z = 1$,与直线 l_1:$\begin{cases} y = 1, \\ z = -1 \end{cases}$ 的交点为 $(1, 1, -1)$.

又 l 垂直于 l_1 得 $l \cdot 1 + m \cdot 0 + n \cdot 0 = 0$,所以 $l = 0$. 故 $x - 1 = 0$;又在平面 $\pi: x + y + z = 1$ 内得方程为 $\begin{cases} x = 1, \\ x + y + z = 1. \end{cases}$

10.求与坐标原点 O 及点 $(2, 3, 4)$ 的距离之比为 $1:2$ 的点的全体所组成的曲面的方程,它表示怎样的曲面?

解 该曲面满足 $\dfrac{\sqrt{x^2 + y^2 + z^2}}{\sqrt{(x-2)^2 + (y-3)^2 + (z-4)^2}} = \dfrac{1}{2}$,即球面为 $\left(x + \dfrac{2}{3}\right)^2 + (y + 1)^2 + \left(z + \dfrac{4}{3}\right)^2 = \dfrac{116}{9}$,球心为 $\left(-\dfrac{2}{3}, -1, -\dfrac{4}{3}\right)$,球半径为 $\dfrac{2\sqrt{29}}{3}$.

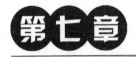

多元函数微分学

一、内容提要与基本要求

    本章首先讲述了多元函数的概念,介绍了多元函数和二元函数的极限以及二元函数连续的定义.在此基础上引进了多元函数偏导数与全微分的概念.作为全微分的应用讨论了近似计算与误差估计的问题.作为偏导数的应用讨论了多元函数的极限、最值问题.

    本章必须掌握下面几方面的内容:

    1. 正确理解多元函数和二元函数的极限与二元函数的连续的定义.对于一些常见的函数,要会求它的定义域,会判断它的极限存在性与连续性.

    2. 偏导数与全微分的计算.

    (1) 从定义出发求偏导数,要求多元函数对某一自变量的偏导数只需把它看成只是这个自变量的函数,而把其余自变量都当成常数,直接用一元函数求导的方法和公式可求出对该变量的偏导数.按照此原则,求了一阶偏导数以后,可继续求二阶及二阶以上的高阶偏导数.

    (2) 利用复合函数微分法则——链式法则求偏导数.先分清因变量、中间变量与自变量,再画出它们依存关系的路线图,最后求出偏导数.如 $z = f(u,v)$,$u = \varphi(x,y)$,$v = \psi(x,y)$,求 z'_x, z'_y.因变量 z,中间变量 u、v,自变量 x、y 的依存关系如图 7-1 所示.

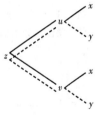

$$\frac{\partial z}{\partial x} \xrightarrow{\text{按实线}} \frac{\partial z}{\partial u} \cdot \frac{\partial u}{\partial x} + \frac{\partial z}{\partial v} \cdot \frac{\partial v}{\partial x} = \frac{\partial f}{\partial u} \cdot \frac{\partial \varphi}{\partial x} + \frac{\partial f}{\partial v} \cdot \frac{\partial \psi}{\partial x},$$

$$\frac{\partial z}{\partial y} \xrightarrow{\text{按虚线}} \frac{\partial z}{\partial u} \cdot \frac{\partial u}{\partial y} + \frac{\partial z}{\partial v} \cdot \frac{\partial v}{\partial y} = \frac{\partial f}{\partial u} \cdot \frac{\partial \varphi}{\partial y} + \frac{\partial f}{\partial v} \cdot \frac{\partial \psi}{\partial y}.$$

其他情况的复合函数可类似进行求导.

图 7-1

    (3) 利用隐函数求导法则求导数或偏导数.

    由方程 $F(x,y) = 0$ 确定的隐函数 $y = f(x)$ 的导数为

$$\frac{\mathrm{d}y}{\mathrm{d}x} = -\frac{F'_x}{F'_y}.$$

    由方程 $F(x,y,z) = 0$ 确定的隐函数 $z = f(x,y)$ 的偏导数为

$$\frac{\partial z}{\partial x} = -\frac{F'_x}{F'_z}, \quad \frac{\partial z}{\partial y} = -\frac{F'_y}{F'_z}.$$

    (4) 全微分的计算.

    $z = f(x,y)$ 在 (x,y) 处的全微分为

$$\mathrm{d}z = \frac{\partial z}{\partial x}\mathrm{d}x + \frac{\partial z}{\partial y}\mathrm{d}y,$$

$u = f(x,y,z)$ 在 (x,y,z) 处的全微分为

$$\mathrm{d}u = \frac{\partial u}{\partial x}\mathrm{d}x + \frac{\partial u}{\partial y}\mathrm{d}y + \frac{\partial u}{\partial z}\mathrm{d}z.$$

    3. 连续、偏导数存在与可微间的关系.

    "偏导数连续$\Rightarrow$可微","可微$\Rightarrow$偏导数存在","可微$\Rightarrow$连续"是成立的.但它们的逆命题不成立,即可微$\nRightarrow$偏导数连续、偏导数存在$\nRightarrow$可微、连续$\nRightarrow$可微.另外,偏导数存在与连续间没什么关系,即偏导数$\nLeftrightarrow$连续.

    4. 全微分与偏导数的应用.

    利用全微分可以进行近似计算与误差估计,利用偏导数可以求多元函数的极值与最值,极值有无条

件极值与条件极值. 有些问题可直接用无条件极值去求解, 有些问题则利用条件极值和拉格朗日乘数法解较方便.

二、习题七解答

1. 设函数 $f(x,y) = x^3 - 2xy + 3y^2$, 试求:

(1) $f(-2,3)$;　　　　(2) $f\left(\dfrac{1}{x}, \dfrac{2}{y}\right)$;　　　　(3) $\dfrac{f(x,y+h)-f(x,y)}{h}$.

解 (1) $f(-2,3) = (-2)^3 - 2(-2)\times 3 + 3\times(3)^2 = 31$.

(2) $f\left(\dfrac{1}{x}, \dfrac{2}{y}\right) = \left(\dfrac{1}{x}\right)^3 - 2\left(\dfrac{1}{x}\right)\left(\dfrac{2}{y}\right) + 3\left(\dfrac{2}{y}\right)^2 = \dfrac{1}{x^3} - \dfrac{4}{xy} + \dfrac{12}{y^2}$.

(3) $\dfrac{f(x,y+h)-f(x,y)}{h} = \dfrac{1}{h}\Big[x^3 - 2x(y+h) + 3(y+h)^2 - x^3 + 2xy - 3y^2\Big]$

$\qquad\qquad\qquad\qquad = -2x + 6y + 3h$.

2. 确定下列函数的定义域, 并画出定义域的图形:

(1) $f(x,y) = \ln\big[(16 - x^2 - y^2)(x^2 + y^2 - 4)\big]$;

(2) $f(x,y) = \sqrt{1-x^2} + \sqrt{y^2-1}$;

(3) $z = \sqrt{1-(x^2+y^2)}$;

(4) $z = \sqrt{x\sqrt{y}}$;

(5) $z = ax + by + c$.

解 (1) 要使函数有意义, 自变量 x、y 必须满足不等式

$$(16 - x^2 - y^2)(x^2 + y^2 - 4) > 0.$$

所以 $4 < x^2 + y^2 < 16$, 如图 7-2 所示.

(2) 要使函数有意义, 自变量 x、y 必须满足

$$\begin{cases} 1 - x^2 \geqslant 0, \\ y^2 - 1 \geqslant 0, \end{cases}$$

所以 $\begin{cases} -1 \leqslant x \leqslant 1, \\ y \geqslant 1 \text{ 或 } y \leqslant -1, \end{cases}$ 如图 7-3 所示.

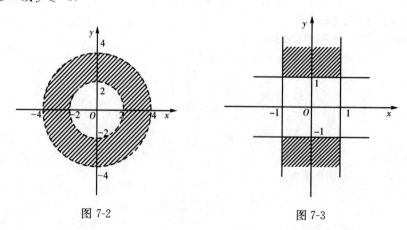

图 7-2　　　　　　　　　　　　图 7-3

(3) 要使函数有意义, 自变量 x、y 必须满足不等式

$$1 - (x^2 + y^2) \geqslant 0,$$

所以 $x^2 + y^2 \leqslant 1$, 如图 7-4 所示.

(4) 要使函数有意义, 自变量 x、y 必须满足 $\begin{cases} y \geqslant 0, \\ x \geqslant 0, \end{cases}$ 如图 7-5 所示.

(5) 函数的定义域为 $x \in \mathbf{R}, y \in \mathbf{R}$, 即 xOy 坐标平面.

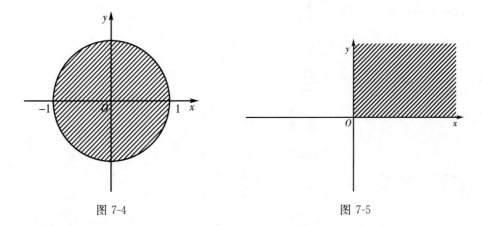

图 7-4   图 7-5

3. 证明下列极限不存在：

(1) $\lim\limits_{\substack{x\to 0\\y\to 0}}\dfrac{x+y}{x-y}$；

(2) $\lim\limits_{\substack{x\to 0\\y\to 0}}\dfrac{x^4 y^4}{(x^2+y^4)^3}$；

(3) $\lim\limits_{\substack{x\to 0\\y\to 0}}\dfrac{x^2 y^2}{x^2 y^2+(x-y)^2}$.

证 (1) 当动点 P 沿曲线 $y=kx$ 趋近于 $(0,0)$ 时，

$$\lim\limits_{\substack{x\to 0\\y=kx\to 0}}\frac{x+y}{x-y}=\lim\limits_{x\to 0}\frac{x+kx}{x-kx}=\frac{1+k}{1-k}.$$

极限结果与 k 有关，所以原式极限不存在.

(2) 当动点 P 沿曲线 $y=\sqrt{x}$ 趋近于 $(0,0)$ 时，

$$\lim\limits_{\substack{x\to 0\\y=\sqrt{x}\to 0}}\frac{x^4 y^4}{(x^2+y^4)^3}=\lim\limits_{x\to 0}\frac{x^4 x^2}{(x^2+x^2)^3}=\frac{1}{8}.$$

当动点 P 沿曲线 $y=\sqrt{2x}$ 趋近于 $(0,0)$ 时，

$$\lim\limits_{\substack{x\to 0\\y=\sqrt{2x}\to 0}}\frac{x^4 y^4}{(x^2+y^4)^3}=\lim\limits_{x\to 0}\frac{x^4(\sqrt{2x})^4}{\left[x^2+(\sqrt{2x})^2\right]^3}=\frac{4}{125}.$$

上述两者不相等，说明极限不存在.

(3) 当动点 P 沿直线 $y=x$ 趋近于 $(0,0)$ 时，

$$\lim\limits_{\substack{x\to 0\\y=x\to 0}}\frac{x^2 y^2}{x^2 y^2+(x-y)^2}=\lim\limits_{x\to 0}\frac{x^2\cdot x^2}{x^2\cdot x^2+(x-x)^2}=\lim\limits_{x\to 0}\frac{x^4}{x^4}=1.$$

当动点 P 沿直线 $y=-x$ 趋近于 $(0,0)$ 时，

$$\lim\limits_{\substack{x\to 0\\y=-x\to 0}}\frac{x^2 y^2}{x^2 y^2+(x-y)^2}=\lim\limits_{x\to 0}\frac{x^2\cdot(-x)^2}{x^2\cdot(-x)^2+(x+x)^2}=\lim\limits_{x\to 0}\frac{x^4}{x^4+4x^2}=0.$$

上述两者不相等，说明极限不存在.

4. 求下列极限：

(1) $\lim\limits_{\substack{x\to 1\\y\to 2}}(3x^2+2xy-1)$；

(2) $\lim\limits_{\substack{x\to 1\\y\to 2}}\dfrac{3xy+x^2 y^2}{x+y}$；

(3) $\lim\limits_{\substack{x\to 0\\y\to 0}}\dfrac{3}{x^2+y^2}$；

(4) $\lim\limits_{\substack{x\to +\infty\\y\to \infty}}\dfrac{1}{x+|y|}$；

(5) $\lim\limits_{\substack{x\to 0\\y\to 0}}\dfrac{xy}{\sqrt{xy+1}-1}$；

(6) $\lim\limits_{\substack{x\to 0\\y\to 0}}(x^2+y^2)\cos\dfrac{1}{x^2+y^2}$；

(7) $\lim\limits_{\substack{x\to 0\\y\to 3}}\dfrac{\sin xy}{x}$；

(8) $\lim\limits_{\substack{x\to 2\\y\to 2}}(1+x^2 y)^{\frac{1}{xy}}$.

解 (1) $\lim\limits_{\substack{x\to 1\\y\to 2}}(3x^2+2xy-1)=3\times 1^2+2\times 1\times 2-1=6.$

(2) $\lim\limits_{\substack{x\to 1\\y\to 2}}\dfrac{3xy+x^2 y^2}{x+y}=\dfrac{3\times 1\times 2+1^2\times 2^2}{1+2}=\dfrac{10}{3}.$

(3) 因为 $\lim\limits_{\substack{x \to 0 \\ y \to 0}} x^2 + y^2 = 0$，所以 $\lim\limits_{\substack{x \to 0 \\ y \to 0}} \dfrac{3}{x^2 + y^2} = +\infty$．

(4) 因为 $\lim\limits_{\substack{x \to +\infty \\ y \to -\infty}} x + |y| = +\infty$，所以 $\lim\limits_{\substack{x \to +\infty \\ y \to -\infty}} \dfrac{1}{x + |y|} = 0$．

(5) $\lim\limits_{\substack{x \to 0 \\ y \to 0}} \dfrac{xy}{\sqrt{xy+1}-1} = \lim\limits_{\substack{x \to 0 \\ y \to 0}} \dfrac{xy(\sqrt{xy+1}+1)}{xy} = 2$．

(6) 因为 $\lim\limits_{\substack{x \to 0 \\ y \to 0}} (x^2 + y^2) = 0$，$\left| \cos \dfrac{1}{x^2 + y^2} \right| \leqslant 1$，所以

$$\lim\limits_{\substack{x \to 0 \\ y \to 0}} (x^2 + y^2) \cos \dfrac{1}{x^2 + y^2} = 0.$$

(7) $\lim\limits_{\substack{x \to 0 \\ y \to 3}} \dfrac{\sin xy}{x} = \lim\limits_{\substack{x \to 0 \\ y \to 3}} \dfrac{\sin xy}{xy} \cdot y = 3$．

(8) $\lim\limits_{\substack{x \to 2 \\ y \to 0}} (1 + x^2 y)^{\frac{1}{xy}} = \lim\limits_{\substack{x \to 2 \\ y \to 0}} \left[(1 + x^2 y)^{\frac{1}{x^2 y}} \right]^x = e^2$．

5. 求下列函数的间断点：

(1) $z = \dfrac{y^2 + 2x}{y^2 - 2x}$；

(2) $z = \begin{cases} \dfrac{2xy}{x^2 + y^2}, & x^2 + y^2 \neq 0, \\ 0, & x^2 + y^2 = 0. \end{cases}$

解 (1) 因为 $y^2 - 2x = 0$ 时，函数无定义，所以函数的间断线为 $y^2 = 2x$（在 xOy 平面内）．

(2) 因为

$$\lim\limits_{\substack{x \to 0 \\ y \to 0}} \dfrac{2xy}{x^2 + y^2} = \lim\limits_{\substack{x \to 0 \\ y = x \to 0}} \dfrac{2x \cdot x}{x^2 + x^2} = \lim\limits_{x \to 0} \dfrac{2x^2}{2x^2} = 1,$$

$$\lim\limits_{\substack{x \to 0 \\ y \to 0}} \dfrac{2xy}{x^2 + y^2} = \lim\limits_{\substack{x \to 0 \\ y = -x \to 0}} \dfrac{2x \cdot (-x)}{x^2 + (-x)^2} = \lim\limits_{x \to 0} \dfrac{-2x^2}{2x^2} = -1,$$

所以 $\lim\limits_{\substack{x \to 0 \\ y \to 0}} \dfrac{2xy}{x^2 + y^2}$ 不存在，故函数在点 $(0,0)$ 间断.

6. 求下列函数的偏导数：

(1) $z = x^3 + 2x^2 y - 5xy^2$；

(2) $z = e^x(\cos y + \sin y)$；

(3) $s = \dfrac{u^2 + v^2}{uv}$；

(4) $z = \ln(e^x + a^y)$；

(5) $z = \arctan \dfrac{x+y}{1-xy}$；

(6) $z = \dfrac{1}{x^2 - y^2} \cos \dfrac{y}{x}$；

(7) $z = x^{2y}$；

(8) $z = \sqrt{\ln(xy)}$；

(9) $u = x^{\frac{y}{z}}$；

(10) $u = \sqrt{x^2 + y^2 + z^2}$．

解 (1) $\dfrac{\partial z}{\partial x} = 3x^2 + 4xy - 5y^2$；　$\dfrac{\partial z}{\partial y} = 2x^2 - 10xy$．

(2) $\dfrac{\partial z}{\partial x} = e^x(\cos y + \sin y)$；　$\dfrac{\partial z}{\partial y} = e^x(\cos y - \sin y)$．

(3) 因为 $s = \dfrac{u}{v} + \dfrac{v}{u}$，所以 $\dfrac{\partial s}{\partial u} = \dfrac{1}{v} - \dfrac{v}{u^2}$；　$\dfrac{\partial s}{\partial v} = \dfrac{1}{u} - \dfrac{u}{v^2}$．

(4) $\dfrac{\partial z}{\partial x} = \dfrac{e^x}{e^x + a^y}$；　$\dfrac{\partial z}{\partial y} = \dfrac{a^y \cdot \ln a}{e^x + a^y}$．

(5) $\dfrac{\partial z}{\partial x} = \dfrac{1}{1 + \left(\dfrac{x+y}{1-xy}\right)^2} \cdot \dfrac{(x+y)'_x \cdot (1-xy) - (x+y) \cdot (1-xy)'_x}{(1-xy)^2} = \dfrac{1}{1+x^2}$；$\dfrac{\partial z}{\partial y} = \dfrac{1}{1+y^2}$．

(6) $\dfrac{\partial z}{\partial x} = -\dfrac{1}{(x^2-y^2)^2} \cdot 2x \cdot \cos \dfrac{y}{x} + \dfrac{1}{(x^2-y^2)} \cdot \left(-\sin \dfrac{y}{x}\right)\left(-\dfrac{y}{x^2}\right)$

$= -\dfrac{2x}{(x^2-y^2)^2} \cdot \cos \dfrac{y}{x} + \dfrac{y}{x^2 \cdot (x^2-y^2)} \cdot \sin \dfrac{y}{x}$；

$$\frac{\partial z}{\partial y} = -\frac{1}{(x^2-y^2)^2} \cdot (-2y) \cdot \cos\frac{y}{x} + \frac{1}{x^2-y^2} \cdot \left(-\sin\frac{y}{x}\right) \cdot \left(\frac{1}{x}\right)$$

$$= \frac{2y}{(x^2-y^2)^2} \cdot \cos\frac{y}{x} - \frac{1}{x(x^2-y^2)} \cdot \sin\frac{y}{x}.$$

(7) $\dfrac{\partial z}{\partial x} = 2y \cdot x^{2y-1}$; $\quad \dfrac{\partial z}{\partial y} = 2x^{2y} \cdot \ln x.$

(8) $\dfrac{\partial z}{\partial x} = \dfrac{1}{2\sqrt{\ln(xy)}} \cdot \dfrac{1}{xy} \cdot y = \dfrac{1}{2x\sqrt{\ln(xy)}}$; $\quad \dfrac{\partial z}{\partial y} = \dfrac{1}{2\sqrt{\ln(xy)}} \cdot \dfrac{1}{xy} \cdot x = \dfrac{1}{2y\sqrt{\ln(xy)}}.$

(9) $\dfrac{\partial u}{\partial x} = \dfrac{y}{z} \cdot x^{\frac{y}{z}-1}$; $\quad \dfrac{\partial u}{\partial y} = x^{\frac{y}{z}} \cdot \ln x \cdot \left(\dfrac{1}{z}\right) = \dfrac{\ln x}{z} \cdot x^{\frac{y}{z}}$;

$$\frac{\partial u}{\partial z} = x^{\frac{y}{z}} \cdot \ln x \cdot \left(-\frac{y}{z^2}\right) = -\frac{y \cdot \ln x}{z^2} \cdot x^{\frac{y}{z}}.$$

(10) $\dfrac{\partial u}{\partial x} = \dfrac{x}{\sqrt{x^2+y^2+z^2}}$; $\quad \dfrac{\partial u}{\partial y} = \dfrac{y}{\sqrt{x^2+y^2+z^2}}$; $\quad \dfrac{\partial u}{\partial z} = \dfrac{z}{\sqrt{x^2+y^2+z^2}}.$

7. 设 $z=f(xy)$, f 为可微函数, 求证 $x\left(\dfrac{\partial z}{\partial x}\right)-y\left(\dfrac{\partial z}{\partial y}\right)=0.$

证 f 为一可微函数, 设 $u=xy$, 则

$$\frac{\partial z}{\partial x} = \frac{\mathrm{d}f}{\mathrm{d}u} \cdot \frac{\partial u}{\partial x} = y \cdot \frac{\mathrm{d}f}{\mathrm{d}u}; \quad \frac{\partial z}{\partial y} = \frac{\mathrm{d}f}{\mathrm{d}u} \cdot \frac{\partial u}{\partial y} = x \cdot \frac{\mathrm{d}f}{\mathrm{d}u},$$

所以有

$$x\left(\frac{\partial z}{\partial x}\right)-y\left(\frac{\partial z}{\partial y}\right) = x\left(y\frac{\mathrm{d}f}{\mathrm{d}u}\right) - y\left(x\frac{\mathrm{d}f}{\mathrm{d}u}\right) = 0.$$

证毕.

8. 求下列函数的高阶偏导数:

(1) $z = y^x, \dfrac{\partial^2 z}{\partial x^2}, \dfrac{\partial^2 z}{\partial y^2}, \dfrac{\partial^2 z}{\partial x \partial y}$;

(2) $z = x^4 + y^4 - 4x^2 y^2, \dfrac{\partial^2 z}{\partial x^2}, \dfrac{\partial^2 z}{\partial y^2}, \dfrac{\partial^2 z}{\partial x \partial y}$;

(3) $z = x\ln(xy), \dfrac{\partial^3 z}{\partial x^2 \partial y}$;

(4) $u = \mathrm{e}^{xyz}, \dfrac{\partial^3 u}{\partial x \partial y \partial z}.$

解 (1) 因为 $\dfrac{\partial z}{\partial x} = y^x \cdot \ln y$, 所以 $\dfrac{\partial^2 z}{\partial x^2} = y^x \cdot (\ln y)^2$; $\quad \dfrac{\partial^2 z}{\partial x \partial y} = xy^{x-1} \cdot \ln y + y^x \cdot \dfrac{1}{y} = y^{x-1}(x \cdot \ln y + 1).$

又因为 $\dfrac{\partial z}{\partial y} = xy^{x-1}$, 所以 $\dfrac{\partial^2 z}{\partial y^2} = x(x-1)y^{x-2}.$

(2) 因为 $\dfrac{\partial z}{\partial x} = 4x^3 - 8xy^2$, 所以

$$\frac{\partial^2 z}{\partial x^2} = 12x^2 - 8y^2; \frac{\partial^2 z}{\partial x \partial y} = -16xy.$$

又因为 $\dfrac{\partial z}{\partial y} = 4y^3 - 8x^2 y$, 所以 $\dfrac{\partial^2 z}{\partial y^2} = 12y^2 - 8x^2.$

(3) 因为 $\dfrac{\partial z}{\partial x} = \ln(xy) + x \cdot \dfrac{y}{xy} = 1 + \ln(xy), \dfrac{\partial^2 z}{\partial x^2} = \dfrac{y}{xy} = \dfrac{1}{x}$, 所以 $\dfrac{\partial^3 z}{\partial x^2 \partial y} = 0.$

(4) 因为 $\dfrac{\partial u}{\partial x} = \mathrm{e}^{xyz} \cdot yz, \dfrac{\partial^2 u}{\partial x \partial y} = \mathrm{e}^{xyz} \cdot xz \cdot yz + \mathrm{e}^{xyz} \cdot z = \mathrm{e}^{xyz}(xyz^2 + z)$, 所以

$$\frac{\partial^3 u}{\partial x \partial y \partial z} = \mathrm{e}^{xyz} \cdot xy(xyz^2 + z) + \mathrm{e}^{xyz}(2xyz + 1) = \mathrm{e}^{xyz}(x^2 y^2 z^2 + 3xyz + 1).$$

9. 已知 $f(x,y) = \mathrm{e}^x \sin y$, 求 $f''_{xx}(0,\pi), f''_{xy}(0,\pi), f''_{yy}(0,\pi).$

解 因为

$$f'_x = \mathrm{e}^x \sin y, \quad f''_{xx} = \mathrm{e}^x \sin y, \quad f''_{xy} = \mathrm{e}^x \cos y,$$

$$f'_y = \mathrm{e}^x \cos y, \quad f''_{yy} = -\mathrm{e}^x \sin y,$$

所以 $f''_{xx}(0,\pi) = \mathrm{e}^0 \sin\pi = 0$, $\quad f''_{xy}(0,\pi) = \mathrm{e}^0 \cos\pi = -1$, $\quad f''_{yy}(0,\pi) = -\mathrm{e}^0 \sin\pi = 0$.

10. 证明 $u = z \cdot \arctan\dfrac{x}{y}$ 满足 $\dfrac{\partial^2 u}{\partial x^2} + \dfrac{\partial^2 u}{\partial y^2} + \dfrac{\partial^2 u}{\partial z^2} = 0$.

解 因为

$$\frac{\partial u}{\partial x} = z \cdot \frac{1}{1+\left(\frac{x}{y}\right)^2} \cdot \frac{1}{y} = \frac{yz}{x^2+y^2}, \quad \frac{\partial^2 u}{\partial x^2} = -\frac{2xyz}{(x^2+y^2)^2},$$

$$\frac{\partial u}{\partial y} = z \cdot \frac{1}{1+\left(\frac{x}{y}\right)^2} \cdot \left(-\frac{x}{y^2}\right) = -\frac{xz}{x^2+y^2}, \quad \frac{\partial^2 u}{\partial y^2} = \frac{2xyz}{(x^2+y^2)^2},$$

$$\frac{\partial u}{\partial z} = \arctan\frac{x}{y}, \quad \frac{\partial^2 u}{\partial z^2} = 0,$$

所以

$$\frac{\partial^2 u}{\partial x^2} + \frac{\partial^2 u}{\partial y^2} + \frac{\partial^2 u}{\partial z^2} = 0.$$

证毕.

11. 求 $z = x + y^2$ 在$(0,1)$ 处当 $\Delta x = 0.1, \Delta y = -0.3$ 时的全增量及全微分.

解 $\Delta z = f(x_0 + \Delta x, y_0 + \Delta y) - f(x_0, y_0) = \Delta x + 2y_0\Delta y + \Delta y^2$,

当 $\Delta x = 0.1, \Delta y = -0.3, x_0 = 0, y_0 = 1$ 时, $\Delta z = -0.41$.

$$\mathrm{d}z \Big|_{\substack{x=x_0 \\ y=y_0}} = \left(\frac{\partial z}{\partial x} \cdot \Delta x + \frac{\partial z}{\partial y} \cdot \Delta y\right)\Big|_{\substack{x=x_0 \\ y=y_0}} = \Delta x + 2y_0\Delta y,$$

当 $\Delta x = 0.1, \Delta y = -0.3, x_0 = 0, y_0 = 1$ 时, $\mathrm{d}z = -0.5$.

12. 求 $z = \ln(xy)$ 在$(2,1)$ 处的全微分.

解 $\mathrm{d}z \Big|_{\substack{x=2 \\ y=1}} = \dfrac{\partial z}{\partial x}\Big|_{\substack{x=2 \\ y=1}} \cdot \mathrm{d}x + \dfrac{\partial z}{\partial y}\Big|_{\substack{x=2 \\ y=1}} \cdot \mathrm{d}y$

$= \dfrac{1}{x}\Big|_{\substack{x=2 \\ y=1}} \cdot \mathrm{d}x + \dfrac{1}{y}\Big|_{\substack{x=2 \\ y=1}} \cdot \mathrm{d}y = \dfrac{1}{2}\mathrm{d}x + \mathrm{d}y.$

13. 求下列函数的全微分:

(1) $z = xy + \dfrac{x}{y}$; (2) $z = \ln\sqrt{1+x^2+y^2}$;

(3) $z = \mathrm{e}^{x+y}\cos x\cos y$; (4) $u = a^{xyz}$ $(a > 0)$.

解 (1) $\mathrm{d}z = \dfrac{\partial z}{\partial x}\mathrm{d}x + \dfrac{\partial z}{\partial y}\mathrm{d}y = \left(y + \dfrac{1}{y}\right)\mathrm{d}x + \left(x - \dfrac{x}{y^2}\right)\mathrm{d}y.$

(2) $\mathrm{d}z = \dfrac{\partial z}{\partial x}\mathrm{d}x + \dfrac{\partial z}{\partial y}\mathrm{d}y$

$= \dfrac{1}{\sqrt{1+x^2+y^2}} \cdot \dfrac{1}{2\sqrt{1+x^2+y^2}} \cdot 2x\mathrm{d}x + \dfrac{1}{\sqrt{1+x^2+y^2}} \cdot \dfrac{1}{2\sqrt{1+x^2+y^2}} \cdot 2y\mathrm{d}y$

$= \dfrac{x\mathrm{d}x + y\mathrm{d}y}{1+x^2+y^2} = \dfrac{x}{1+x^2+y^2}\mathrm{d}x + \dfrac{y}{1+x^2+y^2}\mathrm{d}y.$

(3) $\mathrm{d}z = \dfrac{\partial z}{\partial x}\mathrm{d}x + \dfrac{\partial z}{\partial y}\mathrm{d}y$

$= (\mathrm{e}^{x+y}\cos x\cos y - \mathrm{e}^{x+y}\sin x\cos y)\mathrm{d}x + (\mathrm{e}^{x+y}\cos x\cos y - \mathrm{e}^{x+y}\cos x\sin y)\mathrm{d}y$

$= \mathrm{e}^{x+y}\cos y(\cos x - \sin x)\mathrm{d}x + \mathrm{e}^{x+y}\cos x(\cos y - \sin y)\mathrm{d}y.$

(4) $\mathrm{d}u = \dfrac{\partial u}{\partial x}\mathrm{d}x + \dfrac{\partial u}{\partial y}\mathrm{d}y + \dfrac{\partial u}{\partial z}\mathrm{d}z = a^{xyz}\ln a(yz\mathrm{d}x + xz\mathrm{d}y + xy\mathrm{d}z) = yza^{xyz} \cdot \ln a\mathrm{d}x + x \cdot z \cdot a^{xyz}\ln a\mathrm{d}y + xya^{xyz}\ln a\mathrm{d}z.$

14. 近似计算下列值:

(1) $\sqrt{1.01^2 + 1.99^2}$; (2) $(1.04)^{2.02}$; (3) $\sin29°\tan46°$.

解 (1) 设 $f(x,y) = \sqrt{x^2+y^2}$, 现取$(x_0,y_0) = (1,2)$, $\Delta x = 0.01, \Delta y = -0.01$, 则 $f(1,2) = \sqrt{5}$, $f'_x(1,2)$

$$= \frac{x}{\sqrt{x^2+y^2}}\Bigg|_{\substack{x=1\\y=2}} = \frac{1}{\sqrt{5}}, f_y' = \frac{y}{\sqrt{x^2+y^2}}\Bigg|_{\substack{x=1\\y=2}} = \frac{2}{\sqrt{5}},$$

因为 $f(x,y) \approx f(x_0,y_0) + f_x'(x_0,y_0) \cdot \Delta x + f_y'(x_0,y_0) \Delta y$

所以

$$\sqrt{1.01^2+1.99^2} \approx f(1,2) + f_x'(1,2)\Delta x + f_y'(1,2)\Delta y$$
$$= \sqrt{5} + \frac{1}{\sqrt{5}} \times 0.01 + \frac{2}{\sqrt{5}} \times (-0.01) \approx 2.2316.$$

(2) 设 $f(x,y) = x^y$，取 $(x_0,y_0) = (1,2)$，$\Delta x = 0.04$，$\Delta y = 0.02$. 因为

$$f(x,y) \approx f(x_0,y_0) + f_x'(x_0,y_0) \cdot \Delta x + f_y'(x_0,y_0) \cdot \Delta y,$$

$$f(x_0,y_0) = 1^2 = 1, \quad f_x'(x_0,y_0) = yx^{y-1}\Bigg|_{\substack{x=x_0\\y=y_0}} = 2,$$

$$f_y'(x_0,y_0) = x^y \cdot \ln x \Bigg|_{\substack{x=x_0\\y=y_0}} = \ln 1 = 0,$$

所以

$$(1.04)^{2.02} \approx 1 + 2 \times 0.04 + 0 \times 0.02 = 1.08.$$

(3) 设 $f(x,y) = \sin x \tan y$，现取 $(x_0,y_0) = (30°,45°)$，$\Delta x = -1° = -\frac{\pi}{180}$，$\Delta y = 1° = \frac{\pi}{180}$，因为 $f(x,y) \approx f(x_0,y_0) + f_x'(x_0,y_0) \cdot \Delta x + f_y'(x_0,y_0) \cdot \Delta y$ 则

$$f(30°,45°) = \sin 30° \tan 45° = \frac{1}{2}, \quad f_x'(30°,45°) = \cos x \tan y \Bigg|_{\substack{x=30°\\y=45°}} = \frac{\sqrt{3}}{2},$$

$$f_y'(30°,45°) = \sin x \sec^2 y \Bigg|_{\substack{x=30°\\y=45°}} = 1,$$

所以有

$$\sin 29° \tan 46° \approx f(30°,45°) + f_x'(30°,45°)\Delta x + f_y'(30°,45°)\Delta y$$
$$= \frac{1}{2} + \frac{\sqrt{3}}{2} \times \left(-\frac{\pi}{180}\right) + 1 \times \frac{\pi}{180} \approx 0.5023.$$

15. 求下列多元复合函数的导数或偏导数：

(1) $u = \arctan \dfrac{xy}{z}$，$y = e^{ax}$，$z = (ax+1)^2$，求 $\dfrac{du}{dx}$；

(2) $z = u^2 \ln v$，$u = \dfrac{x}{y}$，$v = 3x - 2y$，求 $\dfrac{\partial z}{\partial x}$，$\dfrac{\partial z}{\partial y}$；

(3) $u = x^2 + y^2 + z^2$，$x = \sin(yz)$，求 $\dfrac{\partial u}{\partial y}$，$\dfrac{\partial u}{\partial z}$；

(4) $z = f(u,v,w)$，$u = x^2y$，$v = y^2$，$w = y\sin x$，（其中 f 具有一阶连续偏导数），求 $\dfrac{\partial z}{\partial x}$，$\dfrac{\partial z}{\partial y}$；

(5) $z = (x+2y)^{(2x+y)}$，求 $\dfrac{\partial z}{\partial x}$，$\dfrac{\partial z}{\partial y}$；

(6) $u = \ln(x+y+z)$，$z = e^{xy}$，求 $\dfrac{\partial u}{\partial x}$，$\dfrac{\partial u}{\partial y}$；

(7) $z = f(x^2-y^2, e^{xy})$，求 $\dfrac{\partial z}{\partial x}$，$\dfrac{\partial z}{\partial y}$（其中 f 具有一阶连续偏导数）；

(8) $z = f(x+y, xy)$，求 $\dfrac{\partial^2 z}{\partial x \partial y}$（其中 f 具有二阶连续偏导数）；

解 (1) 设 $t = \dfrac{xy}{z}$，则

$$\frac{du}{dx} = \frac{du}{dt} \cdot \frac{\partial t}{\partial x} + \frac{du}{dt} \cdot \frac{\partial t}{\partial y} \cdot \frac{dy}{dx} + \frac{du}{dt} \cdot \frac{\partial t}{\partial z} \cdot \frac{dz}{dx}$$
$$= \frac{1}{1+\left(\frac{xy}{z}\right)^2} \cdot \frac{y}{z} + \frac{1}{1+\left(\frac{xy}{z}\right)^2} \cdot \frac{x}{z} \cdot ae^{ax} + \frac{1}{1+\left(\frac{xy}{z}\right)^2} \cdot \left(-\frac{xy}{z^2}\right) \cdot 2a(ax+1)$$

$$= \frac{yz + axze^{ax} - 2a(ax+1)xy}{(xy)^2 + z^2}.$$

(2) $\dfrac{\partial z}{\partial x} = \dfrac{\partial z}{\partial u} \cdot \dfrac{\partial u}{\partial x} + \dfrac{\partial z}{\partial v} \cdot \dfrac{\partial v}{\partial x} = 2u\ln v \cdot \dfrac{1}{y} + \dfrac{u^2}{v} \cdot 3$

$$= 2 \cdot \frac{x}{y}[\ln(3x-2y)] \cdot \frac{1}{y} + \left(\frac{x}{y}\right)^2 \cdot \frac{1}{3x-2y} \cdot 3$$

$$= \frac{2x\ln(3x-2y)}{y^2} + \frac{3x^2}{y^2(3x-2y)},$$

$\dfrac{\partial z}{\partial y} = \dfrac{\partial z}{\partial u} \cdot \dfrac{\partial u}{\partial y} + \dfrac{\partial z}{\partial v} \cdot \dfrac{\partial v}{\partial y} = 2u\ln v \cdot \left(-\dfrac{x}{y^2}\right) + \dfrac{u^2}{v} \cdot (-2)$

$$= 2 \cdot \frac{x}{y}[\ln(3x-2y)] \cdot \left(-\frac{x}{y^2}\right) + \left(\frac{x}{y}\right)^2 \cdot \frac{1}{3x-2y} \cdot (-2)$$

$$= \frac{-2x^2\ln(3x-2y)}{y^3} - \frac{2x^2}{y^2(3x-2y)}.$$

(3) $\dfrac{\partial u}{\partial y} = 2x \cdot \cos(yz) \cdot z + 2y = 2xz\cos(yz) + 2y,$

$\dfrac{\partial u}{\partial z} = 2x \cdot \cos(yz) \cdot y + 2z = 2xy\cos(yz) + 2z.$

(4) $\dfrac{\partial z}{\partial x} = \dfrac{\partial z}{\partial u} \cdot \dfrac{\partial u}{\partial x} + \dfrac{\partial z}{\partial v} \cdot \dfrac{\partial v}{\partial x} + \dfrac{\partial z}{\partial w} \cdot \dfrac{\partial w}{\partial x}$

$$= f'_u \cdot 2xy + f'_v \cdot 0 + f'_w \cdot y\cos x = 2xyf'_u + yf'_w\cos x,$$

$\dfrac{\partial z}{\partial y} = \dfrac{\partial z}{\partial u} \cdot \dfrac{\partial u}{\partial y} + \dfrac{\partial z}{\partial v} \cdot \dfrac{\partial v}{\partial y} + \dfrac{\partial z}{\partial w} \cdot \dfrac{\partial w}{\partial y}$

$$= f'_u \cdot x^2 + f'_v \cdot 2y + f'_w \cdot \sin x = x^2 f'_u + 2yf'_v + f'_w\sin x.$$

(5) 设 $\ln z = (2x+y)\ln(x+2y)$,两边对 x 求导得

$$\frac{1}{z} \cdot \frac{\partial z}{\partial x} = 2 \times \ln(x+2y) + (2x+y)\frac{1}{x+2y},$$

所以

$$\frac{\partial z}{\partial x} = (x+2y)^{(2x+y)}\left[2\ln(x+2y) + \frac{2x+y}{x+2y}\right].$$

两边对 y 求导得

$$\frac{1}{z} \cdot \frac{\partial z}{\partial y} = \ln(x+2y) + (2x+y)\frac{2}{x+2y},$$

所以

$$\frac{\partial z}{\partial y} = (x+2y)^{(2x+y)}\left[\ln(x+2y) + \frac{4x+2y}{x+2y}\right].$$

(6) 设 $t = x+y+z$,则

$$\frac{\partial u}{\partial x} = \frac{1}{x+y+z} + \frac{1}{x+y+z} \cdot e^{xy} \cdot y = \frac{1}{x+y+e^{xy}}(1+ye^{xy}),$$

$$\frac{\partial u}{\partial y} = \frac{1}{x+y+e^{xy}}(1+xe^{xy}).$$

(7) 由 f 具有一阶连续偏导数,所以

$$\frac{\partial z}{\partial x} = f'_1 \cdot 2x + f'_2 \cdot ye^{xy}, \qquad \frac{\partial z}{\partial y} = f'_1 \cdot (-2y) + f'_2 \cdot xe^{xy}.$$

(8) 由 f 具有二阶连续偏导数,所以

$$\frac{\partial z}{\partial x} = f'_1 + f'_2 \cdot y,$$

$$\frac{\partial^2 z}{\partial x \partial y} = (f''_{11} + f''_{12} \cdot x) + f'_2 + y(f''_{21} + f''_{22} \cdot x).$$

16. 设 $w = F(xy, yz)$,F 为有连续偏导数的二元函数. 证明

$$x\frac{\partial w}{\partial x} + z\frac{\partial w}{\partial z} = y\frac{\partial w}{\partial y}.$$

证 因为 F 为有连续偏导数的二元函数,设 $u = xy$,$v = yz$,则

$$\frac{\partial w}{\partial x} = \frac{\partial F}{\partial u} \cdot \frac{\partial u}{\partial x} + \frac{\partial F}{\partial v} \cdot \frac{\partial v}{\partial x} = \frac{\partial F}{\partial u} \cdot y + \frac{\partial F}{\partial v} \cdot 0 = y \cdot \frac{\partial F}{\partial u},$$

$$\frac{\partial w}{\partial y} = \frac{\partial F}{\partial u} \cdot \frac{\partial u}{\partial y} + \frac{\partial F}{\partial v} \cdot \frac{\partial v}{\partial y} = \frac{\partial F}{\partial u} \cdot x + \frac{\partial F}{\partial v} \cdot z,$$

$$\frac{\partial w}{\partial z} = \frac{\partial F}{\partial u} \cdot \frac{\partial u}{\partial z} + \frac{\partial F}{\partial v} \cdot \frac{\partial v}{\partial z} = y \cdot \frac{\partial F}{\partial v},$$

则

$$\text{左边} = x\left(y\,\frac{\partial F}{\partial u}\right) + z\left(y\,\frac{\partial F}{\partial v}\right), \quad \text{右边} = y\left(x\,\frac{\partial F}{\partial u} + z\,\frac{\partial F}{\partial v}\right),$$

所以左边＝右边. 证毕.

17. 求下列隐函数的导数或偏导数:

(1) 求由方程式 $x + y = x\mathrm{e}^y$ 所确定的隐函数 $y = y(x)$ 的导数 $\dfrac{\mathrm{d}y}{\mathrm{d}x}$;

(2) 设 $z = z(x,y)$ 由 $z^3 - 3xyz = a^3$ 所确定,求 $\dfrac{\partial z}{\partial x}, \dfrac{\partial z}{\partial y}$;

(3) $\mathrm{e}^z = xyz$ 确定了 $z = z(x,y)$,求 $\dfrac{\partial z}{\partial x}, \dfrac{\partial z}{\partial y}$;

(4) 设 $z = z(x,y)$ 是由 $F(x+mz, y+nz) = 0$ 确定的,其中 F 为可微函数,m, n 为常数,求 $m\dfrac{\partial z}{\partial x} + n\dfrac{\partial z}{\partial y}$.

解　(1) 设 $F(x,y) = x + y - x\mathrm{e}^y$,由于 $F_x' = 1 - \mathrm{e}^y, F_y' = 1 - x\mathrm{e}^y$,所以

$$\frac{\mathrm{d}y}{\mathrm{d}x} = -\frac{F_x'}{F_y'} = \frac{\mathrm{e}^y - 1}{1 - x\mathrm{e}^y}.$$

(2) 设 $F(x,y,z) = z^3 - 3xyz - a^3$,因为 $F_x' = -3yz, F_y' = -3xz, F_z' = 3z^2 - 3xy$,所以

$$\frac{\partial z}{\partial x} = -\frac{F_x'}{F_z'} = \frac{yz}{z^2 - xy}, \quad \frac{\partial z}{\partial y} = -\frac{F_y'}{F_z'} = \frac{xz}{z^2 - xy}.$$

(3) 设 $F(x,y,z) = \mathrm{e}^z - xyz$,因为 $F_x' = -yz, F_y' = -xz, F_z' = \mathrm{e}^z - xy$,所以

$$\frac{\partial z}{\partial x} = -\frac{F_x'}{F_z'} = \frac{yz}{\mathrm{e}^z - xy}, \quad \frac{\partial z}{\partial y} = -\frac{F_y'}{F_z'} = \frac{xz}{\mathrm{e}^z - xy}.$$

(4)
$$\begin{cases} F_1' \cdot \left(1 + m\,\dfrac{\partial z}{\partial x}\right) + F_2' \cdot \left(n\,\dfrac{\partial z}{\partial x}\right) = 0, & (1) \\[2mm] F_1' \cdot \left(m\,\dfrac{\partial z}{\partial y}\right) + F_2' \cdot \left(1 + n\,\dfrac{\partial z}{\partial y}\right) = 0, & (2) \end{cases}$$

由(1)×m 得

$$mF_1' + m^2 F_1'\frac{\partial z}{\partial x} + mnF_2'\frac{\partial z}{\partial x} = 0, \tag{3}$$

由(2)×n 得

$$mnF_1'\frac{\partial z}{\partial y} + nF_2' + n^2 F_2'\frac{\partial z}{\partial y} = 0, \tag{4}$$

由(3)+(4) 得

$$(mF_1' + nF_2') + mF_1'\left(m\,\frac{\partial z}{\partial x} + n\,\frac{\partial z}{\partial y}\right) + nF_2'\left(m\,\frac{\partial z}{\partial x} + n\,\frac{\partial z}{\partial y}\right) = 0,$$

所以

$$m\,\frac{\partial z}{\partial x} + n\,\frac{\partial z}{\partial y} = -1.$$

另解: $\dfrac{\partial z}{\partial x} = -\dfrac{\partial F/\partial x}{\partial F/\partial z} = -\dfrac{F_1'}{mF_1' + nF_2'}, \dfrac{\partial z}{\partial y} = -\dfrac{\partial F/\partial y}{\partial F/\partial z} = -\dfrac{F_2'}{mF_1' + nF_2'}$,

可得 $m\,\dfrac{\partial z}{\partial x} + n\,\dfrac{\partial z}{\partial y} = -1$.

18. 求下列函数的极值:

(1) $z = 4(x-y) - x^2 - y^2$;   (2) $f(t,s) = (6t - t^2)(4s - s^2)$.

解 （1）求驻点：$\begin{cases} \dfrac{\partial f}{\partial x} = 4 - 2x = 0, \\ \dfrac{\partial f}{\partial y} = -4 - 2y = 0 \end{cases} \Rightarrow \begin{cases} x = 2, \\ y = -2. \end{cases}$

求二阶偏导数：

$$A = f''_{xx}(2, -2) = -2, \quad B = f''_{xy}(2, -2) = 0, \quad C = f''_{yy}(2, -2) = -2,$$

因为 $AC - B^2 = 4 > 0$，$A = -2 < 0$，所以 $(2, -2)$ 是极大值点，极大值为 8.

（2）求驻点：

$$\begin{cases} f'_t = (6 - 2t)(4s - s^2) = 0 \Rightarrow t = 3, s = 0, s = 4, \\ f'_s = (6t - t^2)(4 - 2s) = 0 \Rightarrow t = 0, t = 6, s = 2 \end{cases}$$

$$\Rightarrow (3, 2), (0, 0), (0, 4), (6, 0), (6, 4).$$

求二阶偏导数：

$$A = f''_{tt} = -2(4s - s^2), \quad B = f''_{ts} = (6 - 2t)(4 - 2s),$$
$$C = f''_{ss} = -2(6t - t^2)$$

由 $AC - B^2 = 4ts(6 - t)(4 - s) - 16(3 - t)^2(2 - s)^2$ 得

$(0, 0)、(0, 4)、(6, 0)、(6, 4)$ 点处，$AC - B^2 < 0$，无极值；

$(3, 2)$ 处，$AC - B^2 > 0, A < 0, f_{极大}(3, 2) = 36$.

19. 求下列函数的条件极值：

（1）函数 $z = xy$ 在附加条件 $x + y = 1$ 下的极值；

（2）函数 $z = x^2 + y^2$ 在附加条件 $\dfrac{x}{a} + \dfrac{y}{b} = 1$ 下的极值.

解 （1）法一：化为无条件极值；

法二：设 $L = xy + \lambda(x + y - 1)$，令 $\begin{cases} L'_x = y + \lambda = 0, \\ L'_y = x + \lambda = 0, \\ x + y = 1, \end{cases}$ 所以 $\begin{cases} x = \dfrac{1}{2}, \\ y = \dfrac{1}{2}, \\ \lambda = -\dfrac{1}{2}. \end{cases}$

由于当 $x \to \pm\infty$ 时 $y \to \mp\infty$，因此 $z = xy \to -\infty$. 故可知函数 $z = xy$ 在附加条件 $x + y = 1$ 下在 $\left(\dfrac{1}{2}, \dfrac{1}{2}\right)$ 处有极大值 $\dfrac{1}{4}$.

（2）设 $L = x^2 + y^2 + \lambda\left(\dfrac{x}{a} + \dfrac{y}{b} - 1\right)$，令 $\begin{cases} L'_x = 2x + \dfrac{\lambda}{a} = 0, \\ L'_y = 2y + \dfrac{\lambda}{b} = 0, \\ \dfrac{x}{a} + \dfrac{y}{b} = 1, \end{cases}$ 所以 $\begin{cases} x = \dfrac{ab^2}{a^2 + b^2}, \\ y = \dfrac{a^2 b}{a^2 + b^2}, \\ \lambda = -\dfrac{2a^2 b^2}{a^2 + b^2}. \end{cases}$ 因为当 $x \to \infty$，

$y \to \infty$ 时 $z \to +\infty$，故函数 z 必在有限处取得最小值，这里可能的条件极值点只有一个.

因此当 $x = \dfrac{ab^2}{a^2 + b^2}$、$y = \dfrac{a^2 b}{a^2 + b^2}$ 时，函数 $z = x^2 + y^2$ 在附加条件 $\dfrac{x}{a} + \dfrac{y}{b} = 1$ 下有极小值 $z = \dfrac{a^2 b^2}{a^2 + b^2}$.

20. 一圆柱体受压后变形，它的半径由 20cm 增大到 20.05cm，高度由 100cm 减少到 99cm，求此圆柱体体积变化的近似值.

解 已知 $V = \pi r^2 h, r_0 = 20\text{cm}, \Delta r = 0.05\text{cm}, h_0 = 100\text{cm}, \Delta h = -1\text{cm}$，

$\Delta V \approx V'_r(r_0, h_0)\Delta r + V'_h(r_0, h_0)\Delta h = 2\pi r_0 h_0 \Delta r + \pi r_0^2 \Delta h = -200\pi$.

21. 欲造一个容积等于定数 V_0 的无盖的长方形水池，应如何选择水池尺寸，方使它的用料省（即表面积最小）？

解 设水池的长、宽、高分别为 a, b, c，由已知 $V_0 = abc, S = ab + 2ac + 2bc$.

设 $L = ab + 2ac + 2bc + \lambda(V_0 - abc)$,令

$$\begin{cases} L'_a = b + 2c + \lambda(-bc) = 0, \\ L'_b = a + 2c + \lambda(-ac) = 0, \\ L'_c = 2a + 2b + \lambda(-ab) = 0, \\ V_0 = abc, \end{cases}$$

则 $a = b = \sqrt[3]{2V_0}$, $c = \dfrac{\sqrt[3]{2V_0}}{2}$.

当 $a = b = \sqrt[3]{2V_0}$, $c = \dfrac{\sqrt[3]{2V_0}}{2}$ 时,可使它的用料最省(即表面积最小).

22. 有一宽为 24cm 的长方形铁板,把它的两边折起来做成一断面为等腰梯形的水槽,问折起来的各面的宽及其倾斜角为多少时,才能使水槽断面的面积最大(图 7-6)?

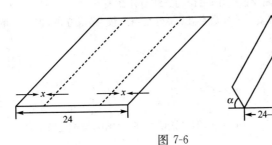

图 7-6

解　如图 7-6,水槽断面面积为

$$S = \left[(24 - 2x) + (24 - 2x + 2x\cos\alpha)\right] x\sin\alpha \times \frac{1}{2}$$
$$= (24 - 2x + x\cos\alpha) x\sin\alpha = 24x\sin\alpha + x^2 \sin\alpha(\cos\alpha - 2)$$
$$= 24x\sin\alpha + x^2 \left(\frac{1}{2}\sin 2\alpha - 2\sin\alpha\right).$$

令

$$\begin{cases} S'_x = 24\sin\alpha + 2x\left(\frac{1}{2}\sin 2\alpha - 2\sin\alpha\right) = 2\sin\alpha(12 + x\cos\alpha - 2x) = 0, \\ S'_\alpha = 24x\cos\alpha + x^2(\cos 2\alpha - 2\cos\alpha) = x^2\cos 2\alpha + 2x\cos\alpha(12 - x) = 0 \end{cases}$$

$$\Rightarrow \begin{cases} 12 + x\cos\alpha - 2x = 0, & (1) \\ x^2\cos 2\alpha + 2x\cos\alpha(12 - x) = 0. & (2) \end{cases}$$

由(1)得 $12 - x = x - x\cos\alpha$,将其代入(2)得

$x^2\cos 2\alpha + 2x\cos\alpha(x - x\cos\alpha) = 0$,

所以 $x^2(1 - 2\cos\alpha) = 0$,得到

$\cos\alpha = \dfrac{1}{2}$,则 $\alpha = \dfrac{\pi}{3}$.代入(1)得 $x = 8$,即当折起来的面宽为 8cm,倾斜角为 $\dfrac{\pi}{3}$ 时,才能使水槽断面面积最大.

23. 为了从水层逐次提取三次酸,将苯的总体积 a 分成 x 、y 和 z 三份,要使一定苯的用量得到最完全的提取,应使 $u = (a + kx)(a + ky)(a + kz)$ 最大,试问 x 、y 、z 三者之间有什么样的关系,u 才能最大?

解　令 $\begin{cases} u'_x = k(a + ky)(a + kz) = 0, \\ u'_y = k(a + kx)(a + kz) = 0, \\ u'_z = k(a + ky)(a + kx) = 0. \end{cases}$ 注意 $a = x + y + z$,所以 $x = y = z = \dfrac{a}{3}$,即 x 、y 、z 三者相等时,u 才能最大.

24. 销售某医疗器械需作两种方式的广告宣传,当两种广告费分别为 x 和 y 时,利润函数为 $f(x, y) = \dfrac{80x}{5 + x} + \dfrac{40y}{10 + y} + 35$ (单位:百万元),如两种广告费拟用 25(百万元),此时应如何分配两种广告费,方使利润最大(提示:可用条件极值求解)?

解　设 $L = \dfrac{80x}{5 + x} + \dfrac{40y}{10 + y} + 35 + \lambda(x + y - 25)$,令

$$\begin{cases} L'_x = 80 \times \dfrac{5}{(5+x)^2} + \lambda = 0, & \qquad (1) \\[3mm] L'_y = 40 \times \dfrac{10}{(10+y)^2} + \lambda = 0, & \qquad (2) \\[3mm] x + y = 25 & \qquad (3) \end{cases}$$

所以 $\begin{cases} x = 15, \\ y = 10, \end{cases}$ 即当 $x = 15(百万元), y = 10(百万元)$ 时利润达最大利润 $115(百万元)$.

三、增补习题解答

1. 偏导数连续与可微;可微与偏导数存在;可微与连续有什么关系?

解 "偏导数连续 $\Rightarrow$ 可微"、"可微 $\Rightarrow$ 偏导数存在"、"可微 $\Rightarrow$ 连续"是成立的,但它们的逆命题不成立. 另外偏导数存在与连续没有什么关系.

(1) 偏导数存在 $\nRightarrow$ 连续的例子.

$$z = f(x,y) = \begin{cases} \dfrac{xy}{x^2+y^2}, & x^2+y^2 \neq 0, \\ 0, & x^2+y^2 = 0 \end{cases}$$

在点 $(0,0)$ 处有 $f'_x(0,0) = 0, f'_y(0,0) = 0$,但是该函数在点 $(0,0)$ 处不连续.

(2) 偏导数存在 $\nRightarrow$ 可微的例子.

$$z = f(x,y) = \begin{cases} \dfrac{xy}{\sqrt{x^2+y^2}}, & x^2+y^2 \neq 0, \\ 0, & x^2+y^2 = 0 \end{cases}$$

在点 $(0,0)$ 处有 $f'_x(0,0) = 0, f'_y(0,0) = 0$,
但是,该函数在点 $(0,0)$ 处不可微.

(3) 连续 $\nRightarrow$ 可微的例子.

上半圆锥面 $z = \sqrt{x^2+y^2}$ 在点 $(0,0)$ 连续,但是该函数在点 $(0,0)$ 处偏导数不存在(也是不可微的).

(4) 可微 $\nRightarrow$ 偏导数连续的例子.

$$z = f(x,y) = \begin{cases} xy\sin\dfrac{1}{\sqrt{x^2+y^2}}, & x^2+y^2 \neq 0, \\ 0, & x^2+y^2 = 0 \end{cases}$$

在点 $(0,0)$ 处偏导数存在且可微,但是该函数在点 $(0,0)$ 处偏导数不连续.

2. 求下列函数的极限:

(1) $\lim\limits_{\substack{x\to 0 \\ y\to 0}} \dfrac{2-\sqrt{xy+4}}{xy}$;   (2) $\lim\limits_{\substack{x\to 0 \\ y\to 0}} \dfrac{x^2+y^2}{|x|+|y|}$.

解 (1) 原式 $= \lim\limits_{\substack{x\to 0 \\ y\to 0}} \dfrac{4-(xy+4)}{xy(2+\sqrt{xy+4})} = -\dfrac{1}{4}$.

(2) 原式 $= \lim\limits_{\substack{x\to 0 \\ y\to 0}} \dfrac{x^2}{|x|+|y|} + \lim\limits_{\substack{x\to 0 \\ y\to 0}} \dfrac{y^2}{|x|+|y|} = 0+0 = 0$ $\left(0 \leqslant \dfrac{x^2}{|x|+|y|} \leqslant \dfrac{x^2}{|x|} \to 0, 夹逼准则\right)$.

3. 讨论函数极限的存在性.

(1) $\lim\limits_{\substack{x\to\infty \\ y\to\infty}} \dfrac{x^2+y^2}{1+(x-y)^4}$;

(2) 讨论函数 $z = f(x,y) = \begin{cases} \dfrac{x^2y^2}{x^2+y^2}, & x^2+y^2 \neq 0, \\ 0, & x^2+y^2 = 0 \end{cases}$ 在点 $(0,0)$ 处的连续性.

解 (1) (i) 取 $y = x$,则 $\lim\limits_{\substack{x\to\infty \\ y=x\to\infty}} \dfrac{x^2+y^2}{1+(x-y)^4} = \lim\limits_{x\to\infty} 2x^2 = \infty$;

(ii) 取 $y = 2x$,则 $\lim\limits_{\substack{x\to\infty \\ y=2x\to\infty}} \dfrac{x^2+y^2}{1+(x-y)^4} = \lim\limits_{x\to\infty} \dfrac{5x^2}{1+x^4} = 0.$

由(i)、(ii)可知极限 $\lim\limits_{\substack{x\to\infty \\ y\to\infty}} \dfrac{x^2+y^2}{1+(x-y)^4}$ 不存在.

(2) 因为 $0 < \dfrac{x^2 y^2}{x^2+y^2} \leqslant y^2$，当 $(x,y)\to(0,0)$ 时，由夹逼准则知 $\lim\limits_{\substack{x\to 0 \\ y\to 0}} \dfrac{x^2 y^2}{x^2+y^2}=0$. 又 $f(0,0)=0$，即极限

等于函数值. 所以，$f(x,y)$ 在点 $(0,0)$ 处连续.

4. 求下列函数的偏导数：

(1) $z = \sin(xy) + \cos^2(xy)$ ；

(2) 设 $z = \cos(x^2+y^2)$，求二阶偏导数.

解 (1) $\dfrac{\partial z}{\partial x} = y\left[\cos(xy) - \sin(2xy)\right]$，$\dfrac{\partial z}{\partial y} = x\left[\cos(xy) - \sin(2xy)\right]$.

(2) 因为 $\dfrac{\partial z}{\partial x} = -2x\sin(x^2+y^2)$，$\dfrac{\partial z}{\partial y} = -2y\sin(x^2+y^2)$，

所以

$$\dfrac{\partial^2 z}{\partial x^2} = -2\sin(x^2+y^2) - 4x^2\cos(x^2+y^2),$$

$$\dfrac{\partial^2 z}{\partial y^2} = -2\sin(x^2+y^2) - 4y^2\cos(x^2+y^2),$$

$$\dfrac{\partial^2 z}{\partial x \partial y} = -4xy\cos(x^2+y^2) = \dfrac{\partial^2 z}{\partial y \partial x}.$$

5. 求下列函数的微分：

(1) 设 $u = \arctan\dfrac{x}{y}$，求 $\mathrm{d}u$ ；

(2) 设 $u = \mathrm{e}^{\sin(xyz^2)}$，求 $\mathrm{d}u$.

解 (1) 因为 $\dfrac{\partial u}{\partial x} = \dfrac{1}{1+\left(\dfrac{x}{y}\right)^2} \cdot \dfrac{1}{y} = \dfrac{y}{x^2+y^2}$，$\dfrac{\partial u}{\partial y} = \dfrac{1}{1+\left(\dfrac{x}{y}\right)^2} \cdot \left(-\dfrac{x}{y^2}\right) = \dfrac{-x}{x^2+y^2}$，

所以

$$\mathrm{d}u = \dfrac{\partial u}{\partial x}\mathrm{d}x + \dfrac{\partial u}{\partial y}\mathrm{d}y = \dfrac{y\mathrm{d}x - x\mathrm{d}y}{x^2+y^2} = \dfrac{y}{x^2+y^2}\mathrm{d}x - \dfrac{x}{x^2+y^2}\mathrm{d}y.$$

(2) 因为 $\dfrac{\partial u}{\partial x} = \mathrm{e}^{\sin(xyz^2)} \cdot \cos(xyz^2) \cdot (yz^2)$，$\dfrac{\partial u}{\partial y} = \mathrm{e}^{\sin(xyz^2)} \cdot \cos(xyz^2) \cdot (xz^2)$，

$\dfrac{\partial u}{\partial z} = \mathrm{e}^{\sin(xyz^2)} \cdot \cos(xyz^2) \cdot (2xyz)$.

所以

$$\mathrm{d}u = \dfrac{\partial u}{\partial x}\mathrm{d}x + \dfrac{\partial u}{\partial y}\mathrm{d}y + \dfrac{\partial u}{\partial z}\mathrm{d}z$$

$$= \mathrm{e}^{\sin(xyz^2)} \cdot \cos(xyz^2)\left[(yz^2)\mathrm{d}x + (xz^2)\mathrm{d}y + (2xyz)\mathrm{d}z\right].$$

6. 求 $u = f\left(\dfrac{x}{y}, \dfrac{y}{z}\right)$ 的一阶偏导数（其中，f 具有一阶连续偏导数）.

解 令 $s = \dfrac{x}{y}, t = \dfrac{y}{z}$，则 $u = f(s,t)$，

$$\dfrac{\partial u}{\partial x} = \dfrac{\partial f}{\partial s} \cdot \dfrac{\partial s}{\partial x} + \dfrac{\partial f}{\partial t} \cdot \dfrac{\partial t}{\partial x} = \dfrac{1}{y}f'_s, \quad \dfrac{\partial u}{\partial y} = \dfrac{\partial f}{\partial s} \cdot \dfrac{\partial s}{\partial y} + \dfrac{\partial f}{\partial t} \cdot \dfrac{\partial t}{\partial y} = -\dfrac{x}{y^2}f'_s + \dfrac{1}{z}f'_t,$$

$$\dfrac{\partial u}{\partial z} = \dfrac{\partial f}{\partial s} \cdot \dfrac{\partial s}{\partial z} + \dfrac{\partial f}{\partial t} \cdot \dfrac{\partial t}{\partial z} = -\dfrac{y}{z^2}f'_t.$$

7. 设函数 $z = f(u,v)$，而 $u = x^2 y, v = \dfrac{y}{x}$，其中 $f(u,v)$ 为可微函数，求 $\dfrac{\partial z}{\partial x}, \dfrac{\partial z}{\partial y}$.

解

$$\dfrac{\partial z}{\partial x} = \dfrac{\partial f}{\partial u} \cdot \dfrac{\partial u}{\partial x} + \dfrac{\partial f}{\partial v} \cdot \dfrac{\partial v}{\partial x} = 2xy \cdot \dfrac{\partial f}{\partial u} - \dfrac{y}{x^2} \cdot \dfrac{\partial f}{\partial v},$$

$$\dfrac{\partial z}{\partial y} = \dfrac{\partial f}{\partial u} \cdot \dfrac{\partial u}{\partial y} + \dfrac{\partial f}{\partial v} \cdot \dfrac{\partial v}{\partial y} = x^2 \cdot \dfrac{\partial f}{\partial u} + \dfrac{1}{x} \cdot \dfrac{\partial f}{\partial v}.$$

8. 设 $F(u,v)$ 有连续的一阶偏导数且 $z=xF(xy^2,\mathrm{e}^{x^2y})$,求 $\mathrm{d}z$.

解 令 $u=xy^2,v=\mathrm{e}^{x^2y}$ 由于 $\dfrac{\partial z}{\partial x}=F+x(y^2F'_u+2xy\mathrm{e}^{x^2y}F'_v)$, $\dfrac{\partial z}{\partial y}=x(2xyF'_u+x^2\mathrm{e}^{x^2y}F'_v)$,

所以

$$\mathrm{d}z=\dfrac{\partial z}{\partial x}\mathrm{d}x+\dfrac{\partial z}{\partial y}\mathrm{d}y$$
$$=[F+xy(yF'_u+2x\mathrm{e}^{x^2y}F'_v)]\mathrm{d}x+[x^2(2yF'_u+x\mathrm{e}^{x^2y}F'_v)]\mathrm{d}y.$$

9. 设 $z=z(x,y)$ 由方程 $yz+x^2+z=0$ 所确定,求 $\mathrm{d}z$.

解 对方程 $yz+x^2+z=0$ 两端同时求微分得 $\mathrm{d}(yz)+\mathrm{d}x^2+\mathrm{d}z=0$,即 $z\cdot\mathrm{d}y+y\cdot\mathrm{d}z+2x\cdot\mathrm{d}x+\mathrm{d}z=0\Rightarrow(1+y)\cdot\mathrm{d}z=-2x\cdot\mathrm{d}x-z\cdot\mathrm{d}y$,

解得

$$\mathrm{d}z=\dfrac{-2x}{1+y}\mathrm{d}x-\dfrac{z}{1+y}\mathrm{d}y.$$

10. 设 $z=f(u,x,y),u=x\mathrm{e}^y$,其中 f 具有连续的二阶偏导数,求 $\dfrac{\partial^2z}{\partial x\partial y}$.

解
$$\dfrac{\partial z}{\partial x}=\dfrac{\partial f}{\partial u}\cdot\dfrac{\partial u}{\partial x}+\dfrac{\partial f}{\partial x}=\mathrm{e}^y\dfrac{\partial f}{\partial u}+\dfrac{\partial f}{\partial x},$$

$$\dfrac{\partial^2z}{\partial x\partial y}=\dfrac{\partial}{\partial y}(\mathrm{e}^yf'_u+f'_x)=\mathrm{e}^yf'_u+\mathrm{e}^y\cdot\dfrac{\partial f'_u}{\partial y}+\dfrac{\partial f'_x}{\partial y}$$
$$=\mathrm{e}^yf'_u+\mathrm{e}^y\left(f''_{uu}\cdot\dfrac{\partial u}{\partial y}+f''_{uy}\right)+\left(f''_{xu}\cdot\dfrac{\partial u}{\partial y}+f''_{xy}\right)$$
$$=\mathrm{e}^yf'_u+\mathrm{e}^y(f''_{uu}\cdot x\mathrm{e}^y+f''_{uy})+(f''_{xu}\cdot x\mathrm{e}^y+f''_{xy})$$
$$=\mathrm{e}^yf'_u+x\mathrm{e}^{2y}f''_{uu}+\mathrm{e}^yf''_{uy}+x\mathrm{e}^yf''_{xu}+f''_{xy}.$$

11. 设 $x^2+z^2=y\varphi\left(\dfrac{z}{y}\right)$,其中 φ 为可微函数,求 $\dfrac{\partial z}{\partial y}$.

解 方程 $x^2+z^2=y\varphi\left(\dfrac{z}{y}\right)$ 确定了隐函数 $z=z(x,y)$,令 $F(x,y,z)=x^2+z^2-y\varphi\left(\dfrac{z}{y}\right)$,

则

$$\begin{cases}F'_y=-\varphi\left(\dfrac{z}{y}\right)-y\varphi'\left(\dfrac{z}{y}\right)\left(-\dfrac{z}{y^2}\right)=\dfrac{z}{y}\varphi'\left(\dfrac{z}{y}\right)-\varphi\left(\dfrac{z}{y}\right),\\ F'_z=2z-y\varphi'\left(\dfrac{z}{y}\right)\cdot\dfrac{1}{y}=2z-\varphi'\left(\dfrac{z}{y}\right),\end{cases}$$

故

$$\dfrac{\partial z}{\partial y}=-\dfrac{F'_y}{F'_z}=-\dfrac{\dfrac{z}{y}\varphi'\left(\dfrac{z}{y}\right)-\varphi\left(\dfrac{z}{y}\right)}{2z-\varphi'\left(\dfrac{z}{y}\right)}=\dfrac{y\varphi\left(\dfrac{z}{y}\right)-z\varphi'\left(\dfrac{z}{y}\right)}{2yz-y\varphi'\left(\dfrac{z}{y}\right)}.$$

12. 试求点 $O(0,0,0)$ 到 xOy 面上的曲线 $5x^2+6xy+5y^2=8$ 的最长和最短距离.

解 此问题归结为求目标函数 $z=x^2+y^2$ 在条件 $5x^2+6xy+5y^2=8$ 下的极值.

作辅助函数

$$L(x,y)=x^2+y^2+\lambda(5x^2+6xy+5y^2-8),$$

$L(x,y)$ 的驻点为 $\left(\dfrac{\sqrt{2}}{2},\dfrac{\sqrt{2}}{2}\right)$, $\left(-\dfrac{\sqrt{2}}{2},\dfrac{\sqrt{2}}{2}\right)$, $(\sqrt{2},-\sqrt{2})$, $(-\sqrt{2},\sqrt{2})$,故所求的最短距离为1,最长距离为2.

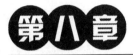

第八章

多元函数积分学

一、内容提要与基本要求

本章由曲顶柱体的体积与平面薄片的质量两个实际问题抽象出二重积分的定义：

$$\iint\limits_{D} f(x,y)\mathrm{d}\sigma = \lim_{\lambda \to 0} \sum_{i=1}^{n} f(\xi_i, \eta_i)\Delta\sigma_i.$$

本章又由曲线弧段上的质量问题及变力沿曲线做功的问题分别引出对弧长的曲线积分与对坐标的曲线积分的定义：

$$\int_{L} f(x,y)\mathrm{d}s = \lim_{\lambda \to 0} \sum_{i=1}^{n} f(\xi_i, \eta_i)\Delta s_i,$$

$$\int_{L} P(x,y)\mathrm{d}x + Q(x,y)\mathrm{d}y = \lim_{\lambda \to 0} \sum_{i=1}^{n} [P(\xi_i, \eta_i)\Delta x_i + Q(\xi_i, \eta_i)\Delta y_i].$$

由上述三个定义,再利用多元函数极限的性质,不难得出二重积分、对弧长的曲线积分、对坐标的曲线积分的若干有用的性质.格林公式揭示了在一定条件下,二重积分与对坐标的曲线积分二者之间的关系,利用格林公式可进一步给出对坐标的曲线积分与路径无关的条件.

利用上述三种积分可解决和处理数学、物理、化学及生物学科中的一些实际问题.

本章必须掌握下面几方面的内容：

1. 二重积分、对弧长的曲线积分、对坐标的曲线积分的计算.

无论二重积分的计算,还是两种曲线积分的计算,其基本思路都是把这三种积分的计算转化为定积分的计算.

直角坐标系中二重积分的计算公式有公式：8-1,8-2,8-3,8-4.

极坐标系中二重积分的计算公式有公式：8-5,8-6,8-7,8-8.

对弧长的曲线积分的计算公式有公式：8-9,8-10,8-11,8-12.

对坐标的曲线积分的计算公式有公式：8-13,8-14,8-15,8-16.

2. 定积分、二重积分、两种曲线积分间的关系.

定积分、二重积分、两种曲线积分间有一定内在联系,它们都是和式的极限,定积分是区间上的某种和式的极限,二重积分是区域上的某种和式极限,曲线积分是曲线弧段上的某种和式的极限,它们之间有以下联系：

二重积分、曲线积分与定积分间的关系：在一定条件下,使用适当方法可把二重积分、曲线积分转化为定积分,从而解决了二重积分与曲线积分的计算问题.

二重积分与对坐标的曲线积分间的关系：在一定条件下,二重积分与对坐标的曲线积分可以互相转化,格林公式揭示了两种积分间的关系,利用格林公式,可给出对坐标的曲线积分与路径无关的条件,这样可以把对坐标的曲线积分化为最简的定积分形式.

两种曲线积分间的关系：

$$\int_{L} P\mathrm{d}x + Q\mathrm{d}y = \int_{L} (P\cos\alpha + Q\cos\beta)\mathrm{d}s,$$

其中,$\alpha(x,y),\beta(x,y)$为有向曲线弧 L 在点(x,y)处的切向量的方向角.

$$\int_{\Gamma} P\mathrm{d}x + Q\mathrm{d}y + R\mathrm{d}z = \int_{\Gamma} (P\cos\alpha + Q\cos\beta + R\cos\gamma)\mathrm{d}s,$$

其中,$\alpha(x,y,z),\beta(x,y,z),\gamma(x,y,z)$为有向曲线弧 Γ 在点(x,y,z)处的切向量的方向角.

3. 二重积分、曲线积分的应用.

利用二重积分可计算平面区域的面积,空间立体的体积,平面薄片的质量、质心、静矩、转动惯量.

利用对弧长的曲线积分可以计算平面曲线、空间曲线段的长度,曲线弧段上的质量、质心、转动惯量.

利用对坐标的曲线积分可以计算某些平面区域的面积、变力沿曲线所做的功,计算全微分求热力学中的熵.

二、习题八解答

1. 将二重积分 $\iint\limits_{D} f(x,y)\mathrm{d}\sigma$ 化为二次积分(选计算简便的积分次序),区域分别为

(1) D 是由 $x = a, x = 2a, y = -b$ 与 $y = \dfrac{1}{3}b$ 所围的矩形域,$a > 0, b > 0$;

(2) D 是椭圆域 $\dfrac{x^2}{a^2} + \dfrac{y^2}{b^2} \leqslant 1$;

(3) D 是由直线 $y = 2x, x = 1$ 与抛物线 $y = x^2$ 所围的区域;

(4) D 是以 $O(0,0), A(2a,0), B(a,a)(a > 0)$ 为顶点的三角形域;

(5) D 是由四条直线 $y = x, y = 2x, x = 1$ 与 $x = 2$ 所围的梯形域;

(6) D 是正方形域 $|x| + |y| \leqslant 1$.

解 (1) 积分区域 D 如图 8-1 所示,因而有

$$\iint\limits_{D} f(x,y)\mathrm{d}\sigma = \int_{a}^{2a}\mathrm{d}x\int_{-b}^{\frac{b}{3}} f(x,y)\mathrm{d}y = \int_{-b}^{\frac{b}{3}}\mathrm{d}y\int_{a}^{2a} f(x,y)\mathrm{d}x.$$

(2) 积分区域 D 如图 8-2 所示,因而有

$$\iint\limits_{D} f(x,y)\mathrm{d}\sigma = \int_{-a}^{a}\mathrm{d}x\int_{-\frac{b}{a}\sqrt{a^2-x^2}}^{\frac{b}{a}\sqrt{a^2-x^2}} f(x,y)\mathrm{d}y = \int_{-b}^{b}\mathrm{d}y\int_{-\frac{a}{b}\sqrt{b^2-y^2}}^{\frac{a}{b}\sqrt{b^2-y^2}} f(x,y)\mathrm{d}x.$$

(3) 积分区域如图 8-3 所示 D_1 或 D_2,因而有

$$\iint\limits_{D_1} f(x,y)\mathrm{d}\sigma = \int_{0}^{1}\mathrm{d}x\int_{x^2}^{2x} f(x,y)\mathrm{d}y \text{ 或 } \iint\limits_{D_2} f(x,y)\mathrm{d}\sigma = \int_{1}^{2}\mathrm{d}x\int_{x^2}^{2x} f(x,y)\mathrm{d}y.$$

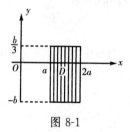

图 8-1

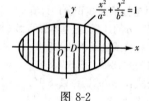

图 8-2

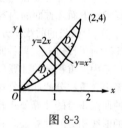

图 8-3

(4) 积分区域 D 如图 8-4 所示,因而有

$$\iint\limits_{D} f(x,y)\mathrm{d}\sigma = \int_{0}^{a}\mathrm{d}y\int_{y}^{2a-y} f(x,y)\mathrm{d}x.$$

(5) 积分区域 D 如图 8-5 所示,因而有

$$\iint\limits_{D} f(x,y)\mathrm{d}\sigma = \int_{1}^{2}\mathrm{d}x\int_{x}^{2x} f(x,y)\mathrm{d}y.$$

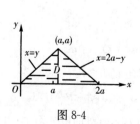

图 8-4

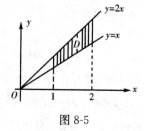

图 8-5

(6) 积分区域 D 如图 8-6(a) 或图 8-6(b) 所示，因而有

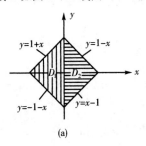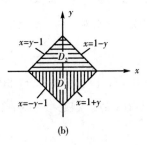

(a)　　　　　　　　　　　　　　　　　　(b)

图 8-6

$$\iint\limits_{D}f(x,y)\mathrm{d}\sigma = \iint\limits_{D_1}f(x,y)\mathrm{d}\sigma + \iint\limits_{D_2}f(x,y)\mathrm{d}\sigma$$
$$= \int_{-1}^{0}\mathrm{d}x\int_{-1-x}^{1+x}f(x,y)\mathrm{d}y + \int_{0}^{1}\mathrm{d}x\int_{x-1}^{1-x}f(x,y)\mathrm{d}y$$

或

$$\iint\limits_{D}f(x,y)\mathrm{d}\sigma = \iint\limits_{D_1}f(x,y)\mathrm{d}\sigma + \iint\limits_{D_2}f(x,y)\mathrm{d}\sigma$$
$$= \int_{-1}^{0}\mathrm{d}y\int_{-y-1}^{1+y}f(x,y)\mathrm{d}x + \int_{0}^{1}\mathrm{d}y\int_{y-1}^{1-y}f(x,y)\mathrm{d}x.$$

2. 更换下列二次积分的次序：

(1) $\displaystyle\int_{0}^{1}\mathrm{d}x\int_{x^2}^{\sqrt{x}}f(x,y)\mathrm{d}y$；

(2) $\displaystyle\int_{0}^{1}\mathrm{d}y\int_{-\sqrt{1-y^2}}^{\sqrt{1-y^2}}f(x,y)\mathrm{d}x$；

(3) $\displaystyle\int_{-1}^{1}\mathrm{d}x\int_{-\sqrt{1-x^2}}^{1-x^2}f(x,y)\mathrm{d}y$；

(4) $\displaystyle\int_{0}^{4}\mathrm{d}y\int_{-\sqrt{4-y}}^{\frac{1}{2}(y-4)}f(x,y)\mathrm{d}x$；

(5) $\displaystyle\int_{0}^{\pi}\mathrm{d}x\int_{-\sin\frac{x}{2}}^{\sin x}f(x,y)\mathrm{d}y$；

(6) $\displaystyle\int_{0}^{1}\mathrm{d}x\int_{0}^{x^2}f(x,y)\mathrm{d}y + \int_{1}^{3}\mathrm{d}x\int_{0}^{\frac{1}{2}(3-x)}f(x,y)\mathrm{d}y$.

解 (1) 原式是先对 y 后对 x 的二次积分，积分区间 D 为 $x^2 \leqslant y \leqslant \sqrt{x}$，$0 \leqslant x \leqslant 1$，其图形如图 8-7 所示. 改为先对 x 后对 y 的二次积分为

$$\int_{0}^{1}\mathrm{d}y\int_{y^2}^{\sqrt{y}}f(x,y)\mathrm{d}x.$$

(2) 原式是先对 x 后对 y 的二次积分，积分区域 D 为 $-\sqrt{1-y^2} \leqslant x \leqslant \sqrt{1-y^2}$，$0 \leqslant y \leqslant 1$，其图形如图 8-8 所示. 改为先对 y 后对 x 的二次积分为

$$\int_{-1}^{1}\mathrm{d}x\int_{0}^{\sqrt{1-x^2}}f(x,y)\mathrm{d}y.$$

(3) 原式是先对 y 后对 x 的二次积分，积分区域 D 为 $-\sqrt{1-x^2} \leqslant y \leqslant 1-x^2$，$-1 \leqslant x \leqslant 1$，图形如图 8-9 所示. 改为先对 x 后对 y 的二次积分必须分两个区域 D_1，D_2 积分

$$\int_{-1}^{0}\mathrm{d}y\int_{-\sqrt{1-y^2}}^{\sqrt{1-y^2}}f(x,y)\mathrm{d}x + \int_{0}^{1}\mathrm{d}y\int_{-\sqrt{1-y}}^{\sqrt{1-y}}f(x,y)\mathrm{d}x.$$

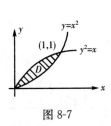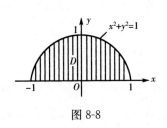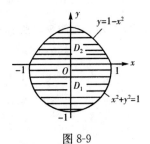

图 8-7　　　　　　　　　　图 8-8　　　　　　　　　　图 8-9

（4）原式是先对 x 后对 y 的二次积分，积分区域 D 为 $-\sqrt{4-y} \leqslant x \leqslant \frac{1}{2}(y-4)$，$0 \leqslant y \leqslant 4$，其图形如图 8-10 所示. 改为先对 y 后对 x 的二次积分为

$$\int_{-2}^{0}\mathrm{d}x\int_{2x+4}^{4-x^2}f(x,y)\mathrm{d}y.$$

（5）原式是先对 y 后对 x 的二次积分，积分区域 D 为 $-\sin\frac{x}{2} \leqslant y \leqslant \sin x$，$0 \leqslant x \leqslant \pi$，其图形如图 8-11 所示，改为先对 x 后对 y 的二次积分必须分两区域 D_1，D_2 积分：

$$\int_{-1}^{0}\mathrm{d}y\int_{2\arcsin(-y)}^{\pi}f(x,y)\mathrm{d}x + \int_{0}^{1}\mathrm{d}y\int_{\arcsin y}^{\pi-\arcsin y}f(x,y)\mathrm{d}x.$$

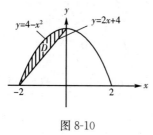

图 8-10

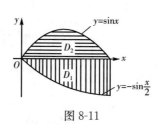

图 8-11

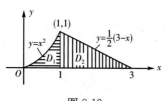

图 8-12

（6）原式是先对 y 后对 x 的二次积分，其中，两个二次积分的积分区域分别为

$$D_1:0 \leqslant y \leqslant x^2, \quad 0 \leqslant x \leqslant 1,$$
$$D_2:0 \leqslant y \leqslant \frac{1}{2}(3-x), 1 \leqslant x \leqslant 3,$$

图形如图 8-12 所示，改为先对 x 后对 y 的二次积分为

$$\int_{0}^{1}\mathrm{d}y\int_{\sqrt{y}}^{3-2y}f(x,y)\mathrm{d}x.$$

3. 计算下列二重积分：

（1）$\iint\limits_{D}x^2\sin y\mathrm{d}x\mathrm{d}y$，$D$ 是矩形域：$1 \leqslant x \leqslant 2$，$0 \leqslant y \leqslant \frac{\pi}{2}$ ；

（2）$\iint\limits_{D}(x^2+2y)\mathrm{d}x\mathrm{d}y$，$D$ 是由 $y=x^3$ 与 $y=x^2$ 所围成的区域 ；

（3）$\iint\limits_{D}(x^2+y^2)\mathrm{d}x\mathrm{d}y$，$D$ 是由 $y=x,y=x+a,y=a,y=3a$（$a>0$）所围成的区域 ；

（4）$\iint\limits_{D}\frac{x^2}{y^2}\mathrm{d}x\mathrm{d}y$，$D$ 是 $y=x,x=2$ 与 $xy=1$ 所围成的区域 ；

（5）$\iint\limits_{D}(x^2-y^2)\mathrm{d}x\mathrm{d}y$，$D$ 是由 $x=0,y=0,x=\pi$ 与 $y=\sin x$ 所围成的区域 ；

（6）$\iint\limits_{D}\cos(x+y)\mathrm{d}x\mathrm{d}y$，$D$ 是由 $x=0,y=\pi$ 与 $y=x$ 所围成的区域 .

解　（1）积分区域是矩形域，两种积分次序都可选，现选先对 y 后对 x 的积分次序有

$$\iint\limits_{D}x^2\sin y\mathrm{d}x\mathrm{d}y = \int_{1}^{2}x^2\mathrm{d}x\int_{0}^{\frac{\pi}{2}}\sin y\mathrm{d}y = \left[\frac{1}{3}x^3\right]_{1}^{2}\left[-\cos y\right]_{0}^{\frac{\pi}{2}} = \frac{7}{3}\cdot 1 = \frac{7}{3} = 2\frac{1}{3}.$$

（2）积分区域 D 如图 8-13 所示. 两种积分次序都可用，现选先对 y 后对 x 积分次序有

$$\iint\limits_{D}(x^2+2y)\mathrm{d}x\mathrm{d}y = \int_{0}^{1}\mathrm{d}x\int_{x^3}^{x^2}(x^2+2y)\mathrm{d}y$$

$$= \int_{0}^{1}\left[x^2y+y^2\right]_{x^3}^{x^2}\mathrm{d}x = \int_{0}^{1}(2x^4-x^5-x^6)\mathrm{d}x$$

$$= \frac{2}{5} - \frac{1}{6} - \frac{1}{7} = \frac{19}{210}.$$

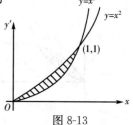

图 8-13

(3) 积分区域 D 如图 8-14 所示,选先对 x 后对 y 的积分次序有

$$\iint\limits_{D}(x^2+y^2)\mathrm{d}x\mathrm{d}y = \int_{a}^{3a}\mathrm{d}y\int_{y-a}^{y}(x^2+y^2)\mathrm{d}x = \int_{a}^{3a}\left[\frac{1}{3}x^3+xy^2\right]_{y-a}^{y}\mathrm{d}y$$

$$= \int_{a}^{3a}\left[\frac{1}{3}y^3-\frac{1}{3}(y-a)^3+ay^2\right]\mathrm{d}y = 14a^4.$$

(4) 积分区域 D 如图 8-15 所示, 选先对 y 后对 x 的积分次序有

$$\iint\limits_{D}\frac{x^2}{y^2}\mathrm{d}x\mathrm{d}y = \int_{1}^{2}\mathrm{d}x\int_{\frac{1}{x}}^{x}\frac{x^2}{y^2}\mathrm{d}y = \int_{1}^{2}x^2\left[\frac{-1}{y}\right]_{\frac{1}{x}}^{x}\mathrm{d}x$$

$$= \int_{1}^{2}(x^3-x)\mathrm{d}x = \left[\frac{1}{4}x^4-\frac{1}{2}x^2\right]_{1}^{2} = 2\frac{1}{4}.$$

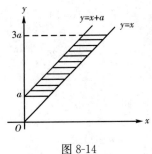

图 8-14　　　　　　　　　　图 8-15

(5) 积分区域 D 如图 8-16 所示,两种积分次序都可选取,现选先对 y 后对 x 的积分次序有

$$\iint\limits_{D}(x^2-y^2)\mathrm{d}x\mathrm{d}y = \int_{0}^{\pi}\mathrm{d}x\int_{0}^{\sin x}(x^2-y^2)\mathrm{d}y = \int_{0}^{\pi}\left(x^2\sin x-\frac{1}{3}\sin^3 x\right)\mathrm{d}x$$

$$= \int_{0}^{\pi}x^2\mathrm{d}(-\cos x)-\frac{1}{3}\int_{0}^{\pi}(1-\cos^2 x)\mathrm{d}(-\cos x)$$

$$= \left[-x^2\cos x\right]_{0}^{\pi}+\int_{0}^{\pi}2x\cos x\mathrm{d}x+\frac{1}{3}\left[\cos x-\frac{1}{3}\cos^3 x\right]_{0}^{\pi}$$

$$= \pi^2+2\int_{0}^{\pi}x\mathrm{d}\sin x-\frac{4}{9} = \pi^2-4\frac{4}{9}.$$

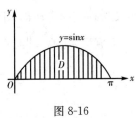

图 8-16

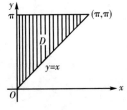

图 8-17

(6) 积分区域 D 如图 8-17 所示.两种积分次序都可选用,现选先对 y 后对 x 的积分次序有

$$\iint\limits_{D}\cos(x+y)\mathrm{d}x\mathrm{d}y = \int_{0}^{\pi}\mathrm{d}x\int_{x}^{\pi}\cos(x+y)\mathrm{d}y = \int_{0}^{\pi}(-\sin x-\sin 2x)\mathrm{d}x$$

$$= \cos x\big|_{0}^{\pi}+\frac{1}{2}\cos 2x\big|_{0}^{\pi} = -2.$$

4. 利用极坐标计算下列积分:

(1) $\iint\limits_{D}\sqrt{x^2+y^2}\,\mathrm{d}x\mathrm{d}y$, $D:x^2+y^2\leqslant 9$;

(2) $\iint\limits_{D}\ln(1+x^2+y^2)\mathrm{d}x\mathrm{d}y$, $D:x^2+y^2\leqslant 1$ 且 $x\geqslant 0,y\geqslant 0$;

(3) $\iint\limits_{D}|xy|\,\mathrm{d}x\mathrm{d}y$, $D:x^2+y^2\leqslant a^2(a>0)$;

(4) $\iint\limits_{D}\mathrm{e}^{x^2+y^2}\mathrm{d}x\mathrm{d}y$, $D:x^2+y^2\leqslant 1$;

(5) $\iint\limits_{D}\sqrt{1-x^2-y^2}\,\mathrm{d}x\mathrm{d}y$, $D:x^2+y^2\leqslant x$;

(6) $\iint\limits_{D}\sin\sqrt{x^2+y^2}\,\mathrm{d}x\mathrm{d}y$, $D:\pi^2\leqslant x^2+y^2\leqslant 4\pi^2$.

解 (1)积分区域 D 的图形是圆心在原点,半径为 3 的圆域,于是有

$$\iint\limits_{D} \sqrt{x^2+y^2}\,\mathrm{d}x\mathrm{d}y = \iint\limits_{D} r^2\,\mathrm{d}r\mathrm{d}\theta = \int_0^{2\pi}\mathrm{d}\theta\int_0^3 r^2\,\mathrm{d}r$$
$$= 2\pi \cdot 9 = 18\pi.$$

(2) 积分区域 D 是单位圆在第一象限的部分，于是有

$$\iint\limits_{D}\ln(1+x^2+y^2)\,\mathrm{d}x\mathrm{d}y = \int_0^{\frac{\pi}{2}}\mathrm{d}\theta\int_0^1 r\ln(1+r^2)\,\mathrm{d}r = \int_0^{\frac{\pi}{2}}\mathrm{d}\theta\int_0^1\frac{1}{2}\ln(1+r^2)\,\mathrm{d}(1+r^2)$$
$$= \frac{\pi}{2}\cdot\left\{\frac{1}{2}\left[(1+r^2)\ln(1+r^2)\right]_0^1 - \left[\frac{1}{2}(1+r^2)\right]_0^1\right\} = \frac{\pi}{4}(2\ln2-1).$$

(3) 积分区域 D 是圆心在坐标原点，半径为 a 的圆域，于是有

$$\iint\limits_{D}|xy|\,\mathrm{d}x\mathrm{d}y = \iint\limits_{D}r\cdot r^2\sin\theta\cos\theta|\,\mathrm{d}\theta\mathrm{d}r = \frac{1}{2}\int_0^{2\pi}|\sin2\theta|\,\mathrm{d}\theta\cdot\int_0^a r^3\,\mathrm{d}r$$
$$= \frac{1}{2}\cdot4\int_0^{\frac{\pi}{2}}\sin2\theta\,\mathrm{d}\theta\cdot\left[\frac{1}{4}r^4\right]_0^a = \left[-\frac{1}{2}\cos2\theta\right]_0^{\frac{\pi}{2}}\cdot\frac{a^4}{2} = \frac{1}{2}a^4.$$

(4) 积分区域 D 是单位圆域，于是有

$$\iint\limits_{D}\mathrm{e}^{x^2+y^2}\,\mathrm{d}x\mathrm{d}y = \iint\limits_{D}r\mathrm{e}^{r^2}\,\mathrm{d}\theta\mathrm{d}r = \int_0^{2\pi}\mathrm{d}\theta\int_0^1\frac{1}{2}\mathrm{e}^{r^2}\,\mathrm{d}r^2$$
$$= 2\pi\cdot\left[\frac{1}{2}\mathrm{e}^{r^2}\right]_0^1 = \pi(\mathrm{e}-1).$$

(5) $x^2+y^2\leqslant x$ 配方后为 $\left(x-\frac{1}{2}\right)^2+y^2\leqslant\frac{1}{4}$，是圆心在 $\left(\frac{1}{2},0\right)$ 半径为 $\frac{1}{2}$ 的圆域，其边界圆周 $x^2+y^2=x$ 的极坐标式为 $r=\cos\theta$，如图 8-18 所示，于是有

$$\iint\limits_{D}\sqrt{1-x^2-y^2}\,\mathrm{d}x\mathrm{d}y = \iint\limits_{D}r\sqrt{1-r^2}\,\mathrm{d}\theta\mathrm{d}r = \int_{-\frac{\pi}{2}}^{\frac{\pi}{2}}\mathrm{d}\theta\int_0^{\cos\theta}-\frac{1}{2}\sqrt{1-r^2}\,\mathrm{d}(1-r^2) = -\frac{1}{3}\int_{-\frac{\pi}{2}}^{\frac{\pi}{2}}\left[(1-\cos^2\theta)^{\frac{3}{2}}-1\right]\mathrm{d}\theta$$
$$= -\frac{1}{3}\int_{-\frac{\pi}{2}}^{\frac{\pi}{2}}(\sin^2\theta)^{\frac{3}{2}}\,\mathrm{d}\theta + \frac{1}{3}\int_{-\frac{\pi}{2}}^{\frac{\pi}{2}}\mathrm{d}\theta = \frac{\pi}{3}-\frac{1}{3}\left[\int_{-\frac{\pi}{2}}^0(\sin^2\theta)^{\frac{3}{2}}\,\mathrm{d}\theta + \int_0^{\frac{\pi}{2}}(\sin^2\theta)^{\frac{3}{2}}\,\mathrm{d}\theta\right]$$
$$= \frac{\pi}{3}-\frac{1}{3}\int_{-\frac{\pi}{2}}^0(-\sin\theta)^3\,\mathrm{d}\theta - \frac{1}{3}\int_0^{\frac{\pi}{2}}(\sin\theta)^3\,\mathrm{d}\theta = \frac{\pi}{3}-\frac{1}{3}\int_{-\frac{\pi}{2}}^0(1-\cos^2\theta)\mathrm{d}\cos\theta + \frac{1}{3}\int_0^{\frac{\pi}{2}}(1-\cos^2\theta)\mathrm{d}\cos\theta$$
$$= \frac{\pi}{3}-\frac{4}{9}.$$

(6) 积分区域 D 是环形域，如图 8-19 所示，于是有

$$\iint\limits_{D}\sin\sqrt{x^2+y^2}\,\mathrm{d}x\mathrm{d}y = \iint\limits_{D}r\sin r\,\mathrm{d}\theta\mathrm{d}r = \int_0^{2\pi}\mathrm{d}\theta\int_\pi^{2\pi}r\sin r\,\mathrm{d}r$$
$$= 2\pi\cdot\left[-r\cos r+\sin r\right]_\pi^{2\pi} = -6\pi^2.$$

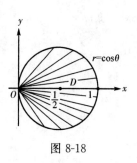

图 8-18

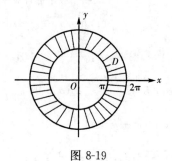

图 8-19

*5. 计算下列对弧长的曲线积分：

(1) $\oint_L(x^2+y^2)^n\mathrm{d}s$，其中 L 为圆周 $x=a\cos t,y=a\sin t(a>0,0\leqslant t\leqslant2\pi)$；

(2) $\int_L(x+y)\mathrm{d}s$ 其中 L 为连接 $A(1,0)$ 与 $B(0,1)$ 两点的直线段；

(3) $\int_L \sqrt{y}\,\mathrm{d}s$,其中 L 是抛物线 $y = x^2$ 上点 $O(0,0)$ 与点 $A(1,1)$ 之间的一段弧;

(4) $\int_\Gamma \dfrac{1}{x^2+y^2+z^2}\,\mathrm{d}s$,其中 Γ 为空间曲线 $x = e^t\cos t, y = e^t\sin t, z = e^t$ 上相应于 t 从 0 到 2 的这段弧.

解 (1) 因 L 的方程为 $x = a\cos t, y = a\sin t(0 \leqslant t \leqslant 2\pi)$,于是有

$$\oint_L (x^2+y^2)^n\,\mathrm{d}s = \int_0^{2\pi} (a^2\cos^2 t + a^2\sin^2 t)^n\ \sqrt{(a\cos t)'^2 + (a\sin t)'^2}\,\mathrm{d}t$$
$$= \int_0^{2\pi} a^{2n}\cdot a\,\mathrm{d}t = 2\pi a^{2n+1}.$$

(2) 因连接 $A(1,0)$ 与 $B(0,1)$ 两点的直线方程为 $x+y=1$,也即 $y = 1-x$(图 8-20),于是有

$$\int_L (x+y)\,\mathrm{d}s = \int_{BA}(x+y)\,\mathrm{d}s = \int_0^1 1\cdot\sqrt{1+(y')^2}\,\mathrm{d}x = \int_0^1 \sqrt{2}\,\mathrm{d}x = \sqrt{2}.$$

(3) 因 L 的方程为 $y = x^2(0 \leqslant x \leqslant 1)$(图 8-21),于是有

$$\int_L \sqrt{y}\,\mathrm{d}s = \int_0^1 \sqrt{x^2}\cdot\sqrt{1+(x^2)'^2}\,\mathrm{d}x = \int_0^1 x\cdot\sqrt{1+4x^2}\,\mathrm{d}x$$
$$= \left[\frac{1}{12}(1+4x^2)^{\frac{3}{2}}\right]_0^1 = \frac{1}{12}(5\sqrt{5}-1).$$

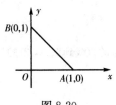
图 8-20

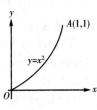
图 8-21

(4) 因 Γ 的方程为 $x = e^t\cos t, y = e^t\sin t, z = e^t(0 \leqslant t \leqslant 2)$,于是有

$$\int_\Gamma \frac{1}{x^2+y^2+z^2}\,\mathrm{d}s = \int_0^2 \frac{1}{(e^t\cos t)^2 + (e^t\sin t)^2 + (e^t)^2}\ \sqrt{(e^t\cos t)'^2 + (e^t\sin t)'^2 + (e^t)'^2}\,\mathrm{d}t$$
$$= \int_0^2 \frac{1}{2e^{2t}}\cdot\sqrt{3}\,e^t\,\mathrm{d}t = \frac{\sqrt{3}}{2}\int_0^2 e^{-t}\,\mathrm{d}t = \left[-\frac{\sqrt{3}}{2}e^{-t}\right]_0^2 = \frac{\sqrt{3}}{2}\left(1-\frac{1}{e^2}\right).$$

6. 计算下列对坐标的曲线积分:

(1) $\int_L (x^2-y^2)\,\mathrm{d}x$,$L$ 是抛物线 $y = x^2$ 上从 $O(0,0)$ 到 $A(2,4)$ 的一段;

(2) $\int_L (2a-y)\,\mathrm{d}x - (a-y)\,\mathrm{d}y$,$L$ 为旋轮线(摆线)$x = a(t-\sin t), y = a(1-\cos t), (a>0)$ 的自原点起的一拱 $(0 \leqslant t \leqslant 2\pi)$(图 8-22);

(3) $\oint_L \dfrac{(x+y)\,\mathrm{d}x - (x-y)\,\mathrm{d}y}{x^2+y^2}$,$L$ 为圆周 $x^2+y^2 = a^2$ 的正向;

(4) $\int_\Gamma (y^2-z^2)\,\mathrm{d}x + 2yz\,\mathrm{d}y - x^2\,\mathrm{d}z$,$\Gamma$ 为空间曲线 $x = t, y = t^2, z = t^3$ 上从 $t = 0$ 到 $t = 1$ 的一段曲线弧.

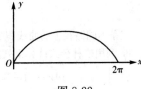
图 8-22

解 (1) 因 L 的方程为 $y = x^2(0 \leqslant x \leqslant 2)$,于是有

$$\int_L (x^2-y^2)\,\mathrm{d}x = \int_0^2 (x^2-x^4)\,\mathrm{d}x = \left[\frac{1}{3}x^3 - \frac{1}{5}x^5\right]_0^2 = -\frac{56}{15}.$$

(2) 因 L 的方程为 $x = a(t-\sin t), y = a(1-\cos t)(0 \leqslant t \leqslant 2\pi)$,于是有

$$\int_L (2a-y)\,\mathrm{d}x - (a-y)\,\mathrm{d}y$$
$$= \int_0^{2\pi} \Big\{[2a-a(1-\cos t)][a(t-\sin t)]' - [a-a(1-\cos t)][a(1-\cos t)']\Big\}\,\mathrm{d}t$$
$$= a^2\int_0^{2\pi}[(1-\cos^2 t) - \sin t\cos t]\,\mathrm{d}t = \frac{a^2}{2}\int_0^{2\pi}(1-\cos 2t - \sin 2t)\,\mathrm{d}t$$

$$= \pi a^2 - \left[\frac{1}{4} a^2 \sin 2t \right]_0^{2\pi} + \left[\frac{1}{4} a^2 \cos 2t \right]_0^{2\pi} = \pi a^2 .$$

(3) 因 L 的方程 $x^2 + y^2 = a^2$ 的参数式为 $x = a\cos t, y = a\sin t, 0 \leqslant t \leqslant 2\pi$,于是有

$$\oint_L \frac{(x+y)\mathrm{d}x - (x-y)\mathrm{d}y}{x^2 + y^2}$$

$$= \int_0^{2\pi} \frac{1}{a^2} \left[(a\cos t + a\sin t)(a\cos t)' - (a\cos t - a\sin t)(a\sin t)' \right] \mathrm{d}t$$

$$= \int_0^{2\pi} (-\cos^2 t - \sin^2 t)\mathrm{d}t = -\int_0^{2\pi} \mathrm{d}t = -2\pi.$$

(4) 因 Γ 的方程为 $x = t, y = t^2, z = t^3 (0 \leqslant t \leqslant 1)$ 给出,于是有

$$\int_\Gamma (y^2 - z^2)\mathrm{d}x + 2yz\mathrm{d}y - x^2\mathrm{d}z$$

$$= \int_0^1 \left[(t^4 - t^6) + 2t^2 t^3 \cdot 2t - t^2 \cdot 3t^2 \right] \mathrm{d}t$$

$$= \int_0^1 (3t^6 - 2t^4)\mathrm{d}t = \left[\frac{3}{7} t^7 - \frac{2}{5} t^5 \right]_0^1 = \frac{1}{35} .$$

7. 计算 $\int_L (x^2 + y^2)\mathrm{d}x - 2xy^2\mathrm{d}y$,其中 L 为

(1) 从点 $(0,0)$ 到点 $(1,2)$ 的直线段;

(2) 从点 $(0,0)$ 起沿 $y = 2x^2$ 到点 $(1,2)$ 的曲线段;

(3) 从点 $(0,0)$ 起先沿 x 轴到点 $(1,0)$,再沿平行于 y 轴的直线到点 $(1,2)$ 的一段有向折线段.

解 三段积分路径如图 8-23 所示.

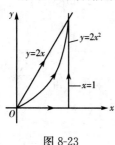

图 8-23

(1) L 方程为 $y = 2x$,于是有

$$\int_L (x^2 + y^2)\mathrm{d}x - 2xy^2\mathrm{d}y$$

$$= \int_0^1 (x^2 + 4x^2 - 2x \cdot 4x^2 \cdot 2)\mathrm{d}x$$

$$= \int_0^1 (5x^2 - 16x^3)\mathrm{d}x = -\frac{7}{3}.$$

(2) L 的方程为 $y = 2x^2$,于是有

$$\int_L (x^2 + y^2)\mathrm{d}x - 2xy^2\mathrm{d}y = \int_0^1 (x^2 + 4x^4 - 2x \cdot 4x^4 \cdot 4x)\mathrm{d}x$$

$$= \int_0^1 (x^2 + 4x^4 - 32x^6)\mathrm{d}x = -3\frac{46}{105}.$$

(3) L 的方程先是 $y = 0$,后是 $x = 1$,于是有

$$\int_L (x^2 + y^2)\mathrm{d}x - 2xy^2\mathrm{d}y$$

$$= \int_0^1 x^2\mathrm{d}x + \int_0^2 (-2y^2)\mathrm{d}y = \frac{1}{3} - \frac{2}{3} \cdot 2^3 = -5.$$

三条不同路径上的曲线积分结果不同,说明曲线积分与路径有关.

8. 利用格林公式计算下列曲线积分:

(1) $\oint_L (x+y)\mathrm{d}x - (x-y)\mathrm{d}y, L$ 为椭圆 $\frac{x^2}{a^2} + \frac{y^2}{b^2} = 1$ 的正向边界曲线;

(2) $\oint_L (2xy - x^2)\mathrm{d}x + (x+y^2)\mathrm{d}y, L$ 是由 $y = x^2$ 与 $y^2 = x$ 所围的区域的正向边界曲线;

(3) $\oint_L (x+y)^2\mathrm{d}x + (x^2 - y^2)\mathrm{d}y, L$ 为三角形的正向边界,其三顶点为 $A(1,1), B(3,2), C(3,5)$.

解 (1) 由于 $P(x,y) = x+y, Q(x,y) = -(x-y)$ 在椭圆域 $D: \frac{x^2}{a^2} + \frac{y^2}{b^2} \leqslant 1$ 内满足格林公式的条件,因此有

$$\oint_L (x+y)\mathrm{d}x - (x-y)\mathrm{d}y = \iint_D \left(\frac{\partial Q}{\partial x} - \frac{\partial P}{\partial y}\right)\mathrm{d}x\mathrm{d}y$$
$$= \iint_D -2\mathrm{d}x\mathrm{d}y = -2\pi ab.$$

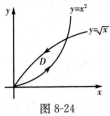

图 8-24

(2) 由于 $P(x,y)=2xy-x^2$,　$Q(x,y)=x+y^2$ 在 L 所围的区域 D(图 8-24)

内满足格林公式的条件,因此有

$$\oint_L (2xy-x^2)\mathrm{d}x + (x+y^2)\mathrm{d}y = \iint_D \left(\frac{\partial Q}{\partial x} - \frac{\partial P}{\partial y}\right)\mathrm{d}x\mathrm{d}y = \iint_D (1-2x)\mathrm{d}x\mathrm{d}y$$
$$= \int_0^1 \mathrm{d}x \int_{x^2}^{\sqrt{x}}(1-2x)\mathrm{d}y = \int_0^1 (\sqrt{x}-2x\sqrt{x}-x^2+2x^3)\mathrm{d}x$$
$$= \frac{2}{3} - \frac{4}{5} - \frac{1}{3} + \frac{1}{2} = \frac{1}{30}.$$

(3) 由于 $P(x,y)=(x+y)^2$, $Q(x,y)=x^2-y^2$ 在三角形域 D(图 8-25) 内满足格林公式的条件,因此有

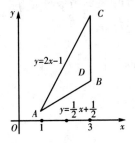

图 8-25

$$\oint_L (x+y)^2 \mathrm{d}x + (x^2-y^2)\mathrm{d}y = \iint_D \left(\frac{\partial Q}{\partial x} - \frac{\partial P}{\partial y}\right)\mathrm{d}x\mathrm{d}y = \iint_D [2x - 2(x+y)]\mathrm{d}x\mathrm{d}y$$
$$= \int_1^3 \mathrm{d}x \int_{\frac{1}{2}x+\frac{1}{2}}^{2x-1}(-2y)\mathrm{d}y$$
$$= \int_1^3 \left[-(2x-1)^2 + \left(\frac{1}{2}x+\frac{1}{2}\right)^2\right]\mathrm{d}x$$
$$= \left(\frac{-5}{4}x^3 + \frac{9}{4}x^2 - \frac{3}{4}x\right)_1^3 = -16.$$

9. 证明下列曲线积分与路径无关,并求积分值:

(1) $\displaystyle\int_{(2,1)}^{(1,2)} \frac{y\mathrm{d}x - x\mathrm{d}y}{x^2}$;

(2) $\displaystyle\int_{(1,2)}^{(3,4)} (6xy^2-y^3)\mathrm{d}x + (6x^2y-3xy^2)\mathrm{d}y$;

(3) $\displaystyle\int_{(1,\pi)}^{(2,\pi)} \left(1 - \frac{y^2}{x^2}\cos\frac{y}{x}\right)\mathrm{d}x + \left(\sin\frac{y}{x} + \frac{y}{x}\cos\frac{y}{x}\right)\mathrm{d}y$.

解　(1) $P(x,y)=\dfrac{y}{x^2}$, $Q(x,y)=-\dfrac{1}{x}$. 当 $x\neq 0$ 时,$\dfrac{\partial Q}{\partial x}=\dfrac{\partial P}{\partial y}=\dfrac{1}{x^2}$. 因此,在 $x>0$(右半平面)或 $x<0$

(左半平面)内曲线积分与路径无关,现选图 8-26 中的路径进行积分,

$$\int_{(2,1)}^{(1,2)} \frac{y\mathrm{d}x - x\mathrm{d}y}{x^2} = \int_{AB} + \int_{BC} = \int_2^1 \frac{1}{x^2}\mathrm{d}x - \int_1^2 \mathrm{d}y = -1\frac{1}{2}.$$

(2) $P(x,y)=6xy^2-y^3$, $Q(x,y)=6x^2y-3xy^2$, 在整个 xOy 平面内 $\dfrac{\partial Q}{\partial x}=\dfrac{\partial P}{\partial y}=12xy-3y^2$, 因此在

xOy 平面内曲线积分与路径无关,于是选图 8-27 中的路径积分,

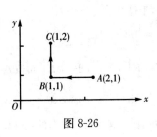

图 8-26

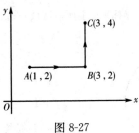

图 8-27

$$\int_{(1,2)}^{(3,4)} (6xy^2-y^3)\mathrm{d}x + (6x^2y-3xy^2)\mathrm{d}y = \int_{AB} + \int_{BC}$$
$$= \int_1^3 (24x-8)\mathrm{d}x + \int_2^4 (54y-9y^2)\mathrm{d}y = \left[12x^2\right]_1^3 - 16 + \left[27y^2-3y^3\right]_2^4 = 236.$$

(3) $P(x,y)=1-\dfrac{y^2}{x^2}\cos\dfrac{y}{x}$, $Q(x,y)=\sin\dfrac{y}{x}+\dfrac{y}{x}\cos\dfrac{y}{x}$, 当 $x\neq 0$ 时,有 $\dfrac{\partial Q}{\partial x}=\dfrac{\partial P}{\partial y}=-\dfrac{2y}{x^2}\cos\dfrac{y}{x}+\dfrac{y^2}{x^3}\sin\dfrac{y}{x}$.

于是选取连接 $(1,\pi)$ 与 $(2,\pi)$ 平行于 x 轴的直线段进行积分,

$$\int_{(1,\pi)}^{(2,\pi)}\left(1-\frac{y^2}{x^2}\cos\frac{y}{x}\right)\mathrm{d}x+\left(\sin\frac{y}{x}+\frac{y}{x}\cos\frac{y}{x}\right)\mathrm{d}y$$

$$=\int_1^2\left(1-\frac{\pi^2}{x^2}\cos\frac{\pi}{x}\right)\mathrm{d}x$$

$$=1+\pi\int_1^2\cos\frac{\pi}{x}\mathrm{d}\left(\frac{\pi}{x}\right)=1+\pi\left[\sin\frac{\pi}{x}\right]_1^2=1+\pi.$$

10. 求下列平面薄片的质量或质心的坐标:

(1) 薄片在 xOy 坐标面上所占区域 D 由螺线 $r=2\theta$ 与直线 $\theta=\frac{\pi}{2}$ 所围,其上的面密度 $\rho(x,y)=x^2+y^2$,求质量 M;

(2) 求由直线 $y=0$,$y=a-x(a>0)$ 与 $x=0$ 所围成的面密度 $\rho(x,y)=x$ 的薄片的质心的坐标 $(\bar{x},\bar{y})$;

(3) 求位于两圆 $r=2\sin\theta$ 与 $r=4\sin\theta$ 之间的匀质薄片的质量 M 与质心的坐标 $(\bar{x},\bar{y})$.

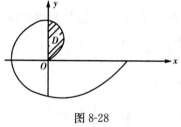

图 8-28

解 (1) 薄片在 xOy 坐标面所占区域 D 如图 8-28 所示,于是有

$$M=\iint_D\rho(x,y)\mathrm{d}\sigma=\iint_D(x^2+y^2)\mathrm{d}\sigma$$

$$=\iint_D r^3\mathrm{d}\theta\mathrm{d}r=\int_0^{\frac{\pi}{2}}\mathrm{d}\theta\int_0^{2\theta}r^3\mathrm{d}r=\int_0^{\frac{\pi}{2}}\left[\frac{1}{4}r^4\right]_0^{2\theta}\mathrm{d}\theta$$

$$=\int_0^{\frac{\pi}{2}}4\theta^4\mathrm{d}\theta=\frac{\pi^5}{40}.$$

(2) 薄片在 xOy 坐标面上所占区域 D 如图 8-29 所示,于是有

$$\bar{x}=\frac{\iint_D x\rho(x,y)\mathrm{d}\sigma}{\iint_D\rho(x,y)\mathrm{d}\sigma}=\frac{\int_0^a\mathrm{d}x\int_0^{a-x}x^2\mathrm{d}y}{\int_0^a\mathrm{d}x\int_0^{a-x}x\mathrm{d}y}$$

$$=\frac{\int_0^a x^2(a-x)\mathrm{d}x}{\int_0^a x(a-x)\mathrm{d}x}=\frac{\frac{1}{12}a^4}{\frac{1}{6}a^3}=\frac{a}{2},$$

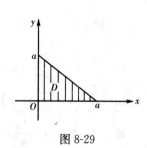

图 8-29

$$\bar{y}=\frac{\iint_D y\rho(x,y)\mathrm{d}\sigma}{\iint_D\rho(x,y)\mathrm{d}\sigma}=\frac{\int_0^a\mathrm{d}x\int_0^{a-x}xy\mathrm{d}y}{\int_0^a\mathrm{d}x\int_0^{a-x}x\mathrm{d}y}$$

$$=\frac{\int_0^a\frac{x}{2}(a-x)^2\mathrm{d}x}{\int_0^a x(a-x)\mathrm{d}x}=\frac{\frac{1}{24}a^4}{\frac{1}{6}a^3}=\frac{a}{4}.$$

(3) 薄片在 xOy 坐标平面上所占区域 D 如图 8-30 所示,于是有

$$M=\iint_D\rho(x,y)\mathrm{d}\sigma=\iint_D K\mathrm{d}\sigma$$

$$=K\int_0^\pi\mathrm{d}\theta\int_{2\sin\theta}^{4\sin\theta}r\mathrm{d}r=K\int_0^\pi 6\sin^2\theta\mathrm{d}\theta$$

$$=3K\int_0^\pi(1-\cos2\theta)\mathrm{d}\theta=3K\pi(K\text{ 为面密度常数}).$$

由于 D 是关于 y 轴对称的,质量又是均匀分布的,所以 $\bar{x}=0$,

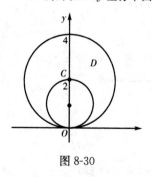

图 8-30

$$\bar{y}=\frac{\iint_D y\rho(x,y)\mathrm{d}\sigma}{\iint_D\rho(x,y)\mathrm{d}\sigma}=\frac{K\int_0^\pi\mathrm{d}\theta\int_{2\sin\theta}^{4\sin\theta}r^2\sin\theta\mathrm{d}r}{K\int_0^\pi\mathrm{d}\theta\int_{2\sin\theta}^{4\sin\theta}r\mathrm{d}r}$$

$$= \frac{\dfrac{56}{3}\displaystyle\int_0^\pi \sin^4\theta d\theta}{6\displaystyle\int_0^\pi \sin^2\theta d\theta} = \frac{\dfrac{56}{3}\cdot\dfrac{3}{8}\cdot\pi}{6\cdot\dfrac{1}{2}\cdot\pi} = \frac{7}{3}.$$

11. 利用二重积分计算由下列曲面所围成的立体的体积：

(1) 平面 $3x+2y+z-6=0$ 与三个坐标平面；

(2) 平面 $z_1=5$ 与抛物面 $z_2=1+x^2+y^2$；

(3) 上半球面 $z_1=\sqrt{2a^2-x^2-y^2}\,(a>0)$ 与锥面 $z_2=\sqrt{x^2+y^2}$；

(4) 抛物面 $z_1=6-2x^2-y^2$ 与抛物面 $z_2=x^2+2y^2$.

解　(1) 四个平面所围的立体如图 8-31(a)所示，在 xOy 面上的投影区域 D 如图 8-31(b)所示，区域 $D=\left\{(x,y)\mid 0\leqslant y\leqslant 3-\dfrac{3}{2}x,\ 0\leqslant x\leqslant 2\right\}$，于是立体的体积为

$$V=\iint\limits_D f(x,y)d\sigma=\iint\limits_D(6-3x-2y)dxdy=\int_0^2 dx\int_0^{3-\frac{3}{2}x}(6-3x-2y)dy$$

$$=\int_0^2\left[6y-3xy-y^2\right]_0^{3-\frac{3}{2}x}dx=\int_0^2\left(9-9x+\frac{9}{4}x^2\right)dx=6.$$

(2) 曲面与平面所围的立体如图 8-32(a)所示，在 xOy 面上的投影区域 D 如图 8-32(b)所示，$D=\left\{(x,y)\mid x^2+y^2\leqslant 4\right\}$，于是立体的体积为

$$V=\iint\limits_D z_1 d\sigma-\iint\limits_D z_2 d\sigma=\iint\limits_D[5-(1+x^2+y^2)]d\sigma$$

$$=\iint\limits_D(4-x^2-y^2)d\sigma=\iint\limits_D(4-r^2)rd\theta dr.$$

$$=\int_0^{2\pi}d\theta\int_0^2(4r-r^3)dr=8\pi.$$

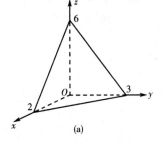
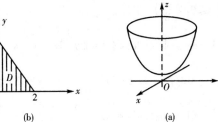

图 8-31　　　　　　　　　　　　　　　　　　图 8-32

(3) 曲面所围的立体如图 8-33(a)所示，在 xOy 面上的投影区域 D 如图 8-33(b)所示，$D=\left\{(x,y)\mid x^2+y^2\leqslant a^2\right\}$，于是立体的体积为

$$V=\iint\limits_D z_1 d\sigma-\iint\limits_D z_2 d\sigma=\iint\limits_D\left(\sqrt{2a^2-x^2-y^2}-\sqrt{x^2+y^2}\right)d\sigma$$

$$=\iint\limits_D\left(\sqrt{2a^2-r^2}-r\right)rdrd\theta=\int_0^{2\pi}d\theta\int_0^a\left(r\sqrt{2a^2-r^2}-r^2\right)dr$$

$$=2\pi\left(\frac{2\sqrt{2}}{3}a^3-\frac{2}{3}a^3\right)=\frac{4\pi a^3}{3}(\sqrt{2}-1).$$

(4) 曲面所围的立体如图 8-34(a)所示，在 xOy 面上的投影区域 D 如图 8-34(b)所示，$D=\left\{(x,y)\mid x^2+y^2\leqslant 2\right\}$，于是立体的体积为

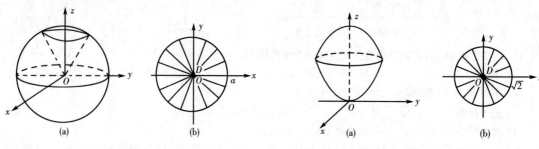

图 8-33　　　　　　　　　　　　　　　图 8-34

$$V = \iint\limits_{D} z_1 \mathrm{d}\sigma - \iint\limits_{D} z_2 \mathrm{d}\sigma = \iint\limits_{D} [(6 - 2x^2 - y^2) - (x^2 + 2y^2)] \mathrm{d}\sigma$$

$$= \iint\limits_{D} 3(2 - x^2 - y^2) \mathrm{d}\sigma = 3 \iint\limits_{D} (2 - r^2) r \mathrm{d}\theta \mathrm{d}r = 3 \int_0^{2\pi} \mathrm{d}\theta \int_0^{\sqrt{2}} (2r - r^3) \mathrm{d}r$$

$$= 3 \cdot 2\pi \cdot 1 = 6\pi.$$

12. 利用曲线积分计算下列曲线所围成的图形的面积：

(1) 椭圆 $9x^2 + 16y^2 = 144$ ；　　　　　　　　(2) 圆 $x^2 + y^2 = 2x$ ；

(3) 星形线 $x = a\cos^3 t, y = a\sin^3 t$,($a > 0$).

解　(1) 因椭圆的参数方程为 $x = 4\cos t, y = 3\sin t, 0 \leqslant t \leqslant 2\pi$,于是有

$$\sigma = \frac{1}{2} \oint_L x \mathrm{d}y - y \mathrm{d}x = \frac{1}{2} \int_0^{2\pi} [4\cos t (3\sin t)' - 3\sin t (4\cos t)'] \mathrm{d}t$$

$$= \frac{1}{2} \int_0^{2\pi} 12(\cos^2 t + \sin^2 t) \mathrm{d}t = 12\pi.$$

(2) 圆 $x^2 + y^2 = 2x$ 的极坐标方程为 $r = 2\cos\theta$ (图 8-35),把它代入 $x = r\cos\theta$, $y = r\sin\theta$,得 $x = 2\cos^2\theta$, $y = 2\sin\theta\cos\theta = \sin 2\theta, \left(-\frac{\pi}{2} \leqslant \theta \leqslant \frac{\pi}{2} \right)$,于是有

$$\sigma = \oint_L x \mathrm{d}y = \int_{-\frac{\pi}{2}}^{\frac{\pi}{2}} (2\cos^2\theta)(\sin 2\theta)' \mathrm{d}\theta = \int_{-\frac{\pi}{2}}^{\frac{\pi}{2}} 4\cos^2\theta \cdot \cos 2\theta \mathrm{d}\theta$$

$$= \int_{-\frac{\pi}{2}}^{\frac{\pi}{2}} 2(1 + \cos 2\theta) \cos 2\theta \mathrm{d}\theta = 2 \int_{-\frac{\pi}{2}}^{\frac{\pi}{2}} \cos 2\theta \mathrm{d}\theta + \int_{-\frac{\pi}{2}}^{\frac{\pi}{2}} 2\cos^2 2\theta \mathrm{d}\theta$$

$$= \int_{-\frac{\pi}{2}}^{\frac{\pi}{2}} (1 + \cos 4\theta) \mathrm{d}\theta = \pi.$$

(3) 星形线方程为 $x = a\cos^3 t, y = a\sin^3 t$ (图 8-36),于是有

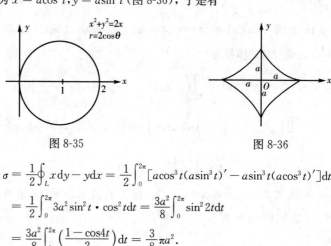

图 8-35　　　　　　　　　　　图 8-36

$$\sigma = \frac{1}{2} \oint_L x \mathrm{d}y - y \mathrm{d}x = \frac{1}{2} \int_0^{2\pi} [a\cos^3 t (a\sin^3 t)' - a\sin^3 t (a\cos^3 t)'] \mathrm{d}t$$

$$= \frac{1}{2} \int_0^{2\pi} 3a^2 \sin^2 t \cdot \cos^2 t \mathrm{d}t = \frac{3a^2}{8} \int_0^{2\pi} \sin^2 2t \mathrm{d}t$$

$$= \frac{3a^2}{8} \int_0^{2\pi} \left(\frac{1 - \cos 4t}{2} \right) \mathrm{d}t = \frac{3}{8} \pi a^2.$$

13. 在椭圆 $x = a\cos t, y = b\sin t$ 上任一点 $M(x, y)$ 处有一个作用力 F ,其大小等于点 M 到椭圆中心的距离,

而方向朝着椭圆中心(图 8-37)，试求

(1) 质点 P 沿第一象限的弧按正方向移动所做的功；

(2) 质点 P 按正向走过全部椭圆时所做的功.

解　根据题意知在 $M(x, y)$ 点有一个作用力为

$$\boldsymbol{F} = -x\boldsymbol{i} - y\boldsymbol{j},$$

于是有

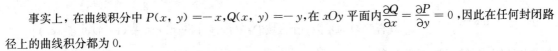

(1) $W = \int_A^B -x\mathrm{d}x - y\mathrm{d}y = -\int_0^{\frac{\pi}{2}} (b^2 - a^2)\sin t\cos t\mathrm{d}t = -\dfrac{b^2 - a^2}{2}\int_0^{\frac{\pi}{2}} \sin 2t\mathrm{d}t$

$\qquad = \dfrac{a^2 - b^2}{4}\left[-\cos 2t\right]_0^{\frac{\pi}{2}} = \dfrac{a^2 - b^2}{2}.$

(2) $W = \dfrac{a^2 - b^2}{4}\left[-\cos 2t\right]_0^{2\pi} = 0.$

事实上，在曲线积分中 $P(x, y) = -x, Q(x, y) = -y$，在 xOy 平面内 $\dfrac{\partial Q}{\partial x} = \dfrac{\partial P}{\partial y} = 0$，因此在任何封闭路径上的曲线积分都为 0.

14. 设在 xOy 坐标面的半平面 $x > 0$ 上，有力 $\boldsymbol{F} = -\dfrac{k}{r^3}(x\boldsymbol{i} + y\boldsymbol{j})$ 构成一个力场，其中，k 为常数，$r = \sqrt{x^2 + y^2}$，试证明在此力场中场力所做的功与所取路径无关，而只与起讫点的位置有关.

证　$W = \int_A^B \left(\dfrac{-kx}{r^3}\mathrm{d}x + \dfrac{-ky}{r^3}\mathrm{d}y\right) = \int_A^B \left[\dfrac{-kx}{(x^2 + y^2)^{\frac{3}{2}}}\mathrm{d}x + \dfrac{-ky}{(x^2 + y^2)^{\frac{3}{2}}}\mathrm{d}y\right]$

$$P(x, y) = \dfrac{-kx}{(x^2 + y^2)^{\frac{3}{2}}}, \quad Q(x, y) = \dfrac{-ky}{(x^2 + y^2)^{\frac{3}{2}}},$$

$$\dfrac{\partial Q}{\partial x} = \dfrac{\partial P}{\partial y} = \dfrac{3kxy}{(x^2 + y^2)^{\frac{5}{2}}} \quad (x^2 + y^2 \neq 0, \text{即}(0,0)\text{点除外}),$$

由于曲线积分与路径无关，故而场力所做的功与路径无关，只与起讫点位置有关.

三、增补习题解答

1. 将二重积分 $\displaystyle\iint_D f(x, y)\mathrm{d}\sigma$ 化为二次积分，D 是由 $y = x, y = \dfrac{1}{2}x, xy = 1$ 所围成的区域.

解　由于 D 不是简单区域，故必须把 D 分成两个区域 D_1, D_2，即有图 8-38(a)与图 8-38(b)两种分法.

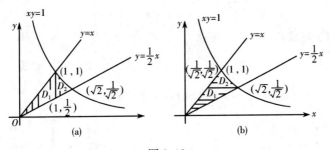

图 8-38

图 8-38(a)分法时有

$$\iint_D f(x, y)\mathrm{d}\sigma = \iint_{D_1} f(x, y)\mathrm{d}\sigma + \iint_{D_2} f(x, y)\mathrm{d}\sigma$$

$$= \int_0^1 \mathrm{d}x \int_{\frac{x}{2}}^x f(x, y)\mathrm{d}y + \int_1^{\sqrt{2}} \mathrm{d}x \int_{\frac{x}{2}}^{\frac{1}{x}} f(x, y)\mathrm{d}y.$$

图 8-38(b)分法时有

$$\iint\limits_{D}f(x,y)\mathrm{d}\sigma = \iint\limits_{D_1}f(x,y)\mathrm{d}\sigma + \iint\limits_{D_2}f(x,y)\mathrm{d}\sigma$$

$$= \int_0^{\frac{1}{2}}\mathrm{d}y\int_y^{2y}f(x,y)\mathrm{d}x + \int_{\frac{1}{\sqrt{2}}}^1\mathrm{d}y\int_y^{\frac{1}{y}}f(x,y)\mathrm{d}x.$$

2. 更换下列二次积分的次序：

$$\int_0^{\frac{1}{2}}\mathrm{d}x\int_0^{x^2}f(x,y)\mathrm{d}y + \int_{\frac{1}{2}}^1\mathrm{d}x\int_{2x-1}^{x^2}f(x,y)\mathrm{d}y.$$

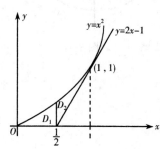

图 8-39

解　原式是先对 y 后对 x 的二次积分，两个二次积分的积分区域 D_1, D_2 如图 8-39 所示.

$$D_1 = \left\{(x,y) \mid 0 \leqslant y \leqslant x^2, 0 \leqslant x \leqslant \frac{1}{2}\right\},$$

$$D_2 = \left\{(x,y) \mid 2x-1 \leqslant y \leqslant x^2, \frac{1}{2} \leqslant x \leqslant 1\right\}.$$

现合并 D_1, D_2 为一个区域 $D = \left\{(x,y) \mid \sqrt{y} \leqslant x \leqslant \frac{1}{2}(y+1), 0 \leqslant y \leqslant 1\right\}.$

故改为先对 x 后对 y 的二次积分有

$$原式 = \int_0^1\mathrm{d}y\int_{\sqrt{y}}^{\frac{1}{2}(y+1)}f(x,y)\mathrm{d}x.$$

显然，更换次序后的二次积分较简洁，易于计算.

3. 证明下式成立

$$\int_0^a\mathrm{d}y\int_0^y e^{m(a-x)} \cdot f(x)\mathrm{d}x = \int_0^a(a-x)e^{m(a-x)} \cdot f(x)\mathrm{d}x.$$

证　等号左端是二次积分，右端是一次定积分，证明左右相等的关键是交换二次积分的次序. 二次积分的积分区域 D 如图 8-40 所示.

$$D = \left\{(x,y) \mid 0 \leqslant x \leqslant y, 0 \leqslant y \leqslant a\right\}.$$

交换积分次序后的二次积分为

$$左端 = \int_0^a\mathrm{d}x\int_x^a e^{m(a-x)} \cdot f(x)\mathrm{d}y = \int_0^a e^{m(a-x)}f(x) \cdot [y]_x^a\mathrm{d}x$$

$$= \int_0^a(a-x)e^{m(a-x)} \cdot f(x)\mathrm{d}x = 右端.$$

4. 把下列积分化为极坐标形式，并计算积分值：

$$\int_0^{2a}\mathrm{d}y\int_{-\sqrt{2ay-y^2}}^{\sqrt{2ay-y^2}}\sqrt{x^2+y^2}\mathrm{d}x.$$

解　二次积分的积分区域 D 如图 8-41 所示.

$$D = \left\{(x,y) \mid -\sqrt{2ay-y^2} \leqslant x \leqslant \sqrt{2ay-y^2}, 0 \leqslant y \leqslant 2a\right\}$$

$$= \left\{(r,\theta) \mid 0 \leqslant r \leqslant 2a\sin\theta, 0 \leqslant \theta \leqslant \pi\right\},$$

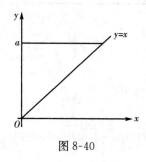

图 8-40

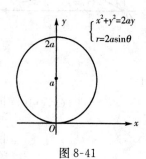

图 8-41

故化为极坐标形式有

$$原式=\int_0^\pi d\theta\int_0^{2a\sin\theta}r^2\,dr=\int_0^\pi\left[\frac{1}{3}r^3\right]_0^{2a\sin\theta}d\theta=\frac{8a^3}{3}\int_0^\pi\sin^2\theta\,d(-\cos\theta)$$

$$=\frac{8a^3}{3}\int_0^\pi(\cos^2\theta-1)d\cos\theta=\frac{8a^3}{3}\left[\frac{\cos^3\theta}{3}-\cos\theta\right]_0^\pi=\frac{32}{9}a^3.$$

5. 计算对弧长的曲线积分 $\oint_L e^{\sqrt{x^2+y^2}}\,ds$，其中，$L$ 为圆周 $x^2+y^2=a^2$，直线 $y=x$ 及 x 轴在第一象限所围成的扇形的整个边界.

解 L 由线段 $OA:y=0\ (0\leqslant x\leqslant a)$，圆弧 $\overset{\frown}{AB}:x=a\cos t,\quad y=a\sin t\quad(0\leqslant t\leqslant\frac{\pi}{4})$ 和线段 $OB:y=x\ (0\leqslant x\leqslant\frac{a}{\sqrt{2}})$ 组成 (图 8-42)，于是有

$$\int_{\overline{OA}}e^{\sqrt{x^2+y^2}}\,ds=\int_0^a e^x\,dx=\left[e^x\right]_0^a=e^a-1,\qquad\int_{\overset{\frown}{AB}}e^{\sqrt{x^2+y^2}}\,ds=\int_0^{\frac{\pi}{4}}ae^a\,dt=\frac{\pi ae^a}{4},$$

$$\int_{\overline{OB}}e^{\sqrt{x^2+y^2}}\,ds=\int_0^{\frac{a}{\sqrt{2}}}\sqrt{2}\,e^{\sqrt{2}x}\,dx=e^a-1,$$

因此

$$\oint_L e^{\sqrt{x^2+y^2}}\,ds=e^a\left(2+\frac{\pi a}{4}\right)-2.$$

6. 计算 $\oint_L\dfrac{x\,dy-y\,dx}{x^2+y^2}$，其中，$L$ 为光滑且不过原点的连续闭曲线，L 的方向为逆时针方向.

解
$$P(x,y)=\frac{-y}{x^2+y^2},\qquad Q(x,y)=\frac{x}{x^2+y^2},$$

则当 $x^2+y^2\neq0$ 时，有 $\dfrac{\partial P}{\partial y}=\dfrac{\partial Q}{\partial x}=\dfrac{y^2-x^2}{(x^2+y^2)^2}.$

记 L 所围的区域为 D，当 $(0,0)\notin D$ 时，有

$$\oint_L\frac{x\,dy-y\,dx}{x^2+y^2}=0.$$

当 $(0,0)\in D$ 时，选取适当小的 $r>0$，作位于 D 内的圆周 $l:x^2+y^2=r^2(x=r\cos\theta,y=r\sin\theta)$，记 L 与 l 所围的区域为 D_1 (图 8-43)，对复连通区域 D_1 应用格林公式得

$$\oint_L\frac{x\,dy-y\,dx}{x^2+y^2}-\oint_l\frac{x\,dy-y\,dx}{x^2+y^2}=0,$$

其中，l 的方向取逆时针方向，于是有

$$\oint_L\frac{x\,dy-y\,dx}{x^2+y^2}=\oint_l\frac{x\,dy-y\,dx}{x^2+y^2}=\int_0^{2\pi}\frac{r^2\cos^2\theta+r^2\sin^2\theta}{r^2}d\theta=2\pi.$$

结论：如 L 所围的区域 D 不包含原点 $(0,0)$，则曲线积分为 0，否则曲线积分为 2π.

7. 计算 $I=\displaystyle\int_L\left[e^x\sin y-b(x+y)\right]dx+(e^x\cos y-ax)dy$，其中，$a,b$ 为正的常数，L 为从点 $A(2a,0)$ 沿曲线 $y=\sqrt{2ax-x^2}$ 到点 $O(0,0)$ 的有向曲线弧 (图 8-44).

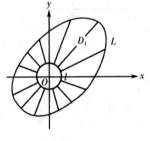

图 8-43

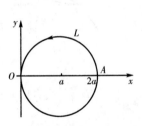

图 8-44

解 本题若将 L 的显式方程或参数方程代入被积表达式直接计算均难以进行,故考虑用格林公式间接计算. 因

$$\frac{\partial Q}{\partial x} = e^x\cos y - a, \qquad \frac{\partial P}{\partial y} = e^x\cos y - b,$$

$$\frac{\partial Q}{\partial x} - \frac{\partial P}{\partial y} = b - a,$$

故化为二重积分计算较简便,为此添加辅助线段 OA,使 $OA+L$ 构成闭曲线,它所围的区域记作 D,则有

$$I = \left(\oint_{OA+L} - \int_{OA}\right)[e^x\sin y - b(x+y)]\mathrm{d}x + (e^x\cos y - ax)\mathrm{d}y = I_1 - I_2.$$

由格林公式知

$$I_1 = \iint\limits_{D}\left(\frac{\partial Q}{\partial x} - \frac{\partial P}{\partial y}\right)\mathrm{d}x\mathrm{d}y = \iint\limits_{D}(b-a)\mathrm{d}x\mathrm{d}y = (b-a)\cdot\frac{\pi a^2}{2}.$$

由于 OA 在 x 轴上,$y=0$,$\mathrm{d}y=0$,故

$$I_2 = \int_0^{2a}(-bx)\mathrm{d}x = -2a^2 b.$$

于是

$$I = I_1 - I_2 = (b-a)\frac{\pi a^2}{2} - (-2a^2 b) = \left(\frac{\pi}{2}+2\right)a^2 b - \frac{\pi}{2}a^3.$$

8. 计算 $I = \oint_{ABCDA}\dfrac{\mathrm{d}x+\mathrm{d}y}{|x|+|y|}$,$ABCDA$ 是以 $A(1,0),B(0,1),C(-1,0),D(0,-1)$ 为顶点的正方形的正向边界(图 8-45).

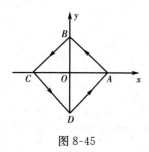

图 8-45

解 直线 AB,BC,CD,DA 的方程分别是

$$AB: x+y=1, \quad BC: x-y=-1,$$
$$CD: x+y=-1, \quad DA: x-y=1.$$

在正方形的边界上,都有 $|x|+|y|=1$,又在 AB,CD 上,$\mathrm{d}x+\mathrm{d}y=0$,由此得

$$I = \int_{AB} + \int_{BC} + \int_{CD} + \int_{DA}$$
$$= \int_{BC} + \int_{DA} = \int_0^{-1}2\mathrm{d}x + \int_0^1 2\mathrm{d}x = 0.$$

9. 求圆柱面 $x^2+y^2=R^2$ 与圆柱面 $x^2+z^2=R^2$ 所围的立体的体积.

解 利用立体图形关于坐标平面的对称性,只要算出它在第一卦限部分[图 8-46(a)]的立体 V_1,然后扩大至 8 倍即可. 所求立体在第一卦限部分可以看成是一个曲顶柱体,其顶是柱面 $z=\sqrt{R^2-x^2}$,其底 D 如图 8-46(b)所示.

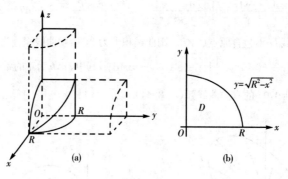

图 8-46

$$D = \left\{(x,y)\ \middle|\ 0 \leqslant y \leqslant \sqrt{R^2-x^2}, 0 \leqslant x \leqslant R\right\}$$

于是

$$V_1 = \iint\limits_{D} \sqrt{R^2 - x^2}\, d\sigma = \int_0^R dx \int_0^{\sqrt{R^2 - x^2}} \sqrt{R^2 - x^2}\, dy$$

$$= \int_0^R \left[\sqrt{R^2 - x^2} \cdot y \right]_0^{\sqrt{R^2 - x^2}} dx = \int_0^R (R^2 - x^2)\, dx = \frac{2}{3} R^3.$$

因此所求立体的体积为

$$V = 8V_1 = \frac{16}{3} R^3.$$

10. 一力场的力,其大小与作用点到 z 轴的距离成反比,方向垂直且朝着该轴,试求当一质量为 m 的动点,沿圆周 $x = \cos t, y = 1, z = \sin t$ 由点 $M(1,1,0)$ 依正向移动到点 $N(0,1,1)$ 时场力所做的功 $\left(\text{提示:力 } F(x,y,z) = \dfrac{-kx}{x^2+y^2} i + \dfrac{-ky}{x^2+y^2} j + 0 k\right)$.

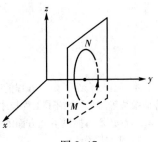

图 8-47

解　质点运动的路径是在与 y 轴垂直的平面上的以 $(0,1,0)$ 为圆心,以 1 为半径的单位圆周上的从 $M(1,1,0)$ 到 $N(0,1,1)$ 的一段弧(图 8-47). 又因力的大小与作用点到 z 轴距离成反比,方向垂直且朝着 z 轴,所以

$$F = \frac{-kx}{x^2+y^2} i + \frac{-ky}{x^2+y^2} j + 0 k$$

于是有

$$W = \int_{\overset{\frown}{MN}} \frac{-kx}{x^2+y^2} dx + \frac{-ky}{x^2+y^2} dy \quad (y=1, dy=0)$$

$$= \int_1^0 \frac{-kx}{1+x^2} dx = \frac{k}{2} \int_0^1 \frac{d(1+x^2)}{1+x^2}$$

$$= \frac{k}{2} \left[\ln(1+x^2) \right]_0^1 = \frac{1}{2} k \ln 2 \quad (\text{其中},k \text{ 是反比例系数}).$$

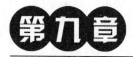

微分方程

一、内容提要与基本要求

本章首先介绍了微分方程的基本概念,接着讲述微分方程的基本解法:分离变量法、常数变易法、降阶法、特征根法等.最后介绍了工程技术、生物医药领域中经常使用的拉普拉斯变换法.

本章必须掌握以下几方面的内容:

1. 基本概念.

微分方程、微分方程的解、微分方程的阶、微分方程的通解、微分方程的初值问题、微分方程的特解.

2. 一阶微分方程的解法.

(1) 可分离变量的微分方程

$$\frac{\mathrm{d}y}{\mathrm{d}x} = f(x) \cdot g(y) \Rightarrow \frac{\mathrm{d}y}{g(y)} = f(x)\mathrm{d}x \Rightarrow \int \frac{\mathrm{d}y}{g(y)} = \int f(x)\mathrm{d}x + c;$$

(2) 一阶线性微分方程

$$\frac{\mathrm{d}y}{\mathrm{d}x} + P(x)y = Q(x)$$

可用常数变易法或积分因子法求解,

$$y(x) = \mathrm{e}^{-\int P(x)\mathrm{d}x}\left[\int Q(x)\mathrm{e}^{\int P(x)\mathrm{d}x}\mathrm{d}x + c\right].$$

3. 可降阶的二阶微分方程

(1) $y'' = f(x)$,直接求二次积分,即可求解,即

$$y(x) = \int\left(\int f(x)\mathrm{d}x\right)\mathrm{d}x + c_1 x + c_2;$$

(2) $F(x, y', y'') = 0$,方程不显含 y,可设 $z = y'$,即可化为关于 z 的一阶微分方程

$$F(x, z, z') = 0;$$

(3) $F(y, y', y'') = 0$,方程不显含 x,可设 $y' = \frac{\mathrm{d}y}{\mathrm{d}x} = p$,即可化为关于 p 的一阶微分方程

$$F\left(y, p, p\frac{\mathrm{d}p}{\mathrm{d}y}\right) = 0.$$

4. 二阶常系数线性微分方程.

(1) 二阶常系数线性齐次微分方程的求解方法.

$$ay'' + by' + cy = 0,$$

特征方程为 $a\lambda^2 + b\lambda + c = 0$,可求出特征根为 λ_1,λ_2,其通解为 $y(x) = c_1\mathrm{e}^{\lambda_1 x} + c_2\mathrm{e}^{\lambda_2 x}$.

(2) 二阶常系数非齐次线性微分方程的求解方法.

$$ay'' + by' + cy = f(x),$$

其通解为

$$y(x) = c_1 y_1(x) + c_2 y_2(x) + \bar{y}(x),$$

其中,$\bar{y}(x)$ 是 $ay'' + by' + cy = f(x)$ 的一个特解,$c_1 y_1(x) + c_2 y_2(x)$ 是对应的齐次方程 $ay'' + by' + cy = 0$ 的通解.

$c_1 y_1(x) + c_2 y_2(x)$ 用前面的特征根法求得,$\bar{y}(x)$ 可用待定系数法求得.其基本思路是根据 $f(x)$ 的特点(类型)断定有某种形式的特解,然后代入原方程,确定其中的某些待定常数,从而求出特解 $\bar{y}(x)$.

5. 拉普拉斯变换.

利用拉氏变换解微分方程的基本步骤为

(1) 对微分方程取拉氏变换,得到关于像函数的代数方程,称为像方程;

(2) 代入初始条件,解像方程,得出像函数;

(3) 求像函数的拉氏逆变换,得到原微分方程满足初始条件的特解.

6. 微分方程的应用.

(1) 根据实际要求,确定要研究的量(物理的或几何的等);

(2) 找出这些量所满足的规律(物理的或几何的等);

(3) 运用这些规律列出方程. 有的需用微元分析法列出微分方程;

(4) 给出初始条件.

二、习题九解答

1. 根据下列问题的题意建立相应的微分方程,并列出初始条件(不具体解微分方程):

(1) 某化学反应的速率(反应物浓度 x 关于时间 t 的变化率)与反应物该瞬时的浓度 x 成正比(比例系数 $k > 0$),开始时的浓度为 x_0,求反应物浓度随时间变化的规律 $x(t)$;

(2) 已知曲线过点 $(1,2)$,其上任一点处的切线斜率为 $2x$,求曲线方程 $y = F(x)$;

(3) 将一物体以初速度 v_0 从地面竖直上抛(不计空气阻力),求物体上抛距离 s 关于时间 t 的变化规律 $s = s(t)$(坐标原点设在地面).

解 (1) $\dfrac{\mathrm{d}x(t)}{\mathrm{d}t} = -kx$, $\qquad x(0) = x_0$.

(2) $\dfrac{\mathrm{d}F(x)}{\mathrm{d}x} = 2x$, $\qquad F(1) = 2$.

(3) $\dfrac{\mathrm{d}^2 s}{\mathrm{d}t^2} = -g$, $\qquad s(0) = 0$, $\quad s'(0) = v_0$.

2. 求下列可分离变量微分方程的解:

(1) $3x^2 + 5x - 5y' = 0$;

(2) $y' - y\sin x = 0$;

(3) $y' = \mathrm{e}^{2x-y}$;

(4) $y\ln y\mathrm{d}x + x\ln x\mathrm{d}y = 0$;

(5) $2\mathrm{d}y + y\tan x\mathrm{d}x = 0$;

(6) $\mathrm{e}^x\mathrm{d}x = \mathrm{d}x + \sin 2y\mathrm{d}y$;

(7) $\sin x\cos y\mathrm{d}x - \cos x\sin y\mathrm{d}y = 0$;

(8) $\dfrac{\mathrm{d}y}{\mathrm{d}x} + \dfrac{\mathrm{e}^{y^2+3x}}{y} = 0$;

(9) $\dfrac{\mathrm{d}y}{\mathrm{d}x} - \sqrt{\dfrac{1-y^2}{1-x^2}} = 0 \ (1 - y^2 \geqslant 0)$;

(10) $y^2 + x^2\dfrac{\mathrm{d}y}{\mathrm{d}x} = xy\dfrac{\mathrm{d}y}{\mathrm{d}x}\left(\text{令}\dfrac{y}{x} = u\right)$;

(11) $(1 + \mathrm{e}^x)yy' = \mathrm{e}^x$, $y|_{x=0} = 1$;

(12) $2xy\mathrm{d}x + (1 + x^2)\mathrm{d}y = 0$, $y|_{x=1} = 3$;

(13) $\dfrac{\mathrm{d}y}{\mathrm{d}x} - \sin x(1 + \cos x) = 0$, $y|_{x=\frac{\pi}{4}} = -1$;

(14) $xy' + 1 = 4\mathrm{e}^{-y}$, $y|_{x=-2} = 0$.

解 (1) 方程即

$$3x^2 + 5x = 5\frac{\mathrm{d}y}{\mathrm{d}x},$$

分离变量得

$$(3x^2 + 5x)\mathrm{d}x = 5\mathrm{d}y,$$

两边积分得

$$y = \frac{x^3}{5} + \frac{x^2}{2} + c\ (\ c\ \text{为任意常数}).$$

(2) 方程即

$$\frac{\mathrm{d}y}{\mathrm{d}x} = y\sin x,$$

分离变量得

$$\frac{\mathrm{d}y}{y} = \sin x\mathrm{d}x,$$

两边积分得

$$\ln|y| = -\cos x + c_1,$$

即

$$y = c\mathrm{e}^{-\cos x} \text{（}c\text{ 为任意常数）.}$$

（3）方程即

$$\frac{\mathrm{d}y}{\mathrm{d}x} = \frac{\mathrm{e}^{2x}}{\mathrm{e}^{y}}.$$

分离变量得

$$\mathrm{e}^{y}\mathrm{d}y = \mathrm{e}^{2x}\mathrm{d}x,$$

两边积分得

$$\mathrm{e}^{y} = \frac{1}{2}\mathrm{e}^{2x} + c \text{（}c\text{ 为任意常数）.}$$

（4）方程即

$$x\ln x\mathrm{d}y = -y\ln y\mathrm{d}x,$$

分离变量得

$$\frac{1}{y\ln y}\mathrm{d}y = \frac{-1}{x\ln x}\mathrm{d}x,$$

两边积分得

$$\ln y = \pm\frac{c_1}{\ln x} \text{（}c_1\text{ 为任意常数）,}$$

即

$$y = \mathrm{e}^{\frac{c}{\ln x}} \text{（}c\text{ 为任意常数）.}$$

（5）方程即

$$2\mathrm{d}y = -y\frac{\sin x}{\cos x}\mathrm{d}x,$$

分离变量得

$$\frac{2}{y}\mathrm{d}y = -\frac{\sin x}{\cos x}\mathrm{d}x,$$

积分得

$$\ln y^2 = \ln|\cos x| + c_1 \text{（}c_1\text{ 为任意常数）,}$$

即

$$y = c|\cos x|^{\frac{1}{2}} \text{（}c\text{ 为任意常数）.}$$

（6）方程即

$$(\mathrm{e}^x - 1)\mathrm{d}x = \sin 2y\mathrm{d}y,$$

积分得

$$-\frac{1}{2}\cos 2y = \mathrm{e}^x - x + c_1 \text{（}c_1\text{ 为任意常数）,}$$

即

$$\cos 2y = -2\mathrm{e}^x + 2x + c \text{（}c\text{ 为任意常数）.}$$

（7）方程即

$$\cos x\sin y\mathrm{d}y = \sin x\cos y\mathrm{d}x,$$

分离变量得

$$\frac{\sin y}{\cos y}\mathrm{d}y = \frac{\sin x}{\cos x}\mathrm{d}x,$$

两边积分得

$$\ln|\cos y| = \ln|\cos x| + c_1 \text{（}c_1\text{ 为任意常数）,}$$

即

$$\cos y = c\cos x \text{（}c\text{ 为任意常数）.}$$

（8）方程即

$$\frac{\mathrm{d}y}{\mathrm{d}x} = -\frac{\mathrm{e}^{y^2} \cdot \mathrm{e}^{3x}}{y},$$

分离变量得

$$\frac{y\mathrm{d}y}{\mathrm{e}^{y^2}} = -\mathrm{e}^{3x}\mathrm{d}x,$$

两边积分得

$$-\frac{1}{2}\mathrm{e}^{-y^2} = -\frac{1}{3}\mathrm{e}^{3x} + c_1 \ (\ c_1 \ \text{为任意常数}),$$

即

$$\mathrm{e}^{-y^2} = \frac{2}{3}\mathrm{e}^{3x} + c \ (\ c \ \text{为任意常数}).$$

（9）方程即

$$\frac{\mathrm{d}y}{\mathrm{d}x} = \frac{\sqrt{1-y^2}}{\sqrt{1-x^2}},$$

分离变量得

$$\frac{\mathrm{d}y}{\sqrt{1-y^2}} = \frac{\mathrm{d}x}{\sqrt{1-x^2}},$$

两边积分得

$$\arcsin y = \arcsin x + c \ (\ c \ \text{为任意常数}).$$

（10）方程即

$$\frac{\mathrm{d}y}{\mathrm{d}x} = \frac{y^2}{xy-x^2} = \frac{\left(\dfrac{y}{x}\right)^2}{\dfrac{y}{x}-1},$$

令 $\dfrac{y}{x} = u$，则 $y = ux, \mathrm{d}y = u\mathrm{d}x + x\mathrm{d}u$，代入原方程

$$u + x\frac{\mathrm{d}u}{\mathrm{d}x} = \frac{u^2}{u-1},$$

分离变量得

$$\frac{u-1}{u}\mathrm{d}u = \frac{\mathrm{d}x}{x},$$

两边积分得

$$u = \ln|u| + \ln|x| + c \ (\ c \ \text{为任意常数}),$$

即

$$\frac{y}{x} = \ln|y| + c \ (\ c \ \text{为任意常数}).$$

（11）分离变量得

$$y\mathrm{d}y = \frac{\mathrm{e}^x}{1+\mathrm{e}^x}\mathrm{d}x,$$

两边积分得

$$\frac{1}{2}y^2 = \ln(1+\mathrm{e}^x) + c,$$

以初始条件 $x = 0, y = 1$ 代入上式得 $c = \dfrac{1}{2} - \ln 2$，所以微分方程的特解为

$$\frac{1}{2}y^2 = \ln(1+\mathrm{e}^x) + \frac{1}{2} - \ln 2,$$

即

$$y^2 = 2\ln(1+\mathrm{e}^x) + 1 - \ln 4.$$

（12）分离变量得

$$\frac{dy}{y} = -\frac{2x}{1+x^2}dx,$$

积分得

$$\ln y = -\ln(1+x^2) + c,$$

即

$$y = \frac{c}{1+x^2}.$$

将初始条件 $y|_{x=1}=3$ 代入上式得 $c=6$，所以微分方程的特解为

$$y = \frac{6}{1+x^2}.$$

（13）分离变量得

$$dy = \sin x(1+\cos x)dx$$

积分得

$$y = -\cos x + \frac{1}{2}\sin^2 x + c.$$

将初始条件 $x = \frac{\pi}{4}, y = -1$ 代入上式得

$$c = \frac{-5+2\sqrt{2}}{4},$$

所以微分方程的特解为

$$y = -\cos x + \frac{1}{2}\sin^2 x + \frac{-5+2\sqrt{2}}{4}.$$

（14）方程即

$$xe^y y' + e^y = 4,$$

分离变量得

$$\frac{e^y}{4-e^y}dy = \frac{dx}{x},$$

两边积分求解得

$$-\ln(4-e^y) = \ln x + c_1,$$

即

$$(4-e^y)^{-1} = cx.$$

将 $y|_{x=-2}=0$ 代入上式得 $c = -\frac{1}{6}$，所以微分方程的特解为

$$4 - e^y = -\frac{6}{x}.$$

3. 求下列一阶线性微分方程的解：

(1) $y' + y = e^{-x}$；

(2) $y' + y\cos x = e^{-\sin x}$；

(3) $(x+1)y' - y = e^x(x+1)^2$；

(4) $\frac{dy}{dx} + \frac{2xy}{1+x^2} = x^2 - 1$；

(5) $\int_0^x tf(t)dt = x^2 + f(x)$，求 $y = f(x)$；

(6) $y'\sin x + y\cos x = \sin 2x$；

(7) $\frac{dy}{dx} + 2xy = xe^{-x^2}$；

(8) $(x^2-1)y' + 2xy - \cos x = 0$；

(9) $(y^2-6x)\frac{dy}{dx} + 2y = 0$，求 $x = x(y)$；

(10) $\frac{dy}{dx} + \frac{y}{x} = ay^2\ln x$（伯努利方程）；

(11) $\frac{dy}{dx} + \frac{y}{x} = \frac{\sin x}{x}$，$y|_{x=\frac{\pi}{2}} = 2$；

(12) $y'\cos x + y\sin x = 1$，$y|_{x=0} = 0$；

(13) $xy' + y - e^x = 0$，$y|_{x=1} = 3e$；

(14) $y' + 3xy = x$，$y|_{x=0} = -\frac{1}{2}$.

解 （1）先求对应的齐次方程 $y' + y = 0$ 的通解，分离变量并积分得

$$|y| = e^{-x+c_1} = e^{c_1} \cdot e^{-x},$$

即

$$y = \pm e^{c_1} \cdot e^{-x} = c e^{-x}.$$

再设 $y = c(x)e^{-x}$ 为原方程的解,代入原方程得

$$c'(x)e^{-x} - c(x)e^{-x} + c(x)e^{-x} = e^{-x},$$

所以

$$c'(x) = 1,$$

积分得 $c(x) = x + c$ (c 为任意常数),于是得方程通解为

$$y = (x+c)e^{-x} = x e^{-x} + c e^{-x} \text{ (} c \text{ 为任意常数).}$$

(2) 先求对应的齐次方程 $y' + y\cos x = 0$ 的通解,分离变量并积分得

$$y = c e^{-\sin x}.$$

再设 $y = c(x)e^{-\sin x}$ 为原方程的解,代入原方程得

$$c'(x)e^{-\sin x} + c(x) \cdot (-\cos x e^{-\sin x}) + c(x) \cdot \cos x e^{-\sin x} = e^{-\sin x},$$

即

$$c'(x) = 1,$$

所以

$$c(x) = x + c.$$

故原方程的通解为

$$y = (x+c)e^{-\sin x} \text{ (} c \text{ 为任意常数).}$$

(3) 先求对应的齐次方程 $(x+1)y' - y = 0$ 的通解,分离变量并积分得

$$y = c(x+1).$$

再设 $y = c(x)(x+1)$ 为原方程的解,代入原方程得

$$(x+1)^2 c'(x) + (x+1)c(x) - (x+1)c(x) = e^x (x+1)^2,$$

即

$$c'(x) = e^x,$$

所以

$$c(x) = e^x + c.$$

故原方程的通解为

$$y = (e^x + c)(x+1) \text{ (} c \text{ 为任意常数).}$$

(4) 方程所对应的齐次方程为

$$\frac{dy}{dx} + \frac{2xy}{1+x^2} = 0,$$

分离变量并积分得

$$y = \frac{c}{1+x^2}.$$

设 $y = \frac{c(x)}{1+x^2}$ 为原方程的解代入原方程得

$$\frac{c'(x)(1+x^2) - 2x \cdot c(x)}{(1+x^2)^2} + \frac{2x \cdot \frac{c(x)}{(1+x^2)}}{(1+x^2)} = x^2 - 1,$$

即

$$c'(x) = (1+x^2)(x^2-1) = x^4 - 1,$$

所以

$$c(x) = \frac{1}{5}x^5 - x + c.$$

故原方程的通解为

$$y = \frac{1}{1+x^2}\left(\frac{1}{5}x^5 - x + c\right) \text{ (} c \text{ 为任意常数).}$$

(5) 等式两边对 x 求导,得微分方程 $y' - xy = -2x$,方程所对应的齐次方程为

$$y' - xy = 0,$$

分离变量并积分得

$$y = ce^{\frac{x^2}{2}}.$$

设 $y = c(x)e^{\frac{x^2}{2}}$ 为原方程的解代入原方程得

$$c'(x)e^{\frac{x^2}{2}} + xc(x)e^{\frac{x^2}{2}} - xc(x)e^{\frac{x^2}{2}} = -2x,$$

即

$$c'(x) = -2xe^{-\frac{x^2}{2}},$$

所以

$$c(x) = 2e^{-\frac{x^2}{2}} + c.$$

故原方程的通解为

$$y = 2 + ce^{\frac{x^2}{2}} \ (c \text{ 为任意常数}).$$

(6) 原方程所对应的齐次方程为

$$y'\sin x + y\cos x = 0,$$

分离变量并积分得 $y = \dfrac{c}{\sin x}$，设 $y = \dfrac{c(x)}{\sin x}$ 为原方程的解代入原方程得

$$\frac{c'(x)\sin x - c(x)\cos x}{\sin^2 x} \cdot \sin x + \frac{c(x)\cos x}{\sin x} = \sin 2x,$$

解得 $c(x) = \sin^2 x + c$（c 为任意常数），故原方程的通解为

$$y = \sin x + \frac{c}{\sin x}.$$

(7) 原方程所对应的齐次方程 $\dfrac{\mathrm{d}y}{\mathrm{d}x} + 2xy = 0$ 的通解为 $y = ce^{-x^2}$，设 $y = c(x)e^{-x^2}$ 为原方程的解，代入原方程，得

$$c'(x)e^{-x^2} - 2xc(x)e^{-x^2} + 2xc(x)e^{-x^2} = xe^{-x^2},$$

解得 $c(x) = \dfrac{1}{2}x^2 + c$（$c$ 为任意常数），故原方程的通解为

$$y = \left(\frac{1}{2}x^2 + c\right)e^{-x^2}.$$

(8) 原方程所对应的齐次方程 $(x^2 - 1)y' + 2xy = 0$ 的通解为

$$y = \frac{c}{x^2 - 1}.$$

设 $y = \dfrac{c(x)}{x^2 - 1}$ 为原方程的解，代入原方程，得

$$c'(x) + c(x) \cdot \frac{-2x}{(x^2 - 1)} + c(x) \cdot \frac{2x}{(x^2 - 1)} = \cos x,$$

解得 $c(x) = \sin x + c$（c 为任意常数），故原方程的通解为

$$y = \frac{\sin x + c}{x^2 - 1}.$$

(9) 原方程可化为 $\dfrac{\mathrm{d}x}{\mathrm{d}y} = \dfrac{6x - y^2}{2y}$，即 $\dfrac{\mathrm{d}x}{\mathrm{d}y} - \dfrac{3}{y}x = -\dfrac{y}{2}$，它对应的齐次方程为 $\dfrac{\mathrm{d}x}{\mathrm{d}y} - \dfrac{3}{y}x = 0$，分离变量并积分得 $x = cy^3$，设 $x = c(y)y^3$ 为原方程的解，代入原方程得

$$c'(y)y^3 + c(y) \cdot 3y^2 - c(y) \cdot 3y^2 = -\frac{y}{2},$$

解得 $c(y) = \dfrac{1}{2y} + c$（c 为任意常数），故原方程的通解为

$$x = \frac{y^2}{2} + cy^3.$$

(10) 方程两边同除以 y^2，可得 $y^{-2}\dfrac{\mathrm{d}y}{\mathrm{d}x}+\dfrac{1}{x}y^{-1}=a\ln x$，令 $z=y^{-1}$，则 $\mathrm{d}z=-y^{-2}\mathrm{d}y$，代入原方程得 $\dfrac{\mathrm{d}z}{\mathrm{d}x}-$

$\dfrac{1}{x}z=-a\ln x$，对应的齐次方程 $\dfrac{\mathrm{d}z}{\mathrm{d}x}-\dfrac{1}{x}z=0$ 的解为 $z=cx$，设 $z=c(x)x$ 代入 $\dfrac{\mathrm{d}z}{\mathrm{d}x}-\dfrac{1}{x}z=-a\ln x$ 得 $c'(x)$

$x+c(x)-c(x)=-a\ln x$，解得 $c(x)=-a\dfrac{(\ln x)^2}{2}+c$（$c$ 为任意常数），即 $z=-a\dfrac{(\ln x)^2}{2}x+cx$，故原方程的

通解为 $y^{-1}=-a\dfrac{(\ln x)^2}{2}x+cx$.

(11) 方程所对应的齐次方程为 $\dfrac{\mathrm{d}y}{\mathrm{d}x}+\dfrac{y}{x}=0$，其通解为 $y=\dfrac{c}{x}$，设 $y=\dfrac{c(x)}{x}$ 为原方程的解，代入原方程，

得

$$\frac{c'(x)x-c(x)}{x^2}+\frac{c(x)}{x^2}=\frac{\sin x}{x},$$

解得 $c(x)=-\cos x+c$（c 为任意常数），故原方程的通解为 $y=\dfrac{-\cos x+c}{x}$，将 $y|_{x=\frac{\pi}{2}}=2$ 代入得 $c=\pi$，所以

微分方程的特解为 $y=\dfrac{-\cos x+\pi}{x}$.

(12) 方程所对应的齐次方程为

$$y'\cos x+y\sin x=0,$$

其通解为 $y=c\cos x$，再设 $y=c(x)\cos x$ 为原方程的解，代入原方程，得
$$\cos x[c'(x)\cos x-c(x)\sin x]+c(x)\sin x\cos x=1,$$
解得 $c(x)=\tan x+c$（c 为任意常数），故原方程的通解为 $y=\sin x+c\cos x$，将 $y|_{x=0}=0$ 代入得 $c=0$，所以
微分方程的特解为 $y=\sin x$.

(13) 方程所对应的齐次方程为

$$xy'+y=0,$$

其通解为 $y=\dfrac{c}{x}$，再设 $y=\dfrac{c(x)}{x}$ 为原方程的解，代入原方程，得

$$c'(x)-\frac{c(x)}{x}+\frac{c(x)}{x}=\mathrm{e}^x,$$

解得 $c(x)=\mathrm{e}^x+c$（c 为任意常数），故原方程的通解为 $y=\dfrac{\mathrm{e}^x+c}{x}$，将 $y|_{x=1}=3\mathrm{e}$ 代入得 $c=2\mathrm{e}$，所以微分方

程的特解为 $y=\dfrac{\mathrm{e}^x+2\mathrm{e}}{x}$.

(14) 方程所对应的齐次方程 $y'+3xy=0$ 的通解为 $y=c\mathrm{e}^{-\frac{3x^2}{2}}$，设 $y=c(x)\mathrm{e}^{-\frac{3x^2}{2}}$ 为原方程的解，代入原

方程，得

$$c'(x)\mathrm{e}^{-\frac{3x^2}{2}}+c(x)\mathrm{e}^{-\frac{3x^2}{2}}\cdot(-3x)+3xc(x)\mathrm{e}^{-\frac{3x^2}{2}}=x,$$

解得 $c(x)=\dfrac{1}{3}\mathrm{e}^{\frac{3x^2}{2}}+c$（$c$ 为任意常数），故原方程的通解为 $y=\dfrac{1}{3}+c\mathrm{e}^{-\frac{3x^2}{2}}$，由 $y|_{x=0}=-\dfrac{1}{2}$ 得 $c=-\dfrac{5}{6}$，

所以方程的特解为 $y=\dfrac{1}{3}-\dfrac{5}{6}\mathrm{e}^{-\frac{3x^2}{2}}$.

4. 求下列可降阶的微分方程的解：

(1) $y''=x+\sin x$；

(2) $y'''=x\mathrm{e}^x$；

(3) $xy''+y'=0$；

(4) $2yy''+1=(y')^2$；

(5) $y''=x-\dfrac{2}{x},y(1)=0,y'(1)=1$；

(6) $y''-a(y')^2=0,y(0)=0,y'(0)=1$.

解 (1) 原方程积分得 $y'=\dfrac{x^2}{2}-\cos x+c_1$，再积分得原方程的通解为

$$y=\frac{x^3}{6}-\sin x+c_1x+c_2\ (c_1,c_2\ 为任意常数).$$

(2) 原方程积分得 $y'' = xe^x - e^x + c_1$,再积分得 $y' = xe^x - 2e^x + c_1 x + c_2$,再积分得原方程的通解为

$$y = xe^x - 3e^x + c_1 \frac{x^2}{2} + c_2 x + c_3 \ (c_1, c_2, c_3 \text{ 为任意常数}),$$

即

$$y = xe^x - 3e^x + c'_1 x^2 + c_2 x + c_3 (c'_1, c_2, c_3 \text{ 为任意常数}).$$

(3) 令 $y' = p$,则 $y'' = \frac{\mathrm{d}p}{\mathrm{d}x}$,代入原方程得 $x \frac{\mathrm{d}p}{\mathrm{d}x} + p = 0$,分离变量并积分得 $p = \frac{c_1}{x}$,即 $\frac{\mathrm{d}y}{\mathrm{d}x} = \frac{c_1}{x}$,解得原方程的通解为

$$y = c_1 \ln|x| + c_2 \ (c_1, c_2 \text{ 为任意常数}).$$

(4) 令 $y' = p$,则 $y'' = \frac{\mathrm{d}p}{\mathrm{d}x} = \frac{\mathrm{d}p}{\mathrm{d}y} \cdot \frac{\mathrm{d}y}{\mathrm{d}x} = p \frac{\mathrm{d}p}{\mathrm{d}y}$,代入原方程得 $2yp \frac{\mathrm{d}p}{\mathrm{d}y} + 1 = p^2$,分离变量并积分得

$$p^2 - 1 = c_1 y \ (c_1 \text{ 为任意常数}),$$

即

$$p = \pm \sqrt{1 + c_1 y},$$

$$\frac{\mathrm{d}y}{\mathrm{d}x} = \pm \sqrt{1 + c_1 y},$$

所以

$$y = \frac{1}{c_1} \left(\pm \frac{c_1}{2} x + c_2 \right)^2 - \frac{1}{c_1} \ (c_1, c_2 \text{ 为任意常数}).$$

(5) 原方程积分得 $y' = \frac{x^2}{2} - 2\ln|x| + c_1$,将 $y'(1) = 1$ 代入得 $c_1 = \frac{1}{2}$,代入后再积分得

$$y = \frac{x^3}{6} - 2x\ln x + 2x + \frac{1}{2}x + c_2 \ (x > 0),$$

$$y = \frac{x^3}{6} - 2x\ln(-x) + 2x + \frac{1}{2}x + c_2 \ (x < 0).$$

将 $y(1) = 0$ 代入得 $c_2 = -\frac{8}{3}$,所以方程的特解为 $y = \frac{x^3}{6} - 2x\ln|x| + 2\frac{1}{2}x - 2\frac{2}{3}$.

(6) 令 $y' = p$,则 $y'' = \frac{\mathrm{d}p}{\mathrm{d}x}$,代入原方程得 $\frac{\mathrm{d}p}{\mathrm{d}x} - ap^2 = 0$,分离变量并积分得

$$-p^{-1} = ax + c_1,$$

将 $y'(0) = 1$ 代入得 $c_1 = -1$,即 $-\frac{\mathrm{d}x}{\mathrm{d}y} = ax - 1$,解得 $-\frac{1}{a}\ln|1 - ax| = y + c_2$,将 $y(0) = 0$ 代入得 $c_2 = 0$,所以方程的特解为

$$y = -\frac{1}{a}\ln|1 - ax|.$$

5. 求下列二阶常系数线性齐次微分方程的解:

(1) $y'' + y' - 2y = 0$; (2) $y'' - y = 0$;

(3) $y'' - 2y' - y = 0$; (4) $y'' + y' = 0$;

(5) $y'' - 4y' + 4y = 0$; (6) $4\frac{\mathrm{d}^2 x}{\mathrm{d}t^2} - 20\frac{\mathrm{d}x}{\mathrm{d}t} + 25x = 0$;

(7) $y'' + 6y' + 13y = 0$; (8) $y'' + y = 0$;

(9) $y'' - 4y' + 3y = 0, y(0) = 6, y'(0) = 10$;

(10) $\frac{\mathrm{d}^2 s}{\mathrm{d}t^2} + 2\frac{\mathrm{d}s}{\mathrm{d}t} + 5s = 0, s(0) = 5, s'(0) = -5$.

解 (1) 特征方程为

$$r^2 + r - 2 = 0,$$

特征根为

$$r_1 = 1, \quad r_2 = -2,$$

所以原方程的通解为

$$y = c_1 e^x + c_2 e^{-2x} \ (\ c_1,c_2 \ \text{为任意常数}).$$

（2）特征方程为
$$r^2 - 1 = 0,$$
特征根为
$$r_1 = 1, \quad r_2 = -1,$$
所以原方程的通解为
$$y = c_1 e^x + c_2 e^{-x} \ (\ c_1,c_2 \ \text{为任意常数}).$$

（3）特征方程为
$$r^2 - 2r - 1 = 0,$$
特征根为
$$r_1 = 1+\sqrt{2}, \quad r_2 = 1-\sqrt{2},$$
所以原方程的通解为
$$y = c_1 e^{(1+\sqrt{2})x} + c_2 e^{(1-\sqrt{2})x} \ (\ c_1,c_2 \ \text{为任意常数}).$$

（4）特征方程为
$$r^2 + r = 0,$$
特征根为
$$r_1 = 0, \quad r_2 = -1,$$
所以原方程的通解为
$$y = c_1 + c_2 e^{-x} \ (\ c_1,c_2 \ \text{为任意常数}).$$

（5）特征方程为
$$r^2 - 4r + 4 = 0,$$
特征根为
$$r_1 = r_2 = 2,$$
所以原方程的通解为
$$y = (c_1 + c_2 x)e^{2x} \ (\ c_1,c_2 \ \text{为任意常数}).$$

（6）特征方程为
$$4r^2 - 20r + 25 = 0,$$
特征根为
$$r_1 = r_2 = \frac{5}{2},$$
所以原方程的通解为
$$x = (c_1 + c_2 t)e^{\frac{5}{2}t} \ (\ c_1,c_2 \ \text{为任意常数}).$$

（7）特征方程为
$$r^2 + 6r + 13 = 0,$$
特征根为
$$r_1 = -3+2i, \quad r_2 = -3-2i,$$
所以原方程的通解为
$$y = e^{-3x}(c_1 \cos2x + c_2 \sin2x) \ (\ c_1,c_2 \ \text{为任意常数}).$$

（8）特征方程为
$$r^2 + 1 = 0,$$
特征根为
$$r_1 = i, \quad r_2 = -i,$$
所以原方程的通解为
$$y = c_1 \cos x + c_2 \sin x \ (\ c_1,c_2 \ \text{为任意常数}).$$

（9）特征方程为
$$r^2 - 4r + 3 = 0,$$

特征根为
$$r_1 = 1, \quad r_2 = 3,$$
所以原方程的通解为
$$y = c_1 e^x + c_2 e^{3x},$$
因此
$$y' = c_1 e^x + 3c_2 e^{3x},$$
将 $y(0) = 6$，$y'(0) = 10$ 代入得 $c_1 + c_2 = 6, c_1 + 3c_2 = 10$，解得 $c_1 = 4, c_2 = 2$，所以原方程的特解为
$$y = 4e^x + 2e^{3x}.$$

（10）特征方程为
$$r^2 + 2r + 5 = 0,$$
特征根为
$$r_1 = -1 + 2i, \quad r_2 = -1 - 2i,$$
所以原方程的通解为
$$s = e^{-t}(c_1 \cos 2t + c_2 \sin 2t),$$
因此
$$s' = -e^{-t}(c_1 \cos 2t + c_2 \sin 2t) + e^{-t}(-2c_1 \sin 2t + 2c_2 \cos 2t).$$
将 $s(0) = 5$，$s'(0) = -5$ 代入得 $c_1 = 5, c_2 = 0$，所以原方程的特解为
$$s = 5e^{-t} \cos 2t.$$

6. 试设定下列二阶常系数线性非齐次微分方程的特解 $\bar{y}$（不必具体解微分方程）：

(1) $y'' - 2y' - 3y = 5x - 3$；　　　　　　(2) $y'' + a^2 y = e^x$；

(3) $y'' - 5y' + 6y = xe^{2x}$；　　　　　　(4) $y'' - 6y' + 9y = (x+1)e^{3x}$；

(5) $y'' + y = x\cos 2x$；　　　　　　　　(6) $y'' - 2y' + 5y = e^x \sin 2x$.

解　(1) $y'' - 2y' - 3y = 0$ 的特征方程为 $r^2 - 2r - 3 = 0$，$\lambda = 0$ 不是特征方程的根，所以设
$$\bar{y} = ax + b.$$

(2) $y'' + a^2 y = 0$ 的特征方程为 $r^2 + a^2 = 0$，$\lambda = 1$ 不是特征方程的根，所以设
$$\bar{y} = ae^x.$$

(3) $y'' - 5y' + 6y = 0$ 的特征方程为 $r^2 - 5r + 6 = 0$，$\lambda = 2$ 是特征方程的单根，所以设
$$\bar{y} = x(ax + b)e^{2x}.$$

(4) $y'' - 6y' + 9y = 0$ 的特征方程为 $r^2 - 6r + 9 = 0$，$\lambda = 3$ 是特征方程的重根，所以设
$$\bar{y} = x^2(ax + b)e^{3x}.$$

(5) $y'' + y = 0$ 的特征方程为 $r^2 + 1 = 0$，$\pm 2i$ 不是特征方程的根，所以设
$$\bar{y} = (ax + b)\cos 2x + (cx + d)\sin 2x.$$

(6) $y'' - 2y' + 5y = 0$ 的特征方程为 $r^2 - 2r + 5 = 0$，$1 \pm 2i$ 是特征方程的根，所以设
$$\bar{y} = xe^x(a\cos 2x + b\sin 2x).$$

*7. 求下列二阶常系数线性非齐次微分方程的解：

(1) $y'' - 2y' - 3y = 3x + 1$；　　　　　　(2) $y'' - 2y' - 3y = e^{2x}$；

(3) $y'' + 3y' + 2y = 3xe^{-x}$；　　　　　　(4) $\dfrac{d^2 s}{dt^2} - 2\dfrac{ds}{dt} + 5s = 10\sin t$；

(5) $y'' - 6y' + 13y = 39, y(0) = 4, y'(0) = 3$；

(6) $\dfrac{d^2 x}{dt^2} + x = 2\cos t, x(0) = 2, x'(0) = 0.$

解　(1) 对应的齐次的特征方程为
$$r^2 - 2r - 3 = 0,$$
特征根为
$$r_1 = 3, \quad r_2 = -1,$$
所以齐次方程的通解为
$$y = c_1 e^{3x} + c_2 e^{-x} \ (c_1, c_2 \text{ 为任意常数}).$$
$\lambda = 0$ 不是特征方程的根，所以设 $\bar{y} = ax + b$，则 $\bar{y}' = a, \bar{y}'' = 0$，代入原方程得

$$-2a-3(ax+b)=3x+1 \, ,$$

即

$$\begin{cases} -2a-3b=1, \\ -3a=3, \end{cases}$$

所以

$$a=-1, \quad b=\frac{1}{3}.$$

原方程的通解为

$$y=c_1 \mathrm{e}^{3x}+c_2 \mathrm{e}^{-x}-x+\frac{1}{3} \, .$$

（2）对应的齐次的特征方程为

$$r^2-2r-3=0 \, ,$$

特征根为

$$r_1=3, \quad r_2=-1,$$

所以齐次方程的通解为

$$y=c_1 \mathrm{e}^{3x}+c_2 \mathrm{e}^{-x} \; (\, c_1,c_2 \text{ 为任意常数}).$$

$\lambda=2$ 不是特征方程的根，所以设 $\bar{y}=b\mathrm{e}^{2x}$，则 $\bar{y}'=2b\mathrm{e}^{2x}$，$\bar{y}''=4b\mathrm{e}^{2x}$，代入原方程得

$$4b\mathrm{e}^{2x}-4b\mathrm{e}^{2x}-3b\mathrm{e}^{2x}=\mathrm{e}^{2x} \, ,$$

即

$$-3b=1 \, ,$$

所以

$$b=-\frac{1}{3} \, .$$

原方程的通解为

$$y=c_1 \mathrm{e}^{3x}+c_2 \mathrm{e}^{-x}-\frac{1}{3}\mathrm{e}^{2x} \, .$$

（3）对应的齐次的特征方程为

$$r^2+3r+2=0 \, ,$$

特征根为

$$r_1=-1, \quad r_2=-2,$$

所以齐次方程的通解为

$$y=c_1 \mathrm{e}^{-x}+c_2 \mathrm{e}^{-2x} \; (\, c_1,c_2 \text{ 为任意常数}).$$

$\lambda=-1$ 是特征方程的单根，所以设 $\bar{y}=x(ax+b)\mathrm{e}^{-x}$，则

$$\bar{y}'=[-ax^2+(2a-b)x+b]\mathrm{e}^{-x}, \quad \bar{y}''=[ax^2+(b-4a)x+(2a-2b)]\mathrm{e}^{-x}.$$

代入原方程得

$$(a-3a+2a)x^2+(b-4a+6a-3b+2b)x+2a-2b+3b=3x \, ,$$

解得

$$a=\frac{3}{2}, \quad b=-3,$$

原方程的通解为

$$y=c_1 \mathrm{e}^{-x}+c_2 \mathrm{e}^{-2x}+x\left(\frac{3}{2}x-3\right)\mathrm{e}^{-x} \, .$$

（4）对应的齐次的特征方程为

$$r^2-2r+5=0 \, ,$$

特征根为

$$r_1=1+2\mathrm{i}, \quad r_2=1-2\mathrm{i},$$

所以齐次方程的通解为

$$s=\mathrm{e}^t(c_1 \cos 2t+c_2 \sin 2t) \; (\, c_1,c_2 \text{ 为任意常数}).$$

$\pm\mathrm{i}$ 不是特征方程的根，所以设 $\bar{s}=a\cos t+b\sin t$，则

$$\bar{s}'=-a\sin t+b\cos t, \quad \bar{s}''=-a\cos t-b\sin t \, .$$

代入原方程得

$$-a\cos t - b\sin t = 2a\sin t - 2b\cos t + 5a\cos t + 5b\sin t = 10\sin t ,$$

解得

$$a = 1 , \quad b = 2 ,$$

原方程的通解为

$$s = e^t(c_1\cos 2t + c_2\sin 2t) + \cos t + 2\sin t .$$

(5) 对应的齐次的特征方程为

$$r^2 - 6r + 13 = 0 ,$$

特征根为

$$r_1 = 3 + 2i , \quad r_2 = 3 - 2i ,$$

所以齐次方程的通解为

$$y = e^{3x}(c_1\cos 2x + c_2\sin 2x) （ c_1 , c_2 为任意常数).$$

$\lambda = 0$ 不是特征方程的根，所以设 $\bar{y} = a$ ，则

$$\bar{y}' = 0 , \quad \bar{y}'' = 0 ,$$

代入原方程得

$$a = 3 .$$

原方程的通解为

$$y = e^{3x}(c_1\cos 2x + c_2\sin 2x) + 3 ,$$

$$y' = 3e^{3x}(c_1\cos 2x + c_2\sin 2x) + e^{3x}(-2c_1\sin 2x + 2c_2\cos 2x) ,$$

将 $y(0) = 4$ ，$y'(0) = 3$ 代入得 $c_1 = 1 , c_2 = 0$ ，所以微分方程的特解为

$$y = e^{3x}\cos 2x + 3 .$$

(6) 对应的齐次的特征方程为

$$r^2 + 1 = 0 ,$$

特征根为

$$r_1 = i , \quad r_2 = -i ,$$

所以齐次方程的通解为

$$x = c_1\cos t + c_2\sin t （ c_1 , c_2 为任意常数).$$

i 是特征方程的根，所以设 $\bar{y} = t(a\cos t + b\sin t)$ ，则

$$\bar{x}' = (a + bt)\cos t + (b - at)\sin t , \quad \bar{x}'' = (2b - at)\cos t + (-2a - bt)\sin t .$$

代入原方程得

$$(2b - at + at)\cos t + (-2a - bt + bt)\sin t = 2\cos t ,$$

解得

$$a = 0 , \quad b = 1 .$$

原方程的通解为

$$x = c_1\cos t + c_2\sin t + t\sin t ,$$

$$x' = -c_1\sin t + c_2\cos t + \sin t + t\cos t ,$$

将 $x(0) = 2$ ，$x'(0) = 0$ 代入得 $c_1 = 2 , c_2 = 0$ ，所以微分方程的特解为

$$x = 2\cos t + t\sin t .$$

8. 写出符合下列条件的二阶常系数线性微分方程：

(1) 以 $y = c_1 e^{2x} + c_2 e^{-3x}$ 为通解的二阶常系数线性齐次微分方程；

(2) 以 $y = c_1 e^{3x} + c_2 x e^{3x}$ 为通解的二阶常系数线性齐次微分方程；

(3) 以 $y = c_1 + c_2 e^{-x}$ 为通解的二阶常系数线性齐次微分方程；

(4) 以 $y = c_1\cos x + c_2\sin x$ 为通解的二阶常系数线性齐次微分方程；

(5) 以 $y = e^x(c_1\cos 2x + c_2\sin 2x)$ 为通解的二阶常系数线性齐次微分方程；

(6) 以 $y = c_1 e^{3x} + c_2 e^{-x} + \sin x$ 为通解的二阶常系数线性非齐次微分方程.

解 (1) 因为 $-3+2=-1$,$(-3)\cdot 2=-6$,则以 $-3,2$ 为根的一个一元二次方程为 $r^2+r-6=0$,所以满足条件的微分方程为

$$y''+y'-6y=0.$$

(2) 因为以 3 为重根的一个一元二次方程为 $r^2-6r+9=0$,所以满足条件的微分方程为

$$y''-6y'+9y=0.$$

(3) 因为以 $0,-1$ 为根的一个一元二次方程为 $r^2+r=0$,所以满足条件的微分方程为

$$y''+y'=0.$$

(4) 因为以 $i,-i$ 为根的一个一元二次方程为 $r^2+1=0$,所以满足条件的微分方程为

$$y''+y=0.$$

(5) 因为以 $1+2i,1-2i$ 为根的一个一元二次方程为 $r^2-2r+5=0$,所以满足条件的微分方程为

$$y''-2y'+5y=0.$$

(6) 因为以 $3,-1$ 为根的一个一元二次方程为 $r^2-2r-3=0$,所以以它为特征方程的二阶常系数线性齐次微分方程为

$$y''-2y'-3y=0.$$

因为 $\sin x$ 是对应二阶常系数线性非齐次微分方程的一个特解,将其代入对应齐次方程左边得

$$(\sin x)''-2(\sin x)'-3\sin x=-2\cos x-4\sin x,$$

所以满足条件的微分方程为

$$y''-2y'-3y=-2\cos x-4\sin x.$$

9.利用查表法求下列函数的拉氏变换:

(1) $f(t)=5e^{3t}$;　　　　　　　　　　(2) $f(t)=5t^2+3t+2$;

(3) $f(t)=(e^{3t}-2e^{-3t})^2$;　　　　　(4) $f(t)=\sin t\cos t$;

(5) $f(t)=t\cos kt$;　　　　　　　　　(6) $f(t)=5\sin 2t-3\cos 2t$.

解 (1)
$$L\{f(t)\}=\frac{5}{s-3}.$$

(2)
$$L\{f(t)\}=L\{5t^2\}+L\{3t\}+L\{2\}=\frac{10}{s^3}+\frac{3}{s^2}+\frac{2}{s}.$$

(3)
$$L\{f(t)\}=\frac{1}{s-6}+\frac{4}{s+6}-\frac{4}{s}.$$

(4)
$$L\{f(t)\}=\frac{1}{2}\frac{2}{s^2+4}=\frac{1}{s^2+4}.$$

(5)
$$L\{f(t)\}=\frac{s^2-k^2}{(s^2+k^2)^2}.$$

(6)
$$L\{f(t)\}=\frac{10}{s^2+4}-\frac{3s}{s^2+4}=\frac{10-3s}{s^2+4}.$$

10. 求下列函数的拉氏逆变换:

(1) $F(s)=\dfrac{s+1}{s(s+2)}$;　　　　　　(2) $F(s)=\dfrac{1}{(s+1)(s-2)(s+3)}$;

(3) $F(s)=\dfrac{24}{(s-1)^5}$;　　　　　　(4) $F(s)=\dfrac{s+1}{s^2+s-6}$.

解 (1) 设

$$\frac{s+1}{s(s+2)}=\frac{A}{s+2}+\frac{B}{s},$$

则 $s+1=(A+B)s+2B$,比较系数得 $A+B=1,2B=1$,解得 $A=\dfrac{1}{2}$,$B=\dfrac{1}{2}$.因此

$$F(s)=\frac{\frac{1}{2}}{s+2}+\frac{\frac{1}{2}}{s}.$$

取拉氏逆变换

$$f(t)=\frac{1}{2}e^{-2t}+\frac{1}{2}.$$

(2) 设

$$F(s) = \frac{1}{(s+1)(s-2)(s+3)} = \frac{A}{s+1} + \frac{B}{s-2} + \frac{C}{s+3},$$

则

$$(s-2)(s+3)A + (s+1)(s+3)B + (s+1)(s-2)C = 1.$$

令 $s = -1$，代入得 $A = -\frac{1}{6}$；令 $s = 2$，代入得 $B = \frac{1}{15}$；令 $s = -3$，代入得 $C = \frac{1}{10}$. 因此

$$F(s) = \frac{-\frac{1}{6}}{s+1} + \frac{\frac{1}{15}}{s-2} + \frac{\frac{1}{10}}{s+3},$$

$$L^{-1}\{F(s)\} = L^{-1}\left\{\frac{-\frac{1}{6}}{s+1}\right\} + L^{-1}\left\{\frac{\frac{1}{15}}{s-2}\right\} + L^{-1}\left\{\frac{\frac{1}{10}}{s+3}\right\}$$

$$= -\frac{1}{6}L^{-1}\left\{\frac{1}{s+1}\right\} + \frac{1}{15}L^{-1}\left\{\frac{1}{s-2}\right\} + \frac{1}{10}L^{-1}\left\{\frac{1}{s+3}\right\}$$

$$= -\frac{1}{6}e^{-t} + \frac{1}{15}e^{2t} + \frac{1}{10}e^{-3t}.$$

(3) $\qquad F(s) = \frac{24}{(s-1)^5} = \frac{4!}{(s-1)^{4+1}}, \quad L^{-1}\{F(s)\} = t^4 e^t.$

(4) 设

$$F(s) = \frac{s+1}{(s-2)(s+3)} = \frac{A}{s+3} + \frac{B}{s-2},$$

则

$$(s-2)A + (s+3)B = s+1.$$

令 $s = -3$，代入得 $A = \frac{2}{5}$；令 $s = 2$，代入得 $B = \frac{3}{5}$. 因此

$$F(s) = \frac{\frac{2}{5}}{s+3} + \frac{\frac{3}{5}}{s-2},$$

$$L^{-1}\{F(s)\} = \frac{3}{5}e^{2t} + \frac{2}{5}e^{-3t}.$$

11. 利用拉氏变换求下列微分方程（或方程组）满足所给初始条件的特解：

(1) $y'' - y' - 6y = 0, \quad y(0) = 1, y'(0) = -1$；

(2) $y'' - 2y' + y = 30te^t, \quad y(0) = y'(0) = 0$；

(3) $y'' + y = 4\sin t + 5\cos t, y(0) = -1, y'(0) = -2$；

(4) $\begin{cases} \dfrac{dx_1}{dt} + \dfrac{dx_2}{dt} = 0, \\ \dfrac{dx_1}{dt} - \dfrac{dx_2}{dt} = 1, \end{cases} \qquad x_1(0) = 1, \quad x_2(0) = 0.$

解 (1) 方程两边取拉氏变换，由拉氏变换的微分性质可得

$$[s^2 L\{y\} - sy(0) - y'(0)] - [sL\{y\} - y(0)] - 6L\{y\} = 0.$$

设 $L\{y\} = F(s)$，则

$$(s^2 - s - 6)F(s) + (1-s)y(0) - y'(0) = 0,$$

由初始条件 $y(0) = 1, y'(0) = -1$ 可得

$$F(s) = \frac{s-2}{s^2 - s - 6} = \frac{s-2}{(s-3)(s+2)} = \frac{A}{s-3} + \frac{B}{s+2},$$

则 $(s+2)A + (s-3)B = s-2$. 令 $s = 3$，代入得 $A = \frac{1}{5}$；令 $s = -2$，代入得 $B = \frac{4}{5}$. 因此

$$y = \frac{4}{5}e^{-2x} + \frac{1}{5}e^{3x}.$$

(2) 方程两边取拉氏变换,由拉氏变换的微分性质可得

$$\left[s^2 L\{y\} - sy(0) - y'(0)\right] - 2\left[sL\{y\} - y(0)\right] + L\{y\} = \frac{30}{(s-1)^2}.$$

设 $L\{y\} = F(s)$,则

$$(s^2 - 2s + 1)F(s) + (s-2)y(0) - y'(0) = \frac{30}{(s-1)^2},$$

由初始条件 $y(0) = 0$,$y'(0) = 0$ 可得

$$F(s) = \frac{30}{(s-1)^4},$$

因此

$$y = 5t^3 e^t.$$

(3) 方程两边取拉氏变换,由拉氏变换的微分性质可得

$$\left[s^2 L\{y\} - sy(0) - y'(0)\right] + L\{y\} = \frac{4}{s^2+1} + \frac{5s}{s^2+1},$$

设 $L\{y\} = F(s)$,则

$$(s^2 + 1)F(s) - sy(0) - y'(0) = \frac{4+5s}{s^2+1},$$

由初始条件 $y(0) = -1$,$y'(0) = -2$ 可得

$$F(s) = \frac{4+5s}{(s^2+1)^2} - \frac{s+2}{s^2+1} = \frac{4}{(s^2+1)^2} + \frac{5s}{(s^2+1)^2} - \frac{s}{s^2+1} - \frac{2}{s^2+1}$$

$$= \frac{5s}{(s^2+1)^2} - \frac{2(s^2-1)}{(s^2+1)^2} - \frac{s}{s^2+1}$$

因此

$$y = \frac{5}{2}t\sin t - 2t\cos t - \cos t.$$

(4) 方程组两边取拉氏变换且设 $L\{x_1\} = x_1(s)$,$L\{x_2\} = x_2(s)$,可得

$$\begin{cases} sx_1(s) - x_1(0) + sx_2(s) - x_2(0) = 0, \\ sx_1(s) - x_1(0) - sx_2(s) + x_2(0) = \dfrac{1}{s}, \end{cases}$$

代入初始条件,并整理得

$$\begin{cases} x_1(s) = \dfrac{1}{s} + \dfrac{1}{2s^2}, \\ x_2(s) = -\dfrac{1}{2s^2}, \end{cases}$$

再取拉氏逆变换可得

$$\begin{cases} x_1 = \dfrac{t}{2} + 1, \\ x_2 = -\dfrac{t}{2}. \end{cases}$$

12. 已知某放射性物质的放射速率与所存的量成正比,比例系数是 k,并且在 t_0 时刻所存的量为 R_0,求任何时刻 t 所存放射性物质的量.

解 根据题意 $\dfrac{dR}{dt} = kR$,分离变量求积分得 $R = c e^{kt}$,由 $t = t_0$ 时 $R = R_0$ 得 $c = R_0 e^{-kt_0}$. 于是 $R = R_0 e^{k(t-t_0)}$.

13. 热水瓶内热水的冷却服从冷却定律:物体冷却的速度与物体同外界的温度之差成正比. 若室内温度为 $20\,℃$,冲进的开水为 $100\,℃$,24 小时后瓶内温度为 $50\,℃$,求瓶内温度与时间的函数关系,并求冲进开水 6 小时后瓶内水的温度.

解 设 y 为 t 时刻瓶内的温度,根据题意有

$$\frac{dy}{dt} = k(y - 20),$$

分离变量法解得 $y = c e^{kt} + 20$(c 为任意常数),由初始条件

$$t = 0, y = 100; \quad t = 24, y = 50$$

可得

$$100 = c + 20; \quad 50 = ce^{24k} + 20,$$

解得

$$c = 80, \quad k = -0.0409,$$

因此

$$y = 80e^{-0.0409t} + 20,$$

所以当 $t = 6$ 时, $y = 82.6\,℃$.

14. 某细菌在适当的条件下其增长率与当时的量成正比. 已知第 3 天在一天内增加了 2455 个细菌, 第 5 天在一天内增加了 4314 个细菌, 试求该细菌的增长速率常数.

解 设 t 时刻的细菌量为 x, 则 $\dfrac{\mathrm{d}x}{\mathrm{d}t} = kx$, 方程的通解为 $x = ce^{kt}$. 由题意得

$$\begin{cases} ce^{3k} - ce^{2k} = ce^{2k}(e^k - 1) = 2455, & (1) \\ ce^{5k} - ce^{4k} = ce^{4k}(e^k - 1) = 4314. & (2) \end{cases}$$

(2) 式除以 (1) 式得 $e^{2k} = \dfrac{4314}{2455}$, 即

$$k = \frac{1}{2}\ln\left(\frac{4314}{2455}\right) = 0.2819.$$

15. 在肿瘤生长的早期阶段, 不同类型的肿瘤生长方式可能不同, 有一种肿瘤其生长速率 (体积关于时间的变化率) 与当时的体积的立方成正比, k 为生长速率常数, 求肿瘤的体积 V 随时间 t 的生长规律 $V = V(t)$.

解 根据题意得

$$\frac{\mathrm{d}v}{\mathrm{d}t} = kv^3,$$

分离变量求积分得

$$-\frac{1}{2v^2} = kt + c,$$

即

$$v^{-2} = -2(kt + c)\ (c \text{ 为任意常数}).$$

16. 给一名患者一次静脉快速注射 2000mg 的某溶液, 然后以一级速率过程消除, 速率常数 $k = 0.0404(\mathrm{h}^{-1})$, 试求

(1) 体内药量 x 随时间 t 的变化规律 $x = x(t)$;

(2) 如测得表观分布容积为 3.44L, 求血药浓度变化规律 $c = c(t)\left(c = \dfrac{x}{3.44}\right)$;

(3) 求血药浓度减为开始浓度一半所需的时间 $t_{0.5}$ (即半衰期).

解 (1) 设时刻 t 体内的药量为 x, 则

$$\frac{\mathrm{d}x}{\mathrm{d}t} = -0.0404x,$$

利用分离变量法解得

$$x = Ae^{-0.0404t}.$$

当 $t = 0$ 时, $x = 2000$, 求得 $A = 2000$. 于是

$$x = 2000e^{-0.0404t}.$$

(2) 两边除以该药物的表分布容积 $V = 3.44L$ 得血药浓度 $c(t)$ 随时间 t 的变化规律为

$$c(t) = 581.4e^{-0.0404t}.$$

(3) 当 $x = 1000$ 时, 解得 $t = 17.2\mathrm{h}$.

17. 设容器内有 100L 盐溶液, 其中含盐 54g, 现在以 3L/min 的速率注入清水, 以同样速率流出盐水 (采用搅拌以使容器内各处具有相同浓度), 试求 t 时刻容器内溶液的含盐量? 若注入的不是清水, 而是以 3L/min 速率注入浓度为 2g/L 的盐水, 此时盐量的变化规律又如何?

解 (1) 设 x 为 t 时刻容器内液体的含盐量, 在 t 时刻溶液的浓度为每升含盐 $\dfrac{x}{100}$, 于是有

$$\mathrm{d}x = -\frac{3x}{100}\mathrm{d}t,$$

即

$$\frac{\mathrm{d}x}{\mathrm{d}t} = -\frac{3}{100}x,$$

方程的通解为 $x = c\mathrm{e}^{-\frac{3}{100}t}$. 由初始条件 $t = 0$ 时 $x = 54$ 知 $c = 54$. 故 t 时刻容器内的含盐量为 $x = 54\mathrm{e}^{-\frac{3}{100}t}$.

（2）设 x 为 t 时刻容器内液体的含盐量，在 t 时刻溶液的浓度为每升含盐 $\frac{x}{100}$，于是有

$$\mathrm{d}x = \left(2 \cdot 3 - \frac{3x}{100}\right)\mathrm{d}t,$$

即

$$\frac{\mathrm{d}x}{\mathrm{d}t} = \frac{600 - 3x}{100},$$

方程的通解为 $x = 200 - c\mathrm{e}^{-\frac{3}{100}t}$. 由初始条件 $t = 0$ 时 $x = 54$ 知 $c = 146$. 故 t 时刻容器内的含盐量为 $x = 200 - 146\mathrm{e}^{-\frac{3}{100}t}$.

18. 已知曲线通过原点，其上任一点处的切线斜率为 $2x + y$，试求曲线方程 $y = F(x)$.

解　根据题意得

$$\frac{\mathrm{d}F(x)}{\mathrm{d}x} = 2x + y.$$

它对应的齐次方程 $y' - y = 0$ 的通解为 $y = c\mathrm{e}^x$，设 $y = c(x)\mathrm{e}^x$ 为原方程的解，代入后得

$$c'(x)\mathrm{e}^x + c(x)\mathrm{e}^x - c(x)\mathrm{e}^x = 2x,$$

所以

$$c(x) = -2x\mathrm{e}^{-x} - 2\mathrm{e}^{-x} + c \ (c \text{ 为任意常数}),$$

故原方程的解为

$$F(x) = -2x - 2 + c\mathrm{e}^x.$$

当 $x = 0$ 时 $y = 0$，所以 $c = 2$，则

$$F(x) = -2x - 2 + 2\mathrm{e}^x.$$

19. 由静脉滴注，血液中的某种药的浓度以 $5\mathrm{mg/min}$ 不变的速度增加，同时又以一级速率过程转换和排泄掉，其消除速率常数 $k = 0.604\mathrm{h}^{-1}$. 求 t 时刻血液中含此药的浓度 $C(t)$（滴注开始时，血药浓度为零）.

解　根据题意得

$$\frac{\mathrm{d}C(t)}{\mathrm{d}t} = 300 - 0.604C(t),$$

利用分离变量法解得

$$300 - 0.604C(t) = c\mathrm{e}^{-0.604t}.$$

当 $t = 0$ 时，$C(t) = 0$ 得 $c = 300$，

$$C(t) = \frac{300}{0.604}(1 - \mathrm{e}^{-0.604t}).$$

20. 一个单位质量的质点在 x 轴上运动，开始时质点在原点处且速度为 v_0，在运动过程中，它受到一个力的作用，这个力的大小与质点到原点的距离成正比（比例系数 $k_1 > 0$），而方向与初速一致，又介质阻力与速度成正比（比例系数 $k_2 > 0$）. 求该质点的运动规律 $x = x(t)$.

解　根据题意得

$$\begin{cases} \dfrac{\mathrm{d}^2 x}{\mathrm{d}t^2} + k_2 \dfrac{\mathrm{d}x}{\mathrm{d}t} - k_1 x = 0, \\ x(0) = 0, x'(0) = v_0. \end{cases}$$

微分方程的特征方程为 $r^2 + k_2 r - k_1 = 0$，由于 $\Delta = k_2^2 + 4k_1 > 0$，方程有两个不等实根

$$r_1 = \frac{-k_2 + \sqrt{k_2^2 + 4k_1}}{2}, \quad r_2 = \frac{-k_2 - \sqrt{k_2^2 + 4k_1}}{2},$$

所以微分方程的通解为

$$x(t) = c_1 \mathrm{e}^{\frac{-k_2 + \sqrt{k_2^2 + 4k_1}}{2}t} + c_2 \mathrm{e}^{\frac{-k_2 - \sqrt{k_2^2 + 4k_1}}{2}t} \ (c_1, c_2 \text{ 为任意常数}),$$

$$x'(t) = \frac{-k_2 + \sqrt{k_2^2 + 4k_1}}{2} c_1 \mathrm{e}^{\frac{-k_2 + \sqrt{k_2^2 + 4k_1}}{2} t} + \frac{-k_2 - \sqrt{k_2^2 + 4k_1}}{2} c_2 \mathrm{e}^{\frac{-k_2 - \sqrt{k_2^2 + 4k_1}}{2} t},$$

代入初始条件得

$$\begin{cases} c_1 + c_2 = 0, \\ \dfrac{-k_2 + \sqrt{k_2^2 + 4k_1}}{2} c_1 + \dfrac{-k_2 - \sqrt{k_2^2 + 4k_1}}{2} c_2 = V_0, \end{cases}$$

即

$$c_1 = \frac{v_0}{\sqrt{k_2^2 + 4k_1}}, \quad c_2 = -\frac{v_0}{\sqrt{k_2^2 + 4k_1}},$$

则该质点的运动规律

$$x(t) = \frac{v_0}{\sqrt{k_2^2 + 4k_1}} \mathrm{e}^{\frac{-k_2 + \sqrt{k_2^2 + 4k_1}}{2} t} - \frac{v_0}{\sqrt{k_2^2 + 4k_1}} \mathrm{e}^{\frac{-k_2 - \sqrt{k_2^2 + 4k_1}}{2} t}.$$

三、增补习题解答

1. 质量为 1g 的质点受外力作用作直线运动,外力与时间成正比,与质点运动的速度成反比,在 $t = 10\mathrm{s}$ 时,速度等于 $50\mathrm{cm/s}$,外力为 $4\mathrm{gcm/s^2}$,问从运动开始经过了一分钟后的速度是多少?

解 依题意,外力

$$F = k\frac{t}{v}, \quad v(10) = 50\mathrm{cm/s}, \quad F\big|_{t=10} = 4\mathrm{gcm/s^2},$$

代入得 $4 = k\dfrac{10}{50}$,所以 $k = 20, F = 20\dfrac{t}{v}$. 根据牛顿第二定律, $F = ma = 1\dfrac{\mathrm{d}v}{\mathrm{d}t}$,所以

$$\frac{\mathrm{d}v}{\mathrm{d}t} = 20\frac{t}{v}, \quad v\mathrm{d}v = 20t\mathrm{d}t,$$

所以

$$\frac{1}{2}v^2 = 10t^2 + c. \tag{1}$$

将初始条件 $v\big|_{t=10} = 50$ 代入(1),得

$$c = \frac{1}{2}50^2 - 10 \cdot 10^2 = 250,$$

所以

$$v^2 = 20t^2 + 500, \quad v = \sqrt{20t^2 + 500}. \tag{2}$$

再将 $t = 60$ 代入(2),得

$$v = \sqrt{20 \times 60^2 + 500} = 269.3\mathrm{cm/s}.$$

2. 镭的衰变有如下的规律:衰变速度与它的现存量 R 成正比,由经验知镭经 1600 年后,只剩原始量 R_0 的一半,试求镭的量 R 与时间 t 的函数关系.

解 由题设知

$$\frac{\mathrm{d}R}{\mathrm{d}t} = -\lambda R, \quad \frac{\mathrm{d}R}{R} = -\lambda\mathrm{d}t,$$

$$\ln R = -\lambda t + c_1, \quad R = c\mathrm{e}^{-\lambda t} \ (c\ \text{为任意常数}).$$

当 $t = 0$,时, $R = R_0, R_0 = c\mathrm{e}^0 = c$,因此 $R = R_0 \cdot \mathrm{e}^{-\lambda t}$. 又

$$t = 1600\ \text{时}, R = \frac{R_0}{2}, \frac{R_0}{2} = R_0 \cdot \mathrm{e}^{-1600\lambda}, \frac{1}{2} = \mathrm{e}^{-1600\lambda},$$

即

$$-1600\lambda = \ln\frac{1}{2} = -\ln 2, \quad \lambda = \frac{\ln 2}{1600},$$

所以

$$R = R_0 e^{-\frac{\ln 2}{1600} t} = R_0 e^{-0.000433t}.$$

3. 一个半球体状的雪堆,其体积融化的速率与半球面面积 S 成正比,比例常数 $k>0$. 假设在融化过程中雪堆始终保持半球体状,已知半径为 r_0 的雪堆在开始融化的 3 小时内,融化了其体积的 $\frac{7}{8}$,问雪堆全部融化需多少时间?

解 设雪堆在时刻 t 的体积 $V = \frac{2}{3} \pi r^3$,表面积 $S = 2\pi r^2$,由题设知

$$\frac{dV}{dt} = 2\pi r^2 \frac{dr}{dt} = -ks = -2\pi k r^2,$$

于是

$$\frac{dr}{dt} = -k,$$

积分得 $r = -kt + c$. 由 $r|_{t=0} = r_0$ 得 $c = r_0$,于是 $r = r_0 - kt$. 又 $V|_{t=3} = \frac{1}{8} V|_{t=0}$,即有

$$\frac{2}{3} \pi (r_0 - 3k)^3 = \frac{1}{8} \cdot \frac{2}{3} \pi r_0^3.$$

这样 $k = \frac{1}{6} r_0$ 从而 $r = r_0 - \frac{1}{6} r_0 t$. 因雪堆全部融化时 $r = 0$,故得 $t = 6$,即雪堆全部融化需 6 小时.

4. 试求 $y'' = x$ 的经过点 $M(0,1)$ 且在此点与直线 $y = \frac{x}{2} + 1$ 相切的积分曲线.

解 初始条件为

$$y(0) = 1, \quad y'(0) = \frac{1}{2},$$

所以 $y' = \int x dx = \frac{1}{2} x^2 + c_1$,代入 $y'(0) = \frac{1}{2}$ 得 $c_1 = \frac{1}{2}$,

$$y = \int \left(\frac{1}{2} x^2 + \frac{1}{2} \right) dx = \frac{1}{6} x^3 + \frac{1}{2} x + c_2,$$

代入 $y(0) = 1$ 得 $c_2 = 1$,故所求积分曲线为

$$y = \frac{1}{6} x^3 + \frac{1}{2} x + 1.$$

5. 子弹以速度 $v_0 = 400 \text{m/s}$ 打进一厚度为 $h = 20 \text{cm}$ 的墙壁,穿过后以速度 100m/s 而飞出,假定墙对子弹运动阻力和速度平方成正比,求子弹穿过墙壁所需要的时间.

解 由题意及牛顿第二定律知

$$\frac{dv}{dt} = -kv^2 \ (k \text{ 为正常数}),$$

即 $\frac{1}{v} = kt + c_1$. 由 $t = 0, v = 400 \text{m/s}$ 得 $c_1 = \frac{1}{400}$. 因此

$$\frac{1}{v} = \frac{400kt + 1}{400}. \tag{1}$$

而

$$v = \frac{dx}{dt},$$

即

$$\frac{dt}{dx} = \frac{400kt + 1}{400},$$

$$\ln(400kt + 1) = kx + c_2.$$

$t = 0, x = 0$ 得 $c_2 = 0$. 设当 $x = 0.2$ 时,所需时间 t_1,则 $400kt_1 = e^{0.2k} - 1$. 又当 $v = 100$ 时,$t = t_1$,从而由 (1) 式知 $400kt_1 = 3$,

$$\begin{cases} 400kt_1 = e^{0.2k} - 1, \\ 400kt_1 = 3, \end{cases}$$

所以 $k = 10\ln 2$,$t_1 = \frac{3}{4000\ln 2} \approx 0.001 \text{s}$,即子弹穿过墙壁所需时间约为 0.001s.

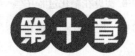

无穷级数

一、内容提要与基本要求

无穷级数是高等数学的一个重要组成部分,它是表示函数、研究函数性质及进行数值计算的数学工具.本章先介绍无穷级数的概念、性质;常数项级数的敛散性及其判别法,然后讨论函数项级数,着重讨论如何将函数展开成幂级数与三角级数的问题.

本章必须掌握以下几方面的内容:

1. 无穷级数的概念、性质.

无穷级数的定义、前 n 项和、无穷级数的收敛与发散、无穷级数的和及其 5 个基本性质,几何级数与调和级数的敛散性.

2. 常数项级数的敛散性及其判别法.

正项级数的判别法、比较判别法、比较判别法的极限形式、比值判别法(达朗贝尔法)、任意项级数的绝对收敛与条件收敛,利用莱布尼兹定理判别交错级数的敛散性.

3. 幂级数的概念、收敛域及其运算.

函数项级数的概念,幂级数的收敛性,幂级数收敛半径、区域的求法,幂级数的四则运算,微分、积分运算.

4. 函数展开成幂级数.

泰勒级数与麦克劳林级数,函数展成幂级数的方法——直接法与间接法,e^x,$\sin x$,$\cos x$,$\ln(1+x)$,$\dfrac{1}{1\pm x}$,

$\dfrac{1}{1+x^2}$,$\arctan x$,$(1+x)^n$ 等常见函数的幂级数展开式.

函数展成幂级数在函数近似公式、函数值和积分值的近似计算及常微分方程求解等方面的应用.

5. 傅里叶级数.

三角级数,三角级数系的正交性.

函数展开成傅里叶级数(以 2π 为周期的函数展开成傅里叶级数,以 $2l$ 为周期的函数展开成傅里叶级数,偶函数与奇函数的傅里叶级数).

二、习题十解答

1. 写出下列级数的通项:

(1) $1-\dfrac{1}{2}+\dfrac{1}{4}-\dfrac{1}{8}+\cdots$;

(2) $1+\dfrac{3}{5}+\dfrac{4}{10}+\dfrac{5}{17}+\cdots$;

(3) $1+0+1+0+\cdots$;

(4) $\dfrac{1}{1\cdot 3}+\dfrac{1}{3\cdot 5}+\dfrac{1}{5\cdot 7}+\dfrac{1}{7\cdot 9}+\cdots$;

(5) $-a^2+\dfrac{a^3}{2}-\dfrac{a^4}{6}+\dfrac{a^5}{24}-\cdots$;

(6) $\dfrac{\sqrt{x}}{2}+\dfrac{x}{2\cdot 4}+\dfrac{x\sqrt{x}}{2\cdot 4\cdot 6}+\dfrac{x^2}{2\cdot 4\cdot 6\cdot 8}+\cdots$.

解 (1) $u_1=\dfrac{(-1)^0}{2^0}$, $u_2=\dfrac{(-1)^1}{2^1}$, $u_3=\dfrac{(-1)^2}{2^2}$, $\cdots$, $u_n=\dfrac{(-1)^{n-1}}{2^{n-1}}$, $n=1,2,\cdots$.

(2) $u_1=\dfrac{1+1}{1^2+1}$, $u_2=\dfrac{2+1}{2^2+1}$, $u_3=\dfrac{3+1}{3^2+1}$, $\cdots$, $u_n=\dfrac{n+1}{n^2+1}$, $n=1,2,\cdots$.

(3) $u_1=\dfrac{1-(-1)^1}{2}$, $u_2=\dfrac{1-(-1)^2}{2}$, $\cdots$, $u_n=\dfrac{1-(-1)^n}{2}$, $n=1,2,\cdots$.

(4) $u_1 = \dfrac{1}{(2 \cdot 1 - 1)(2 \cdot 1 + 1)}$, $\quad u_2 = \dfrac{1}{(2 \cdot 2 - 1)(2 \cdot 2 + 1)}$, $\cdots$,

$$u_n = \dfrac{1}{(2n-1)(2n+1)}, \, n = 1, 2, \cdots.$$

(5) $u_1 = \dfrac{(-1)^1 a^{1+1}}{1!}$, $\quad u_2 = \dfrac{(-1)^2 a^{2+1}}{2!}$, $\cdots$, $\quad u_n = \dfrac{(-1)^n a^{n+1}}{n!}$, $\quad n = 1, 2, \cdots.$

(6) $u_1 = \dfrac{x^{\frac{1}{2}}}{2}, u_2 = \dfrac{x^{\frac{2}{2}}}{2 \cdot 4}, \cdots, u_n = \dfrac{x^{\frac{n}{2}}}{2^n \cdot n!}, \, n = 1, 2, \cdots.$

2. 讨论下列级数的敛散性:

(1) $1 + \dfrac{2}{3} + \dfrac{3}{5} + \dfrac{4}{7} + \dfrac{5}{9} + \cdots$;

(2) $\displaystyle\sum_{n=1}^{\infty} \dfrac{1}{(3n-2)(3n+1)}$;

(3) $\displaystyle\sum_{n=1}^{\infty} \dfrac{1}{\sqrt{1+n^2}}$;

(4) $\displaystyle\sum_{n=1}^{\infty} \dfrac{1}{n \sqrt{n+1}}$;

(5) $\displaystyle\sum_{n=1}^{\infty} \dfrac{n+2}{2^n}$;

(6) $\displaystyle\sum_{n=1}^{\infty} \dfrac{5^n}{n!}$.

解 (1) 由于

$$\lim_{n \to \infty} u_n = \lim_{n \to \infty} \dfrac{n}{2n-1} = \dfrac{1}{2} \neq 0,$$

由性质 1(级数收敛的必要条件)立即可知级数 $\displaystyle\sum_{n=1}^{\infty} \dfrac{n}{2n-1}$ 发散.

(2) 由于

$$S_n = \dfrac{1}{1 \cdot 4} + \dfrac{1}{4 \cdot 7} + \cdots + \dfrac{1}{(3n-2)(3n+1)}$$
$$= \sum_{k=1}^{n} \dfrac{1}{(3k-2)(3k+1)} = \dfrac{1}{3} \sum_{k=1}^{n} \left(\dfrac{1}{3k-2} - \dfrac{1}{3k+1} \right)$$
$$= \dfrac{1}{3} \left(1 - \dfrac{1}{3n+1} \right),$$

因 $\displaystyle\lim_{n \to \infty} S_n = \dfrac{1}{3}$, 所以级数 $\displaystyle\sum_{n=1}^{\infty} \dfrac{1}{(3n-2)(3n+1)}$ 收敛.

(3) 因为 $\dfrac{1}{\sqrt{1+n^2}} > \dfrac{1}{2n}$ ($n \geq 1$), 而级数 $\displaystyle\sum_{n=1}^{\infty} \dfrac{1}{2n} = \sum_{n=1}^{\infty} \dfrac{1}{2} \dfrac{1}{n} = \dfrac{1}{2} \sum_{n=1}^{\infty} \dfrac{1}{n}$ 发散, 由比较判别法可知级数 $\displaystyle\sum_{n=1}^{\infty} \dfrac{1}{\sqrt{1+n^2}}$ 发散.

(4) 因 $\dfrac{1}{n \sqrt{n+1}} < \dfrac{1}{n^{\frac{3}{2}}}$ ($n \geq 1$), 而 p 级数 $\displaystyle\sum_{n=1}^{\infty} \dfrac{1}{n^{\frac{3}{2}}}$ $\left(p = \dfrac{3}{2} > 1 \right)$ 收敛, 由比较判别法可知级数 $\displaystyle\sum_{n=1}^{\infty} \dfrac{1}{n \sqrt{n+1}}$ 收敛.

(5) 由于

$$\lim_{n \to \infty} \dfrac{u_{n+1}}{u_n} = \lim_{n \to \infty} \dfrac{\dfrac{n+3}{2^{n+1}}}{\dfrac{n+2}{2^n}} = \dfrac{1}{2},$$

由比值判别法知级数收敛.

(6) 由于

$$\lim_{n \to \infty} \dfrac{u_{n+1}}{u_n} = \lim_{n \to \infty} \dfrac{\dfrac{5^{n+1}}{(n+1)!}}{\dfrac{5^n}{n!}} = 0,$$

由比值判别法知级数收敛.

3. 证明下列级数收敛,并求和:

(1) $\left(\dfrac{1}{2}+\dfrac{1}{3}\right)+\left(\dfrac{1}{2^2}+\dfrac{1}{3^2}\right)+\cdots+\left(\dfrac{1}{2^n}+\dfrac{1}{3^n}\right)+\cdots$;

(2) $\dfrac{1}{1\cdot2\cdot3}+\dfrac{1}{2\cdot3\cdot4}+\cdots+\dfrac{1}{n(n+1)(n+2)}+\cdots$.

证 (1)由于

$$S_n=\left(\frac{1}{2}+\frac{1}{3}\right)+\left(\frac{1}{2^2}+\frac{1}{3^2}\right)+\cdots+\left(\frac{1}{2^n}+\frac{1}{3^n}\right)$$

$$=\left(\frac{1}{2}+\frac{1}{2^2}+\cdots+\frac{1}{2^n}\right)+\left(\frac{1}{3}+\frac{1}{3^2}+\cdots+\frac{1}{3^n}\right)$$

$$=\frac{1}{2}\cdot\frac{1-\dfrac{1}{2^n}}{1-\dfrac{1}{2}}+\frac{1}{3}\cdot\frac{1-\dfrac{1}{3^n}}{1-\dfrac{1}{3}},$$

因为

$$\lim_{n\to\infty}S_n=\lim_{n\to\infty}\frac{1}{2}\cdot\frac{1-\dfrac{1}{2^n}}{1-\dfrac{1}{2}}+\lim_{n\to\infty}\frac{1}{3}\cdot\frac{1-\dfrac{1}{3^n}}{1-\dfrac{1}{3}}=\frac{1}{2}\cdot\frac{1}{1-\dfrac{1}{2}}+\frac{1}{3}\cdot\frac{1}{1-\dfrac{1}{3}}=\frac{3}{2},$$

所以原级数收敛,其和为 $\dfrac{3}{2}$.

(2) 此级数的一般项可分解为

$$u_n=\frac{1}{n(n+1)(n+2)}=\frac{1}{2}\left[\frac{1}{n(n+1)}-\frac{1}{(n+1)(n+2)}\right],$$

所以

$$\sum_{n=1}^{\infty}\frac{1}{n(n+1)(n+2)}=\frac{1}{2}\sum_{n=1}^{\infty}\frac{1}{n(n+1)}-\frac{1}{2}\sum_{n=1}^{\infty}\frac{1}{(n+1)(n+2)},$$

因为

$$\lim_{n\to\infty}\sum_{i=1}^{n}\frac{1}{i(i+1)}=\lim_{n\to\infty}\left(1-\frac{1}{n+1}\right)=1,$$

$$\lim_{n\to\infty}\sum_{i=1}^{n}\frac{1}{(i+1)(i+2)}=\lim_{n\to\infty}\left(\frac{1}{2}-\frac{1}{n+2}\right)=\frac{1}{2},$$

所以

$$\sum_{n=1}^{\infty}\frac{1}{n(n+1)(n+2)}=\frac{1}{2}\sum_{n=1}^{\infty}\frac{1}{n(n+1)}-\frac{1}{2}\sum_{n=1}^{\infty}\frac{1}{(n+1)(n+2)}=\frac{1}{2}-\frac{1}{4}=\frac{1}{4}.$$

所以原级数收敛,其和为 $\dfrac{1}{4}$.

4. 讨论下列级数是否收敛? 如果是收敛的,是绝对收敛还是条件收敛?

(1) $1-\dfrac{1}{\sqrt{2}}+\dfrac{1}{\sqrt{3}}-\dfrac{1}{\sqrt{4}}+\cdots$;   (2) $\displaystyle\sum_{n=1}^{\infty}(-1)^{n-1}\dfrac{n}{3^{n-1}}$;

(3) $\displaystyle\sum_{n=1}^{\infty}(-1)^{n-1}\dfrac{1}{\ln(n+1)}$;   (4) $\displaystyle\sum_{n=1}^{\infty}(-1)^n\dfrac{\cos n\pi}{\sqrt{n\pi}}$;

(5) $\dfrac{1}{3}\cdot\dfrac{1}{2}-\dfrac{1}{3}\cdot\dfrac{1}{2^2}+\dfrac{1}{3}\cdot\dfrac{1}{2^3}-\dfrac{1}{3}\cdot\dfrac{1}{2^4}+\cdots$;

(6) $\displaystyle\sum_{n=1}^{\infty}\dfrac{(-1)^n}{n^p}$ (提示:分别对 $p\leqslant0$, $0<p\leqslant1$, $p>1$ 进行讨论).

解 (1)首先,$u_n=\dfrac{1}{\sqrt{n}}$ 有 $u_n\geqslant u_{n+1}=\dfrac{1}{\sqrt{n+1}}$ 且 $\lim\limits_{n\to\infty}u_n=\lim\limits_{n\to\infty}\dfrac{1}{\sqrt{n}}=0$,满足交错级数收敛的两个条件. 由

莱布尼兹定理,级数 $\displaystyle\sum_{n=1}^{\infty}\dfrac{(-1)^{n-1}}{\sqrt{n}}$ 收敛. 其次,当此级数每项取绝对值后得到的正项级数,正是前面已讨论过的

级数 $\displaystyle\sum_{n=1}^{\infty}\dfrac{1}{\sqrt{n}}$,它是发散的. 所以,级数 $\displaystyle\sum_{n=1}^{\infty}\dfrac{(-1)^{n-1}}{\sqrt{n}}$ 为条件收敛.

(2) 由于

$$\lim_{n\to\infty}\frac{|u_{n+1}|}{|u_n|}=\lim_{n\to\infty}\frac{n+1}{3^n}\cdot\frac{3^{n-1}}{n}=\lim_{n\to\infty}\frac{n+1}{3n}=\frac{1}{3}<1,$$

由比值判别法,级数 $\sum_{n=1}^{\infty}|u_n|=\sum_{n=1}^{\infty}\frac{n}{3^{n-1}}$ 收敛,所以原级数 $\sum_{n=1}^{\infty}(-1)^{n-1}\frac{n}{3^{n-1}}$ 绝对收敛.

(3) 利用导数可证对 $x>0$ 有 $\ln(1+x)<x$,因此

$$|u_n|=\frac{1}{\ln(1+n)}>\frac{1}{n}.$$

由于级数 $\sum_{n=1}^{\infty}\frac{1}{n}$ 发散,所以级数 $\sum_{n=1}^{\infty}|u_n|$ 发散,故原级数 $\sum_{n=1}^{\infty}(-1)^{n-1}\frac{1}{\ln(n+1)}$ 不绝对收敛.但

$$u_n=\frac{1}{\ln(n+1)}>\frac{1}{\ln[1+(1+n)]}=u_{n+1}$$

且

$$\lim_{n\to\infty}\frac{1}{\ln(1+n)}=0,$$

满足莱布尼兹定理的条件,故级数 $\sum_{n=1}^{\infty}(-1)^{n-1}\frac{1}{\ln(n+1)}$ 条件收敛.

(4) 级数 $\sum_{n=1}^{\infty}(-1)^n\frac{\cos n\pi}{\sqrt{n\pi}}=\sum_{n=1}^{\infty}\frac{1}{\sqrt{n\pi}}$. 对于级数 $\sum_{n=1}^{\infty}\frac{1}{\sqrt{n\pi}}$,由于 $\lim_{n\to\infty}\dfrac{\frac{1}{\sqrt{n\pi}}}{\frac{1}{\sqrt{n}}}=\frac{1}{\sqrt{\pi}}$,而级数 $\sum_{n=1}^{\infty}\frac{1}{\sqrt{n}}$ 发散,由比较判别法知原级数发散.

(5) 由于

$$\lim_{n\to\infty}\frac{|u_{n+1}|}{|u_n|}=\lim_{n\to\infty}\frac{3\cdot 2^n}{3\cdot 2^{n+1}}=\lim_{n\to\infty}\frac{1}{2}=\frac{1}{2}<1,$$

由比值判别法,级数 $\sum_{n=1}^{\infty}|u_n|=\sum_{n=1}^{\infty}\frac{1}{3\cdot 2^n}$ 收敛,所以原级数 $\sum_{n=1}^{\infty}\frac{(-1)^{n-1}}{3\cdot 2^n}$ 绝对收敛.

(6) 由于 $\left|\frac{(-1)^n}{n^p}\right|=\frac{1}{n^p}$,当 $p>1$ 时,级数 $\sum_{n=1}^{\infty}\frac{1}{n^p}$ 收敛.进而 $\sum_{n=1}^{\infty}\frac{(-1)^n}{n^p}$ 绝对收敛.当 $0<p\leqslant 1$ 时,级数 $\sum_{n=1}^{\infty}\left|\frac{(-1)^n}{n^p}\right|$ 发散,但是级数 $\sum_{n=1}^{\infty}\frac{(-1)^n}{n^p}$ 是交错级数,根据莱布尼兹定理可知级数 $\sum_{n=1}^{\infty}\frac{(-1)^n}{n^p}$ 收敛,所以级数 $\sum_{n=1}^{\infty}\frac{(-1)^n}{n^p}$ 条件收敛.当 $p\leqslant 0$ 时, $\lim_{n\to\infty}\frac{(-1)^n}{n^p}\neq 0$,故这时级数 $\sum_{n=1}^{\infty}\frac{(-1)^n}{n^p}$ 发散.

综上所述,对于级数 $\sum_{n=1}^{\infty}\frac{(-1)^n}{n^p}$:当 $p>1$ 时绝对收敛,当 $0<p\leqslant 1$ 时条件收敛,当 $p\leqslant 0$ 时发散.

5. 求下列幂级数的收敛半径与收敛域:

(1) $\sum_{n=1}^{\infty}n^2 x^n$;   (2) $\sum_{n=1}^{\infty}\frac{x^{n+1}}{n!}$;   (3) $\sum_{n=1}^{\infty}\frac{2^n}{n^2+1}x^n$;

(4) $\sum_{n=1}^{\infty}(n+1)! x^n$;   (5) $\sum_{n=1}^{\infty}\frac{n!}{3^n}x^n$.

解 (1) 因为 $a_n=n^2$ 且 $\lim_{n\to\infty}\frac{|a_{n+1}|}{|a_n|}=\lim_{n\to\infty}\frac{(n+1)^2}{n^2}=1=\rho$,收敛半径 $R=\frac{1}{\rho}=1$. 当 $x=\pm 1$ 时,由于 $|n^2(\pm 1)^n|=n^2\to\infty$,级数发散.级数的收敛区间为 $(-1,1)$.

(2) 由于 $\lim_{n\to\infty}\frac{|a_{n+1}|}{|a_n|}=\lim_{n\to\infty}\frac{\frac{1}{(n+1)!}}{\frac{1}{n!}}=0$,故幂级数 $\sum_{n=1}^{\infty}\frac{x^{n+1}}{n!}$ 的收敛半径 $R=+\infty$,则级数的收敛区间为 $(-\infty,+\infty)$.

(3) 由于

$$\lim_{n\to\infty}\frac{|a_{n+1}|}{|a_n|}=\lim_{n\to\infty}\frac{2^{n+1}}{(n+1)^2+1}\frac{n^2+1}{2^n}=\lim_{n\to\infty}\frac{2(n^2+1)}{n^2+2n+2}=2,$$

级数的收敛半径 $R=\dfrac{1}{2}$,当 $x=\pm\dfrac{1}{2}$ 时,

$$\left|\frac{2^n}{n^2+1}\left(\pm\frac{1}{2}\right)^n\right|=\frac{2^n}{n^2+1}\cdot\frac{1}{2^n}=\frac{1}{n^2+1}\leqslant\frac{1}{n^2}.$$

由于级数 $\displaystyle\sum_{n=1}^{\infty}\frac{1}{n^2}$ 收敛,所以级数 $\displaystyle\sum_{n=1}^{\infty}\frac{2^n}{n^2+1}x^n$ 在 $x=\pm\dfrac{1}{2}$ 时绝对收敛,收敛区间为 $\left[-\dfrac{1}{2},\dfrac{1}{2}\right]$.

(4) 由于 $\displaystyle\lim_{n\to\infty}\frac{|a_{n+1}|}{|a_n|}=\lim_{n\to\infty}\frac{(n+1+1)!}{(n+1)!}=\infty$,故幂级数 $\displaystyle\sum_{n=1}^{\infty}\frac{x^{n+1}}{n!}$ 的收敛半径 $R=0$,则级数仅在 $x=0$ 处收敛.

(5) 由于

$$\lim_{n\to\infty}\frac{|a_{n+1}|}{|a_n|}=\lim_{n\to\infty}\frac{(n+1)!}{3^{n+1}}\frac{3^n}{n!}=\lim_{n\to\infty}\frac{n+1}{3}=+\infty,$$

故幂级数 $\displaystyle\sum_{n=1}^{\infty}\frac{n!}{3^n}x^n$ 的收敛半径 $R=0$,幂级数仅在 $x=0$ 处收敛.

6. 把下列函数展成 x 的幂级数:

(1) $x\mathrm{e}^x$;   (2) $\sin\dfrac{x}{2}$;   (3) e^{-x^2} ;

(4) $\cos^2 x$;   (5) $\dfrac{1}{\sqrt{1-x^2}}$;   (6) $\dfrac{1}{3-x}$.

解 (1) $f(x)=x\mathrm{e}^x=x\displaystyle\sum_{n=0}^{\infty}\frac{x^n}{n!}=\sum_{n=0}^{\infty}\frac{x^{n+1}}{n!}$, $x\in(-\infty,+\infty)$.

(2) 因为

$$\sin t=t-\frac{t^3}{3!}+\frac{t^5}{5!}-\frac{t^7}{7!}+\cdots+\frac{(-1)^{n-1}t^{2n-1}}{(2n-1)!}+\cdots,\quad t\in(-\infty,+\infty).$$

故当 $t=\dfrac{x}{2}\in(-\infty,+\infty)$ 时有

$$\sin\frac{x}{2}=\frac{x}{2}-\frac{x^3}{2^3 3!}+\frac{x^5}{2^5 5!}+\cdots+\frac{(-1)^{n-1}x^{2n-1}}{2^{2n-1}(2n-1)!}+\cdots$$

$$=\sum_{n=1}^{\infty}\frac{(-1)^{n-1}x^{2n-1}}{2^{2n-1}(2n-1)!},\quad x\in(-\infty,+\infty).$$

(3) 由于

$$\mathrm{e}^x=1+\frac{1}{1!}x+\frac{1}{2!}x^2+\cdots+\frac{1}{n!}x^n+\cdots,\quad x\in(-\infty,+\infty),$$

以 $-x^2$ 代替 e^x 展开式的 x ,得

$$\mathrm{e}^{-x^2}=1-\frac{x^2}{1!}+\frac{x^4}{2!}-\frac{x^6}{3!}+\cdots+\frac{(-1)^n x^{2n}}{n!}+\cdots,\quad x\in(-\infty,+\infty).$$

(4) 由于 $\cos x=\displaystyle\sum_{n=0}^{\infty}(-1)^n\frac{x^{2n}}{(2n)!}$,所以

$$\cos^2 x=\frac{1+\cos 2x}{2}=\frac{1}{2}+\frac{1}{2}\sum_{n=0}^{\infty}(-1)^n\frac{(2x)^{2n}}{(2n)!}$$

$$=1+\sum_{n=1}^{\infty}(-1)^n\frac{2^{2n}x^{2n}}{2\cdot(2n)!}$$

$$=1+\sum_{n=1}^{\infty}(-1)^n\frac{2^{2n-1}}{(2n)!}x^{2n},\quad x\in(-\infty,+\infty).$$

(5) 由于

$$\frac{1}{\sqrt{1+x}} = 1 - \frac{1}{2}x + \frac{1\cdot 3}{2\cdot 4}x^2 - \frac{1\cdot 3\cdot 5}{2\cdot 4\cdot 6}x^3 + \cdots, \quad x\in(-1,1],$$

把 x 换成 $-x^2$ 得

$$\frac{1}{\sqrt{1-x^2}} = 1 + \frac{1}{2}x^2 + \frac{1\cdot 3}{2\cdot 4}x^4 + \frac{1\cdot 3\cdot 5}{2\cdot 4\cdot 6}x^6 + \cdots, \quad x\in(-1,1).$$

(6) 因为

$$\frac{1}{1-x} = 1 + x + x^2 + \cdots + x^n + \cdots = \sum_{n=0}^{\infty} x^n, \quad x\in(-1,1),$$

则

$$\frac{1}{3-x} = \frac{1}{3}\frac{1}{\left(1-\frac{x}{3}\right)} = \frac{1}{3}\sum_{n=0}^{\infty}\left(\frac{x}{3}\right)^n = \sum_{n=0}^{\infty}\frac{x^n}{3^{n+1}}, \quad x\in(-3,3).$$

7. 把下列函数展成 $(x-x_0)$ 的幂级数:

(1) $f(x) = \frac{1}{x}$ 在 $x_0 = 1$;　　　　　(2) $f(x) = \ln x$ 在 $x_0 = 1$;

(3) $f(x) = \frac{1}{4-x}$ 在 $x_0 = 2$;　　　　(4) $f(x) = \cos x$ 在 $x_0 = -\frac{\pi}{3}$.

解 (1) 由于

$$\frac{1}{1+x} = \sum_{n=0}^{\infty}(-1)^n x^n, \quad |x|<1,$$

所以

$$\frac{1}{x} = \frac{1}{1+(x-1)} = \sum_{n=0}^{\infty}(-1)^n(x-1)^n, \quad |x-1|<1.$$

(2) $\ln x = \ln[1+(x-1)] = \sum_{n=1}^{\infty}(-1)^{n-1}\frac{(x-1)^n}{n}, \quad 0<x\leq 2.$

(3) 因为

$$\frac{1}{2-x} = \frac{1}{2} + \frac{1}{2^2}x + \frac{1}{2^3}x^2 + \cdots + \frac{1}{2^{n+1}}x^n + \cdots = \sum_{n=0}^{\infty}\frac{x^n}{2^{n+1}}, \quad |x|<2,$$

所以

$$\frac{1}{4-x} = \frac{1}{2-(x-2)} = \sum_{n=0}^{\infty}\frac{(x-2)^n}{2^{n+1}}, \quad 0<x<4.$$

(4) $\cos x = \cos\left[\left(x+\frac{\pi}{3}\right)-\frac{\pi}{3}\right] = \cos\left(x+\frac{\pi}{3}\right)\cos\frac{\pi}{3} + \sin\left(x+\frac{\pi}{3}\right)\sin\frac{\pi}{3}$

$= \frac{1}{2}\left[\cos\left(x+\frac{\pi}{3}\right)+\sqrt{3}\sin\left(x+\frac{\pi}{3}\right)\right]$

$= \frac{1}{2}\left[1 - \frac{\left(x+\frac{\pi}{3}\right)^2}{2!} + \frac{\left(x+\frac{\pi}{3}\right)^4}{4!} - \cdots + \sqrt{3}\left(x+\frac{\pi}{3}\right)\right.$

$\left. - \frac{\sqrt{3}}{3!}\left(x+\frac{\pi}{3}\right)^3 + \frac{\sqrt{3}}{5!}\left(x+\frac{\pi}{3}\right)^5 - \cdots\right]$

$= \frac{1}{2}\left[1 + \sqrt{3}\left(x+\frac{\pi}{3}\right) - \frac{\left(x+\frac{\pi}{3}\right)^2}{2!} - \frac{\sqrt{3}}{3!}\left(x+\frac{\pi}{3}\right)^3\right.$

$\left. + \frac{\left(x+\frac{\pi}{3}\right)^4}{4!} + \frac{\sqrt{3}}{5!}\left(x+\frac{\pi}{3}\right)^5 - \cdots\right], \quad x\in(-\infty,+\infty).$

8. 利用逐项求导或逐项积分方法求下列幂级数在收敛区间内的和函数:

(1) $\sum_{n=1}^{\infty} nx^{n-1}, \quad |x|<1$;　　　　(2) $\sum_{n=1}^{\infty}\frac{x^n}{n}, \quad |x|<1$;

(3) $\sum_{n=0}^{\infty}(-1)^n\frac{x^{2n+1}}{2n+1}, \quad |x|\leq 1$;　　(4) $\sum_{n=1}^{\infty}\frac{2n-1}{2^n}x^{2n-2}, \quad |x|<\sqrt{2}$;

(5) $\displaystyle\sum_{n=1}^{\infty}(n+1)(n+2)x^n$，$|x|<1$.

解 (1) 级数 $\displaystyle\sum_{n=1}^{\infty}nx^{n-1}$ 的收敛半径为 $R=1$，当 $x=\pm1$ 时，级数发散，所以定义域为 $D=(-1,1)$. 设 $S(t)=\displaystyle\sum_{n=1}^{\infty}nt^{n-1}$，利用逐项求积分，得到

$$\int_0^x S(t)\mathrm{d}t=\sum_{n=1}^{\infty}\int_0^x nt^{n-1}\mathrm{d}t=\sum_{n=1}^{\infty}x^n=\frac{x}{1-x},$$

所以

$$S(x)=\frac{\mathrm{d}}{\mathrm{d}x}\left(\frac{x}{1-x}\right)=\frac{1}{(1-x)^2},\quad x\in(-1,1).$$

(2) 设和函数为 $S(t)=\displaystyle\sum_{n=1}^{\infty}\frac{t^n}{n}$，$|t|<1$，对两边逐项求导得

$$S'(t)=\sum_{n=1}^{\infty}\left(\frac{t^n}{n}\right)'=\sum_{n=1}^{\infty}t^{n-1}=\frac{1}{1-t},\quad|t|<1.$$

所以

$$S(x)=\int_0^x S'(t)\mathrm{d}t=\int_0^x \frac{1}{1-t}\mathrm{d}t=-\ln(1-x),\quad|x|<1.$$

(3) 级数 $\displaystyle\sum_{n=0}^{\infty}(-1)^n\frac{t^{2n+1}}{2n+1}$ 的收敛半径为 $R=1$，当 $x=\pm1$ 时，级数收敛，所以定义域为 $D=[-1,1]$. 设 $S(t)=\displaystyle\sum_{n=0}^{\infty}(-1)^n\frac{t^{2n+1}}{2n+1}$，利用逐项求导，得到

$$S'(t)=\sum_{n=0}^{\infty}(-1)^n t^{2n}=\frac{1}{1+t^2},$$

所以

$$S(x)=\int_0^x \frac{1}{1+t^2}\mathrm{d}t=\arctan x,\quad x\in[-1,1].$$

(4) 在收敛区间 $(-\sqrt{2},\sqrt{2})$ 内对 $S(t)=\displaystyle\sum_{n=1}^{\infty}\frac{2n-1}{2^n}t^{2n-2}$ 两边从 0 到 x 逐项求积分得

$$\int_0^x S(t)\mathrm{d}t=\sum_{n=1}^{\infty}\int_0^x \frac{2n-1}{2^n}t^{2n-2}\mathrm{d}t=\sum_{n=1}^{\infty}\frac{1}{2^n}x^{2n-1}=\frac{x}{2}\sum_{n=1}^{\infty}\left(\frac{x^2}{2}\right)^{n-1}=\frac{x}{2-x^2},\quad|x|<\sqrt{2}.$$

由幂级数在收敛区间 $(-\sqrt{2},\sqrt{2})$ 内的可导性，对级数上式逐项求导得

$$S(x)=\left(\int_0^x S(t)\mathrm{d}t\right)'=\left(\frac{x}{2-x^2}\right)'=\frac{2+x^2}{(2-x^2)^2},\quad|x|<\sqrt{2}.$$

(5) 级数 $\displaystyle\sum_{n=1}^{\infty}(n+1)(n+2)x^n$ 的收敛半径为 $R=1$，当 $x=\pm1$ 时，级数发散，所以定义域为 $D=(-1,1)$. 设 $S(t)=\displaystyle\sum_{n=1}^{\infty}(n+1)(n+2)t^n$，利用逐项求积分，得到

$$\int_0^x S(t)\mathrm{d}t=\sum_{n=1}^{\infty}\int_0^x(n+1)(n+2)t^n\mathrm{d}t=\sum_{n=1}^{\infty}(n+2)x^{n+1}=\frac{3x^2-2x^3}{(1-x)^2},$$

所以

$$S(x)=\frac{\mathrm{d}}{\mathrm{d}x}\left[\frac{3x^2-2x^3}{(1-x)^2}\right]=\frac{2x^3-6x^2+6x}{(1-x)^3},\quad x\in(-1,1).$$

9. 利用函数的幂级数展开式，求下列数值的近似值：

(1) $\dfrac{1}{\sqrt{e}}$（精确到 0.0001）；　　　　　　(2) $\displaystyle\int_2^4 e^{\frac{1}{x}}\mathrm{d}x$.

解 (1) 因 $\dfrac{1}{\sqrt{e}}=e^{-\frac{1}{2}}$，$e^x=1+x+\dfrac{1}{2!}x^2+\cdots+\dfrac{1}{n!}x^n+\cdots$，所以

$$e^{-\frac{1}{2}}=1-\frac{1}{2}+\frac{1}{2!}\left(\frac{1}{2}\right)^2-\frac{1}{3!}\left(\frac{1}{2}\right)^3+\frac{1}{4!}\left(\frac{1}{2}\right)^4-\frac{1}{5!}\left(\frac{1}{2}\right)^5+\frac{1}{6!}(\frac{1}{2})^6-\cdots.$$

若取前 6 项,则其误差 $|R_6| < \dfrac{1}{6! \cdot 2^6} < 10^{-4}$. 因此,计算前 6 项,即得

$$\frac{1}{\sqrt{e}} \approx 1 - \frac{1}{2} + \frac{1}{2!}\left(\frac{1}{2}\right)^2 - \frac{1}{3!}\left(\frac{1}{2}\right)^3 + \frac{1}{4!}\left(\frac{1}{2}\right)^4 - \frac{1}{5!}\left(\frac{1}{2}\right)^5 + \frac{1}{6!}\left(\frac{1}{2}\right)^6 \approx 0.6065.$$

(2) 因 $e^{\frac{1}{x}} = e^{x^{-1}} = 1 + x^{-1} + \dfrac{1}{2!}(x^{-1})^2 + \cdots + \dfrac{1}{n!}(x^{-1})^n + \cdots$,所以

$$\int_2^4 e^{\frac{1}{x}} dx = \int_2^4 \left(1 + \frac{1}{x} + \frac{1}{2! x^2} + \frac{1}{3! x^3} + \frac{1}{4! x^4} + \cdots\right) dx$$

$$= 2 + \ln 2 + \frac{1}{2! \cdot 4} + \frac{3}{3! \cdot 32} + \frac{7}{4! \cdot 192} + \cdots$$

$$\approx 2 + 0.6931 + 0.1250 + 0.0156 + 0.0015 + \cdots$$

$$\approx 2.8352 , \quad |R| < 0.001,$$

$$\int_2^4 e^{\frac{1}{x}} dx \approx 2.835 .$$

10. 试求微分方程 $y'' + xy' + y = 0$ 满足初始条件 $y(0) = 0$, $y'(0) = 1$ 的幂级数解.

解　设幂级数

$$y = a_0 + a_1 x + a_2 x^2 + \cdots + a_n x^n + \cdots$$

为微分方程的解, $a_i(i = 0, 1, 2, \cdots, n)$ 为待定系数. 由初始条件可以得到 $a_0 = 0$, $a_1 = 1$. 因而

$$y = x + a_2 x^2 + a_3 x^3 + \cdots + a_n x^n + \cdots,$$

$$y' = 1 + 2a_2 x + 3a_3 x^2 + \cdots + n a_n x^{n-1} + \cdots,$$

$$y'' = 2a_2 + 3 \cdot 2a_3 x + \cdots + n(n-1)a_n x^{n-2} + \cdots.$$

将 y, y', y'' 的表达式代入原微分方程,合并 x 的各同次幂的项,并令各项系数等于零,得到

$$2a_2 = 0 ,$$
$$6a_3 + 2a_1 = 0 ,$$
$$12a_4 + 3a_2 = 0 ,$$
$$20a_5 + 4a_3 = 0 ,$$
$$30a_6 + 5a_4 = 0 ,$$
$$\vdots$$
$$(n-1)n a_n + (n-1)a_{n-2} = 0,$$
$$\vdots$$

即 $a_2 = 0$, $a_3 = -\dfrac{1}{3}$, $a_4 = 0$, $a_5 = \dfrac{1}{1 \cdot 3 \cdot 5}$, $a_6 = 0$, $a_7 = -\dfrac{1}{1 \cdot 3 \cdot 5 \cdot 7}$, $\cdots$,

$a_{2n-1} = \dfrac{(-1)^{n+1}}{1 \cdot 3 \cdot 5 \cdot 7 \cdots (2n-1)}$, $a_{2n} = 0$. 将 $a_i(i = 0, 1, 2, \cdots, n)$ 的值代回到幂级数当中,得

$$y = x - \frac{1}{1 \cdot 3} x^3 + \frac{1}{1 \cdot 3 \cdot 5} x^5 - \cdots + \frac{(-1)^{n+1} x^{2n-1}}{1 \cdot 3 \cdot 5 \cdots (2n-1)} + \cdots , \quad x \in (-\infty, +\infty).$$

由于

$$\lim_{n \to \infty} \frac{|a_{n+1}|}{|a_n|} = \lim_{n \to \infty} \frac{1 \cdot 3 \cdot 5 \cdots (2n-1)}{1 \cdot 3 \cdot 5 \cdots (2n-1)(2n+1)} = \lim_{n \to \infty} \frac{1}{(2n+1)} = 0 ,$$

该幂级数收敛半径 $R = +\infty$,于是幂级数在 $(-\infty, +\infty)$ 上收敛. 因此,在 $(-\infty, +\infty)$ 上这个幂级数就是原方程满足初始条件的解.

*11. 求下列函数的傅里叶级数:

(1) $f(x) = x$, $-\pi < x < \pi$;　　　　(2) $f(x) = x^2$, $-\pi < x < \pi$;

(3) $f(x) = \begin{cases} -\dfrac{\pi}{4} , & -\pi < x < 0, \\[2mm] \dfrac{\pi}{4} , & 0 \leqslant x < \pi. \end{cases}$

解　(1) 因为 $f(x) = x$ 在 $(-\pi, \pi)$ 上为奇函数,并满足收敛定理的条件,所以

$$b_n = \frac{1}{\pi} \int_{-\pi}^{\pi} x \sin nx \, dx = \frac{2}{\pi} \int_0^{\pi} x \sin nx \, dx = -\frac{2x}{n\pi} \Big|_0^{\pi} + \frac{2}{n\pi} \int_0^{\pi} \cos nx \, dx = (-1)^{n-1} \frac{2}{n}.$$

$f(x)$ 可展开成的傅里叶级数为

$$x = 2\sum_{n=1}^{\infty} (-1)^{n-1} \frac{\sin n\pi}{n}, \quad -\pi < x < \pi.$$

(2) 因为 $f(x) = x^2$ 在 $(-\pi, \pi)$ 上为偶函数,并满足收敛定理的条件,所以

$$a_0 = \frac{1}{\pi} \int_{-\pi}^{\pi} x^2 dx = \frac{2}{3}\pi^2,$$

$$a_n = \frac{1}{\pi} \int_{-\pi}^{\pi} x^2 \cos nx\, dx = \frac{2}{\pi} \int_0^{\pi} x^2 \cos nx\, dx = \frac{(-1)^n \cdot 4}{n^2}.$$

$f(x)$ 可展开成的傅里叶级数为

$$x^2 = \frac{\pi^2}{3} + 4\sum_{n=1}^{\infty} \frac{(-1)^n}{n^2} \cos nx, \quad -\pi < x < \pi.$$

(3) 函数 $f(x)$ 显然是分段连续的,因而它可以展开成傅里叶级数. 由于

$$a_0 = \frac{1}{\pi} \int_{-\pi}^{\pi} f(x) dx = \frac{1}{\pi} \int_{-\pi}^{0} -\frac{\pi}{4} dx + \frac{1}{\pi} \int_0^{\pi} \frac{\pi}{4} dx = 0,$$

$$a_n = \frac{1}{\pi} \int_{-\pi}^{\pi} f(x) \cos nx\, dx = \frac{1}{\pi} \int_{-\pi}^{0} \left(-\frac{\pi}{4}\right) \cos nx\, dx + \frac{1}{\pi} \int_0^{\pi} \frac{\pi}{4} \cos nx\, dx = 0,$$

$$b_n = \frac{1}{\pi} \int_{-\pi}^{\pi} f(x) \sin nx\, dx = \frac{1}{\pi} \int_{-\pi}^{0} \left(-\frac{\pi}{4}\right) \sin nx\, dx + \frac{1}{\pi} \int_0^{\pi} \frac{\pi}{4} \sin nx\, dx$$

$$= \frac{1}{4n} \cos nx \Big|_{-\pi}^{0} - \frac{1}{4n} \cos nx \Big|_0^{\pi} = \begin{cases} \dfrac{1}{n}, & n \text{ 为奇数}, \\ 0, & n \text{ 为偶数}, \end{cases}$$

所以当 $x \in (-\pi, 0) \bigcup (0, \pi)$ 时,

$$f(x) = \sum_{n=1}^{\infty} \frac{\sin(2n-1)x}{2n-1}.$$

*12. 将下列函数展开成正(余)弦级数:

(1) 将函数 $f(x) = \dfrac{\pi - x}{2}$ 在 $(0, 2\pi)$ 内展开成正弦级数;

(2) 将函数 $f(x) = \dfrac{\pi}{2} - x$ 在 $[0, \pi]$ 上展开成余弦级数.

解 (1) 由于

$$a_0 = \frac{1}{\pi} \int_0^{2\pi} \frac{\pi - x}{2} dx = \frac{1}{2\pi} \left(\pi x - \frac{x^2}{2}\right) \Big|_0^{2\pi} = 0,$$

$$a_n = \frac{1}{\pi} \int_0^{2\pi} \frac{\pi - x}{2} \cos nx\, dx = \frac{\pi - x}{2n\pi} \sin nx \Big|_0^{2\pi} + \frac{1}{2n\pi} \int_0^{2\pi} \sin nx\, dx = 0,$$

$$b_n = \frac{1}{\pi} \int_0^{2\pi} \frac{\pi - x}{2} \sin nx\, dx = -\frac{\pi - x}{2n\pi} \cos nx \Big|_0^{2\pi} - \frac{1}{2n\pi} \int_0^{2\pi} \cos nx\, dx = \frac{1}{n},$$

故按收敛定理知,函数 $f(x)$ 展开成的傅里叶级数为

$$\sum_{n=1}^{\infty} \frac{\sin nx}{n} = \frac{\pi - x}{2}, \quad 0 < x < 2\pi.$$

(2) 由函数展开为余弦级数系数的公式

$$a_0 = \frac{2}{\pi} \int_0^{\pi} f(x) dx = \frac{2}{\pi} \int_0^{\pi} \left(\frac{\pi}{2} - x\right) dx = 0,$$

$$a_n = \frac{2}{\pi} \int_0^{\pi} f(x) \cos nx\, dx = \frac{2}{\pi} \int_0^{\pi} \left(\frac{\pi}{2} - x\right) \cos nx\, dx = \frac{2}{\pi} \frac{1}{n^2} (-\cos nx) \Big|_0^{\pi}$$

$$= \begin{cases} 0, & n \text{ 为偶数}, \\ \dfrac{4}{n^2\pi}, & n \text{ 为奇数}. \end{cases}$$

由收敛定理及 $f(x)$ 延拓后连续知 $f(x)$ 展开成的傅里叶级数为

$$\frac{\pi}{2} - x = \frac{4}{\pi} \sum_{n=1}^{\infty} \frac{\cos(2n-1)x}{(2n-1)^2}, \quad x \in [0, \pi].$$

三、增补习题解答

1. 写出下列级数的通项：

(1) $1 + \dfrac{x^2}{3} + \dfrac{x^4}{5} + \dfrac{x^6}{7} + \cdots$;

(2) $\dfrac{1}{2\ln 2} + \dfrac{1}{3\ln 3} + \dfrac{1}{4\ln 4} + \cdots$;

(3) $\dfrac{1}{2}a^2 - \dfrac{2}{3}a^3 + \dfrac{3}{4}a^4 - \dfrac{4}{5}a^5 + \cdots$.

解 (1) $u_1 = 1 = \dfrac{x^{2(1-1)}}{2 \times 1 - 1}, u_2 = \dfrac{x^2}{3} = \dfrac{x^{2(2-1)}}{2 \times 2 - 1}, u_3 = \dfrac{x^4}{5} = \dfrac{x^{2(3-1)}}{2 \times 3 - 1}, \cdots$, 所以

$$u_n = \frac{x^{2n}}{(2n+1)}, \quad n = 0, 1, 2, \cdots.$$

(2) $u_1 = \dfrac{1}{2\ln 2} = \dfrac{1}{(1+1)\ln(1+1)}, \quad u_2 = \dfrac{1}{3\ln 3} = \dfrac{1}{(2+1)\ln(2+1)}, \cdots$, 所以

$$u_n = \frac{1}{(n+1)\ln(n+1)}, \quad n = 1, 2, \cdots,$$

(3) $u_1 = \dfrac{1}{2}a^2 = (-1)^{1-1}\dfrac{1a^{1+1}}{1+1}, u_2 = -\dfrac{2}{3}a^3 = (-1)^{2-1}\dfrac{2a^{2+1}}{2+1}, \cdots$, 所以

$$u_n = (-1)^{n-1}\frac{na^{n+1}}{n+1} \quad n = 1, 2, \cdots.$$

2. 讨论下列级数的敛散性：

(1) $\displaystyle\sum_{n=1}^{\infty} \frac{1}{3^{\frac{1}{n}}}$;　　(2) $\displaystyle\sum_{n=1}^{\infty} \frac{1}{\sqrt{n}}$;　　(3) $\displaystyle\sum_{n=1}^{\infty} \frac{1}{n^2+a}$;　　(4) $\displaystyle\sum_{n=1}^{\infty} \sin\frac{1}{n^2}$;

(5) $\displaystyle\sum_{n=1}^{\infty} \frac{1}{(n+1)(n+4)}$;　　(6) $\displaystyle\sum_{n=1}^{\infty} \ln\frac{n^2+1}{n^2}$;　　(7) $\displaystyle\sum_{n=1}^{\infty} 2^n\sin\frac{\pi}{3^n}$.

解 (1) 因为 $\lim\limits_{n\to\infty} u_n = \lim\limits_{n\to\infty} \dfrac{1}{3^{\frac{1}{n}}} = 1 \neq 0$, 由性质1知级数 $\displaystyle\sum_{n=1}^{\infty} \frac{1}{3^{\frac{1}{n}}}$ 发散.

(2) 因为 $0 \leqslant \dfrac{1}{n} \leqslant \dfrac{1}{\sqrt{n}}$, 由于调和级数 $\displaystyle\sum_{n=1}^{\infty} \frac{1}{n}$ 发散, 根据比较判别法知级数 $\displaystyle\sum_{n=1}^{\infty} \frac{1}{\sqrt{n}}$ 发散.

(3) 因为原级数与级数 $\displaystyle\sum_{n=1}^{\infty} \frac{1}{n^2}$ 同时收敛, 而级数 $\displaystyle\sum_{n=1}^{\infty} \frac{1}{n^2}$ 是对应 $p = 2$ 的 p 级数, 故收敛. 所以, 级数 $\displaystyle\sum_{n=1}^{\infty} \frac{1}{n^2+a}$ 收敛.

(4) 因为 $\lim\limits_{n\to\infty} \dfrac{\sin\dfrac{1}{n^2}}{\dfrac{1}{n^2}} = 1$, 而级数 $\displaystyle\sum_{n=1}^{\infty} \frac{1}{n^2}$ 收敛, 则级数 $\displaystyle\sum_{n=1}^{\infty} \sin\frac{1}{n^2}$ 也收敛.

(5) 由于 $0 < \dfrac{1}{(n+1)(n+4)} < \dfrac{1}{(n+1)^2}$, 而级数 $\displaystyle\sum_{n=1}^{\infty} \frac{1}{(n+1)^2}$ 是 $p = 2$ 的 p 级数, 故收敛, 从而级数 $\displaystyle\sum_{n=1}^{\infty} \frac{1}{(n+1)(n+4)}$ 收敛.

(6) 因 $\lim\limits_{n\to\infty} \dfrac{\ln\dfrac{n^2+1}{n^2}}{\dfrac{1}{n^2}} = \lim\limits_{x\to\infty}\left(1+\dfrac{1}{n^2}\right)^{n^2} = \ln e = 1$, 而 $\displaystyle\sum_{n=1}^{\infty} \frac{1}{n^2}$ 收敛, 故原级数也收敛.

(7) 因 $\lim\limits_{n\to\infty} \dfrac{2^n\sin\dfrac{\pi}{3^n}}{\dfrac{\pi}{3^n} \cdot 2^n} = \lim\limits_{\frac{\pi}{3^n}\to 0} \dfrac{\sin\dfrac{\pi}{3^n}}{\dfrac{\pi}{3^n}} = 1$, 而 $\displaystyle\sum_{n=1}^{\infty} 2^n\frac{\pi}{3^n} = \sum_{n=1}^{\infty}\left(\frac{2}{3}\right)^n\pi = \pi\sum_{n=1}^{\infty}\left(\frac{2}{3}\right)^n$ 为等比级数, 收敛, 所以

$\displaystyle\sum_{n=1}^{\infty} 2^n\sin\frac{\pi}{3^n}$ 收敛.

3. 证明下列级数收敛,并求和:

(1) $\sum\limits_{n=1}^{\infty}(\sqrt{n+2}-2\sqrt{n+1}+\sqrt{n})$;   (2) $\sum\limits_{n=1}^{\infty}\dfrac{1}{(5n-4)(5n+1)}$;

(3) $\sum\limits_{n=1}^{\infty}\left(\dfrac{1}{6^n}+\dfrac{8^n}{9^n}\right)$;   (4) $\sum\limits_{n=1}^{\infty}\dfrac{(-1)^{n-1}}{2^{n-1}}$;   (5) $\sum\limits_{n=1}^{\infty}\dfrac{2n-1}{2^n}$.

证 (1) 由于

$$S_n=(\sqrt{3}-2\sqrt{2}+1)+(\sqrt{4}-2\sqrt{3}+\sqrt{2})+(\sqrt{5}-2\sqrt{4}+\sqrt{3})+(\sqrt{6}-2\sqrt{5}+\sqrt{4})$$
$$+\cdots+(\sqrt{n+2}-2\sqrt{n+1}+\sqrt{n})$$
$$=1-\sqrt{2}+\sqrt{n+2}-\sqrt{n+1}=1-\sqrt{2}+\frac{1}{\sqrt{n+2}+\sqrt{n+1}},$$

故 $\lim\limits_{x\to\infty}S_n=1-\sqrt{2}$,所以此级数收敛且和为 $(1-\sqrt{2})$.

(2) 此级数的一般项可分解为

$$\frac{1}{(5n-4)(5n+1)}=\frac{1}{5}\left(\frac{1}{5n-4}-\frac{1}{5n+1}\right),$$

所以

$$S_n=\frac{1}{5}\left[\left(1-\frac{1}{6}\right)+\left(\frac{1}{6}-\frac{1}{11}\right)+\left(\frac{1}{11}-\frac{1}{16}\right)+\cdots+\left(\frac{1}{5n-4}-\frac{1}{5n+1}\right)\right]$$
$$=\frac{1}{5}\left[1-\frac{1}{5n+1}\right].$$

由于

$$\lim_{n\to\infty}S_n=\lim_{n\to\infty}\frac{1}{5}\left[1-\frac{1}{5n+1}\right]=\frac{1}{5}\lim_{n\to\infty}\left[1-\frac{1}{5n+1}\right]=\frac{1}{5},$$

级数收敛且其和为 $\dfrac{1}{5}$.

(3) 因为

$$S_n=\left(\frac{1}{6}+\frac{8}{9}\right)+\left(\frac{1}{6^2}+\frac{8^2}{9^2}\right)+\cdots+\left(\frac{1}{6^n}+\frac{8^n}{9^n}\right)$$
$$=\left(\frac{1}{6}+\frac{1}{6^2}+\cdots+\frac{1}{6^n}\right)+\left(\frac{8}{9}+\frac{8^2}{9^2}+\cdots+\frac{8^n}{9^n}\right)$$
$$=\frac{\frac{1}{6}\left[1-\left(\frac{1}{6}\right)^n\right]}{1-\frac{1}{6}}+\frac{\frac{8}{9}\left[1-\left(\frac{8}{9}\right)^n\right]}{1-\frac{8}{9}},$$

$$\lim_{n\to\infty}S_n=\lim_{n\to\infty}\frac{\frac{1}{6}\left[1-\left(\frac{1}{6}\right)^n\right]}{1-\frac{1}{6}}+\lim_{n\to\infty}\frac{\frac{8}{9}\left[1-\left(\frac{8}{9}\right)^n\right]}{1-\frac{8}{9}}=\frac{\frac{1}{6}}{1-\frac{1}{6}}+\frac{\frac{8}{9}}{1-\frac{8}{9}}=\frac{1}{5}+8=\frac{41}{5},$$

所以,级数 $\sum\limits_{n=1}^{\infty}\left(\dfrac{1}{6^n}+\dfrac{8^n}{9^n}\right)$ 收敛且其和为 $\dfrac{41}{5}$.

(4) 由于

$$S_n=1-\frac{1}{2}+\frac{1}{4}-\frac{1}{8}+\cdots+\frac{(-1)^{n-1}}{2^{n-1}}=\frac{1-\frac{(-1)^n}{2^n}}{1+\frac{1}{2}},$$

因此

$$\lim_{n\to\infty}S_n=\lim_{n\to\infty}\frac{1-\left(-\frac{1}{2}\right)^n}{1+\frac{1}{2}}=\frac{1}{1+\frac{1}{2}}=\frac{2}{3},$$

即级数 $\sum\limits_{n=1}^{\infty}\dfrac{(-1)^{n-1}}{2^{n-1}}$ 收敛,其和为 $\dfrac{2}{3}$.

(5) 因为

$$S_n = \frac{1}{2} + \frac{3}{2^2} + \cdots + \frac{2n-1}{2^n},$$

$$\frac{1}{2}S_n = \frac{1}{2^2} + \frac{3}{2^3} + \cdots + \frac{2n-3}{2^n} + \frac{2n-1}{2^{n+1}},$$

所以

$$\frac{1}{2}S_n = S_n - \frac{1}{2}S_n = \left(\frac{1}{2} + \frac{3}{2^2} + \cdots + \frac{2n-1}{2^n}\right) - \left(\frac{1}{2^2} + \frac{3}{2^3} + \cdots + \frac{2n-3}{2^n} + \frac{2n-1}{2^{n+1}}\right)$$

$$= \frac{1}{2} + \frac{2}{2^2} + \cdots + \frac{2}{2^n} - \frac{2n-1}{2^{n+1}} = \frac{1}{2}\left(1 + 1 + \frac{1}{2} + \cdots + \frac{1}{2^{n-2}} - \frac{2n-1}{2^n}\right)$$

$$= \frac{1}{2}\left[1 + \frac{1 - \left(\frac{1}{2}\right)^{n-1}}{1 - \frac{1}{2}} - \frac{2n-1}{2^n}\right],$$

从而

$$S_n = 1 + \frac{1 - \left(\frac{1}{2}\right)^{n-1}}{1 - \frac{1}{2}} - \frac{2n-1}{2^n},$$

因此

$$\lim_{n \to \infty} S_n = \lim_{n \to \infty}\left(1 + \frac{1 - \left(\frac{1}{2}\right)^{n-1}}{1 - \frac{1}{2}} - \frac{2n-1}{2^n}\right) = 1 + 2 - 0 = 3.$$

所以,级数 $\sum\limits_{n=1}^{\infty} \dfrac{2n-1}{2^n}$ 收敛,其和为 3.

4. 讨论下列级数的绝对收敛性与条件收敛性.

(1) $\sum\limits_{n=1}^{\infty} \dfrac{(-1)^{n-1}}{3 \cdot 2^n}$;　　　　　(2) $\sum\limits_{n=1}^{\infty} (-1)^n \sin\dfrac{2}{n}$;　　　　　(3) $\sum\limits_{n=1}^{\infty} (-1)^n \dfrac{n}{n+1}$;

(4) $\sum\limits_{n=1}^{\infty} (-1)^n \dfrac{1}{\sqrt[n]{n}}$.

解　(1) 由于

$$\lim_{n \to \infty} \frac{|u_{n+1}|}{|u_n|} = \lim_{n \to \infty} \frac{3 \cdot 2^n}{3 \cdot 2^{n+1}} = \lim_{n \to \infty} \frac{1}{2} = \frac{1}{2} < 1,$$

由比值判别法,级数 $\sum\limits_{n=1}^{\infty} |u_n| = \sum\limits_{n=1}^{\infty} \dfrac{1}{3 \cdot 2^n}$ 收敛,所以原级数 $\sum\limits_{n=1}^{\infty} \dfrac{(-1)^{n-1}}{3 \cdot 2^n}$ 绝对收敛.

(2) 因

$$\lim_{n \to \infty} \frac{\left|(-1)^n \sin\dfrac{2}{n}\right|}{\dfrac{2}{n}} = \lim_{n \to \infty} \frac{\sin\dfrac{2}{n}}{\dfrac{2}{n}} = 1,$$

级数 $\sum\limits_{n=1}^{\infty} |u_n|$ 与级数 $\sum\limits_{n=1}^{\infty} \dfrac{2}{n}$ 同敛散,而级数 $\sum\limits_{n=1}^{\infty} \dfrac{2}{n}$ 发散,故原级数不绝对收敛. 但 $\sin\dfrac{2}{n} \geqslant \sin\dfrac{2}{n+1}$,因此,数列 $\left\{\sin\dfrac{2}{n}\right\}$ 单调递减且 $\lim\limits_{n \to \infty} \sin\dfrac{2}{n} = 0$,由莱布尼兹定理知级数收敛. 因此,原级数 $\sum\limits_{n=1}^{\infty} (-1)^n \sin\dfrac{2}{n}$ 为条件收敛.

(3) 由于

$$\lim_{n \to \infty} \left|(-1)^n \frac{n}{n+1}\right| = \lim_{n \to \infty} \frac{n}{n+1} = 1 \neq 0,$$

由级数收敛的必要条件知原级数 $\sum\limits_{n=1}^{\infty} (-1)^n \dfrac{n}{n+1}$ 发散.

（4）由于

$$\lim_{n\to\infty}\left|(-1)^n\frac{1}{\sqrt[n]{n}}\right|=\lim_{n\to\infty}\frac{1}{\sqrt[n]{n}}=1\neq 0,$$

级数 $\sum_{n=1}^{\infty}(-1)^n\frac{1}{\sqrt[n]{n}}$ 发散.

5. 求下列幂级数的收敛区间：

（1）$\sum_{n=1}^{\infty}\frac{1}{2\cdot 4\cdot 6\cdots(2n)}x^n$；　（2）$\sum_{n=1}^{\infty}\frac{(-1)^{n-1}}{(2n)!}x^{2n}$；　（3）$\sum_{n=1}^{\infty}2^n(x-1)^n$；

（4）$\sum_{n=1}^{\infty}n!(x-1)^n$；　（5）$\sum_{n=1}^{\infty}(-1)^{n-1}\frac{x^{2n+1}}{(2n+1)!}$.

解　（1）由于

$$\lim_{n\to\infty}\left|\frac{a_{n+1}}{a_n}\right|=\lim_{n\to\infty}\frac{2\cdot 4\cdot 6\cdots 2n}{2\cdot 4\cdot 6\cdots 2n\cdot(2n+2)}=\lim_{n\to\infty}\frac{1}{2n+2}=0,$$

级数 $\sum_{n=1}^{\infty}\frac{1}{2\cdot 4\cdot 6\cdots 2n}x^n$ 的收敛半径 $R=+\infty$，幂级数的收敛区间为 $(-\infty,+\infty)$.

（2）幂级数经过变换

$$\sum_{n=1}^{\infty}\frac{(-1)^{n-1}}{(2n)!}x^{2n}=\sum_{n=1}^{\infty}\frac{(-1)^{n-1}}{(2n)!}(x^2)^n$$

成为 x^2 的幂级数. 由于

$$\lim_{n\to\infty}\left|\frac{a_{n+1}}{a_n}\right|=\lim_{n\to\infty}\frac{(2n)!}{(2(n+1))!}=\lim_{n\to\infty}\frac{1}{(2n+2)(2n+1)}=0,$$

因此，收敛半径为 $R=+\infty$，则级数 $\sum_{n=1}^{\infty}\frac{(-1)^{n-1}}{(2n)!}x^{2n}$ 的收敛区间为 $(-\infty,+\infty)$.

（3）该幂级数可看成是每项为 $x-1$ 的幂的形式的幂级数，由于

$$\lim_{n\to\infty}\left|\frac{a_{n+1}}{a_n}\right|=\lim_{n\to\infty}\frac{2^{n+1}}{2^n}=2,\quad R=\frac{1}{2},$$

收敛域为 $|x-1|<\frac{1}{2}$，即 $\left(\frac{1}{2},\frac{3}{2}\right)$. 当 $x=\frac{1}{2}$ 时，幂级数为

$$\sum_{n=1}^{\infty}2^n\left(\frac{1}{2}-1\right)^n=\sum_{n=1}^{\infty}2^n\frac{1}{2^n}(-1)^n=\sum_{n=1}^{\infty}(-1)^n,$$

故级数发散；当 $x=\frac{3}{2}$ 时，幂级数为

$$\sum_{n=1}^{\infty}2^n\left(\frac{3}{2}-1\right)^n=\sum_{n=1}^{\infty}2^n\frac{1}{2^n}=\sum_{n=1}^{\infty}1,$$

故级数发散. 于是幂级数 $\sum_{n=1}^{\infty}2^n(x-1)^n$ 的收敛区间为 $\left(\frac{1}{2},\frac{3}{2}\right)$.

（4）由于

$$\lim_{n\to\infty}\left|\frac{a_{n+1}}{a_n}\right|\lim_{n\to\infty}\frac{(n+1)!}{n!}=+\infty,$$

因此，收敛半径 $R=0$，该幂级数在 $x=1$ 处收敛.

（5）由于

$$\lim_{n\to\infty}\left|\frac{a_{n+1}}{a_n}\right|=\lim_{n\to\infty}\frac{1}{(2n+3)(2n+2)}=0,$$

所以级数绝对收敛，级数的收敛区间为 $(-\infty,+\infty)$.

6. 利用逐项求导或逐项求积方法求下列幂级数在收敛区间内的和函数：

（1）$\sum_{n=0}^{\infty}\frac{1}{2n+1}x^{2n+1}$，$|x|<1$；　　（2）$\sum_{n=1}^{\infty}\frac{1}{4n+1}x^{4n+1}$，$|x|<1$；

（3）$\sum_{n=1}^{\infty}\frac{1}{n(n+1)}x^{n+1}$，$|x|<1$；　　（4）$\sum_{n=1}^{\infty}(n+1)x^n$，$|x|<1$.

解 (1) 在$(-1,1)$内,对和函数$S(x) = \sum\limits_{n=0}^{\infty} \dfrac{1}{2n+1} x^{2n+1}$,两边逐项求导得

$$S'(x) = \sum_{n=0}^{\infty} \left(\frac{1}{2n+1} x^{2n+1} \right)' = \sum_{n=0}^{\infty} x^{2n} = 1 + x^2 + x^4 + \cdots + x^{2n} + \cdots = \frac{1}{1-x^2}.$$

因为$S(0)=0$,在收敛区间$(-1,1)$内有

$$S(x) = \int_0^x S'(t) \mathrm{d}t = \int_0^x \frac{1}{1-t^2} \mathrm{d}t$$

$$= \frac{1}{2} \int_0^x \left(\frac{1}{1+t} + \frac{1}{1-t} \right) \mathrm{d}t = \frac{1}{2} \ln \frac{1+x}{1-x}, \quad |x| < 1,$$

所以

$$S(x) = \frac{1}{2} \ln \frac{1+x}{1-x}, \quad |x| < 1.$$

(2) 在收敛区间$(-1,1)$内对$S(x) = \sum\limits_{n=1}^{\infty} \dfrac{1}{4n+1} x^{4n+1}$两边对级数逐项求导得

$$S'(x) = \sum_{n=1}^{\infty} \left(\frac{1}{4n+1} x^{4n+1} \right)' = \sum_{n=1}^{\infty} x^{4n} = x^4 \sum_{n=1}^{\infty} (x^4)^{n-1} = \frac{x^4}{1-x^4}, \quad |x| < 1.$$

等式两边再求积分,便得到所求和函数

$$S(x) = \int_0^x S'(t) \mathrm{d}t = \int_0^x \frac{t^4}{1-t^4} \mathrm{d}t = \int_0^x \frac{1-(1-t^4)}{1-t^4} \mathrm{d}t = \int_0^x \left(\frac{1}{1-t^4} - 1 \right) \mathrm{d}t$$

$$= \int_0^x \left[\frac{1}{2(1-t^2)} + \frac{1}{2(1+t^2)} - 1 \right] \mathrm{d}t = \frac{1}{4} \ln \frac{1+x}{1-x} + \frac{1}{2} \arctan x - x.$$

(3) 在收敛区间$(-1,1)$内对$S(x) = \sum\limits_{n=1}^{\infty} \dfrac{1}{n(n+1)} x^{n+1}$两边逐项求导得

$$S'(x) = \sum_{n=1}^{\infty} \left[\frac{x^{n+1}}{n(n+1)} \right]' = \sum_{n=1}^{\infty} \frac{x^n}{n},$$

对$S'(x) = \sum\limits_{n=1}^{\infty} \dfrac{x^n}{n}$两边再逐项求导得

$$S''(x) = \sum_{n=1}^{\infty} \left(\frac{x^n}{n} \right)' = \sum_{n=1}^{\infty} x^{n-1} = 1 + x + x^2 + \cdots + x^{n-1} + \cdots = \frac{1}{1-x}, \quad |x| < 1.$$

在收敛区间$(-1,1)$内,

$$S'(x) = \int_0^x S''(t) \mathrm{d}t = \int_0^x \frac{1}{1-t} \mathrm{d}t = -\ln(1-x),$$

$$S(x) = \int_0^x S'(t) \mathrm{d}t = \int_0^x -\ln(1-t) \mathrm{d}t = -\left[x\ln(1-x) + \int_0^x \frac{t}{1-t} \mathrm{d}t \right]$$

$$= -x\ln(1-x) - \int_0^x \left(-1 + \frac{1}{1-t} \right) \mathrm{d}t = (1-x)\ln(1-x) + x.$$

(4) 在收敛区间$(-1,1)$上对$S(x) = \sum\limits_{n=1}^{\infty} (n+1)x^n$两边从$0$到$x$逐项积分,

$$\int_0^x S(t) \mathrm{d}t = \sum_{n=1}^{\infty} \int_0^x (n+1)t^n \mathrm{d}t = \sum_{n=1}^{\infty} \frac{n+1}{n+1} x^{n+1}$$

$$= x^2 \sum_{n=1}^{\infty} x^{n-1} = \frac{x^2}{1-x}, \quad |x| < 1.$$

对上式两边求导数,便得到所求的和函数

$$S(x) = \left[\int_0^x S(x) \mathrm{d}x \right]' = \left(\frac{x^2}{1-x} \right)' = \frac{2x - x^2}{(1-x)^2}, \quad |x| < 1.$$

7. 求下列函数的幂级数展开式:

(1) 3^x;   (2) $\dfrac{\mathrm{e}^x + \mathrm{e}^{-x}}{2}$;   (3) $\dfrac{x}{\sqrt{1-2x}}$;

(4) $\ln \sqrt{\dfrac{1+x}{1-x}}$;   (5) $\dfrac{x}{1+x-2x^2}$.

解 (1) $f(x)=3^x=\mathrm{e}^{x\ln3}=\sum_{n=0}^{\infty}\dfrac{(x\ln3)^n}{n!}=\sum_{n=0}^{\infty}\dfrac{(\ln3)^n}{n!}x^n$,

由于 $\lim_{n\to\infty}\left|\dfrac{a_{n+1}}{a_n}\right|=\lim_{n\to\infty}\dfrac{\ln3}{n+1}=0$,故上述幂级数的收敛半径 $R=+\infty$,因而幂级数在 $(-\infty,+\infty)$ 内收敛于 3^x,
所以 3^x 的幂级数展开式为

$$3^x=1+\ln3\cdot x+\frac{\ln^2 3}{2!}x^2+\cdots+\frac{\ln^n 3}{n!}x^n+\cdots,\quad-\infty<x<+\infty.$$

(2) $f(x)=\dfrac{\mathrm{e}^x+\mathrm{e}^{-x}}{2}=\dfrac{1}{2}\left[\sum_{n=0}^{\infty}\dfrac{x^n}{n!}+\sum_{n=0}^{\infty}\dfrac{(-1)^n x^n}{n!}\right]=\sum_{n=0}^{\infty}\dfrac{x^{2n}}{(2n)!},\quad-\infty<x<+\infty.$

(3) 因为当 $x\in(-1,1]$ 时有

$$\frac{1}{\sqrt{1+x}}=1-\frac{1}{2}x+\frac{1\cdot2}{2\cdot4}x^2-\frac{1\cdot3\cdot5}{2\cdot4\cdot6}x^3+\cdots,$$

$$f(x)=\frac{x}{\sqrt{1-2x}}=x\frac{1}{\sqrt{1-2x}}$$

$$=x\left[1-\frac{1}{2}(-2x)+\frac{1\cdot3}{2\cdot4}(-2x)^2-\frac{1\cdot3\cdot5}{2\cdot4\cdot6}(-2x)^3+\cdots\right]$$

$$=x\left(1+x+\frac{1\cdot3}{2!}x^2+\frac{1\cdot3\cdot5}{3!}x^3+\cdots\right)$$

$$=x+\left(x^2+\frac{1\cdot3}{2!}x^3+\frac{1\cdot3\cdot5}{3!}x^4+\cdots\right)$$

$$=x+\sum_{n=1}^{\infty}\frac{1\cdot3\cdot5\cdots(2n-1)}{n!}x^{n+1},\quad|x|<\frac{1}{2}.$$

当 $x=-\dfrac{1}{2}$ 时,上式右端为一个交错级数

$$-\frac{1}{2}+\frac{1}{2}\sum_{n=1}^{\infty}(-1)^{n-1}\frac{1\cdot3\cdot5\cdot\cdots\cdot(2n-1)}{2^n n!}$$

且满足莱布尼兹定理的两个条件,于是交错级数条件收敛. 当 $x=\dfrac{1}{2}$ 时,$\dfrac{x}{\sqrt{1-2x}}$ 无定义. 因此,函数的幂级数展开式为

$$\frac{x}{\sqrt{1-2x}}=x+\sum_{n=1}^{\infty}\frac{1\cdot3\cdot5\cdot\cdots\cdot(2n-1)}{n!}x^{n+1},\quad-\frac{1}{2}\leqslant x<\frac{1}{2}.$$

(4) 由于 $\ln(1+x)=\sum_{n=1}^{\infty}(-1)^{n-1}\dfrac{x^n}{n}$,$\ln(1-x)=\sum_{n=1}^{\infty}\left(-\dfrac{x^n}{n}\right)$,所以

$$\ln\sqrt{\frac{1+x}{1+x}}=\frac{1}{2}\ln\frac{1+x}{1+x}$$

$$=\frac{1}{2}[\ln(1+x)-\ln(1-x)]=\frac{1}{2}\left[\sum_{n=1}^{\infty}(-1)^{n-1}\frac{x^n}{n}-\sum_{n=1}^{\infty}-\left(\frac{x^n}{n}\right)\right]$$

$$=\frac{1}{2}\sum_{n=1}^{\infty}\left[(-1)^{n-1}\frac{x^n}{n}+\frac{x^n}{n}\right]=\sum_{n=0}^{\infty}\frac{x^{2n+1}}{2n+1},\quad|x|<1.$$

(5) $\dfrac{x}{1+x-2x^2}=\dfrac{1}{3}\left(\dfrac{1}{1-x}-\dfrac{1}{1+2x}\right)$,由于

$$\frac{1}{1-x}=\sum_{n=0}^{\infty}x^n,\quad|x|<1,\qquad\frac{1}{1+2x}=\sum_{n=0}^{\infty}(-1)^n(2x)^n,\quad|x|<\frac{1}{2},$$

所以

$$\frac{x}{1+x-2x^2}=\frac{1}{3}\left(\frac{1}{1-x}-\frac{1}{1+2x}\right)=\frac{1}{3}\left[\sum_{n=0}^{\infty}x^n-\sum_{n=0}^{\infty}(-2)^n x^n\right]$$

$$=\frac{1}{3}\sum_{n=0}^{\infty}[1-(-2)^n]x^n,\quad|x|<\frac{1}{2}.$$

8. 利用函数的幂级数展开式,求下列函数值或积分的近似值:

(1) $\ln1.1$(精确到 0.0001);　　　　　　　　　　(2) $\cos1°$(精确到 0.0001);

(3) $\sqrt[3]{1.05}$(精确到 0.0001);   (4) $\int_0^{\frac{1}{2}} \dfrac{\arcsin x}{x}dx$.

解 (1) $\ln 1.1 = \ln(1+0.1) = 0.1 - \dfrac{1}{2}(0.1)^2 + \dfrac{1}{3}(0.1)^3 - \dfrac{1}{4}(0.1)^4 + \cdots$

为交错级数,取前 n 项作为它的近似值,其误差小于第 $n+1$ 项的绝对值(莱布尼兹定理),则

$$|R_n(0.1)| < \frac{1}{n+1}(0.1)^{n+1}.$$

要使 $|R_n(0.1)| < 10^{-4}$,只要 $\dfrac{1}{n+1}(0.1)^{n+1} < 10^{-4}$,取 $n=3$,即可保证

$$|R_n(0.1)| < \frac{1}{4}(0.1)^4 < 10^{-4}.$$

于是,当每项取到小数点后 5 位即得

$$\ln 1.1 \approx 0.1 - \frac{1}{2}(0.1)^2 + \frac{1}{3}(0.1)^3 \approx 0.0953.$$

(2)
$$\cos 1° = \cos \frac{\pi}{180} = 1 - \frac{1}{2!}\left(\frac{\pi}{180}\right)^2 + \frac{1}{4!}\left(\frac{\pi}{180}\right)^4 - \cdots.$$

取 $n=2$,则误差

$$|R_2| < \frac{1}{4!}\left(\frac{\pi}{180}\right)^4 < 10^{-4}.$$

因此

$$\cos 1° \approx 1 - \frac{1}{2!}\left(\frac{\pi}{180}\right)^2 \approx 0.9998.$$

(3) 因为

$$\sqrt[3]{1.05} = (1+0.05)^{\frac{1}{3}} = 1 + \frac{1}{3}(0.05) + \frac{\frac{1}{3}\left(\frac{1}{3}-1\right)}{2!}(0.05)^2$$

$$+ \frac{\frac{1}{3}\left(\frac{1}{3}-1\right)\left(\frac{1}{3}-2\right)}{3!}(0.05)^3 + \frac{\frac{1}{3}\left(\frac{1}{3}-1\right)\left(\frac{1}{3}-2\right)\left(\frac{1}{3}-3\right)}{4!}(0.05)^4 + \cdots,$$

若取 $n=3$,则 $|R_3| < \dfrac{\frac{1}{3}\left(\frac{1}{3}-1\right)\left(\frac{1}{3}-2\right)}{3!}(0.05)^3 < 10^{-4}$.因此,计算前 3 项,即得

$$\sqrt[3]{1.05} = 1 + \frac{1}{3}(0.05) + \frac{\frac{1}{3}\left(\frac{1}{3}-1\right)}{2!}(0.05)^2 \approx 1.0164.$$

(4) 因为

$$\int_0^{\frac{1}{2}} \frac{\arcsin x}{x}dx = \int_0^{\frac{1}{2}} \frac{1}{x}\left(x + \frac{x^3}{2\cdot3} + \frac{1\cdot3}{2\cdot4\cdot5}x^5 + \cdots\right)dx = \frac{1}{2} + \frac{1}{2^4\cdot3^2} + \frac{1\cdot3}{2\cdot4\cdot5^2\cdot2^5} + \cdots,$$

若取前 3 项计算积分值,则其误差

$$|R_3| < \frac{1\cdot3\cdot5}{2\cdot4\cdot6}\cdot\frac{1}{7^2}\cdot\frac{1}{2^7}\left(1 + \frac{1}{2^2} + \frac{1}{2^4} + \cdots\right) < \frac{1}{7^2\cdot2^7}\cdot\frac{1}{1-\frac{1}{2^2}} < 10^{-3}.$$

于是

$$\int_0^{\frac{1}{2}} \frac{\arcsin x}{x}dx \approx 0.507.$$

9. 求下列函数的傅里叶级数:

(1) $f(x) = \begin{cases} ax, & -\pi < x < 0, \\ bx, & 0 < x < \pi; \end{cases}$ (2) $f(x) = \pi^2 - x^2, -\pi < x < \pi$.

解 (1) 由于

$$a_0 = \frac{1}{\pi}\left(\int_{-\pi}^0 ax\,\mathrm{d}x + \int_0^\pi bx\,\mathrm{d}x\right) = \frac{b-a}{2}\pi,$$

$$a_n = \frac{1}{\pi}\int_{-x}^0 ax\cos nx\,\mathrm{d}x + \frac{1}{\pi}\int_0^\pi bx\cos nx\,\mathrm{d}x$$

$$= \frac{a-b}{n^2\pi}[1-(-1)^n], \quad n=1,2,\cdots,$$

$$b_n = \frac{1}{\pi}\int_{-\pi}^0 ax\sin nx\,\mathrm{d}x + \frac{1}{\pi}\int_0^\pi bx\sin nx\,\mathrm{d}x = (-1)^{n-1}\frac{(a+b)}{n}, \quad n=1,2,\cdots.$$

因此，按收敛定理，$f(x)$ 可展开成的傅里叶级数为

$$f(x) = \frac{\pi(b-a)}{4} + \frac{2(a-b)}{\pi}\sum_{n=1}^\infty \frac{\cos(2n-1)x}{(2n-1)^2}$$

$$+ (a-b)\sum_{n=1}^\infty \frac{(-1)^{n-1}}{n}\sin nx, \quad -\pi < x < \pi.$$

(2) 函数 $f(x) = \pi^2 - x^2$ 在 $(-\pi < x < \pi)$ 为偶函数，并满足收敛定理的条件，所以

$$a_0 = \frac{2}{\pi}\int_{-\pi}^\pi (\pi^2 - x^2)\mathrm{d}x = \frac{4\pi^2}{3},$$

$$a_n = \frac{1}{\pi}\int_{-\pi}^\pi (\pi^2 - x^2)\cos nx\,\mathrm{d}x = \frac{1}{\pi}\int_{-\pi}^\pi \pi^2\cos nx\,\mathrm{d}x - \frac{1}{\pi}\int_{-\pi}^\pi x^2\cos nx\,\mathrm{d}x$$

$$= \frac{2}{\pi}\int_0^\pi x^2\cos nx\,\mathrm{d}x = (-1)^{n-1}\frac{4}{n^2}.$$

按收敛定理，$f(x)$ 可展开成傅里叶级数为

$$\pi^2 - x^2 = \frac{2\pi^2}{3} + 4\sum_{n=1}^\infty \frac{(-1)^{n-1}}{n^2}\cos nx, \quad -\pi < x < \pi.$$

10. 将下列周期函数展开成傅里叶级数：

(1) $f(x) = x - [x]$；　　　　　(2) $f(x) = \sin^4 x$.

解　(1) 由于

$$f(x+1) = x+1-[x+1] = x+1-[x]-1 = x-[x] = f(x),$$

因此 $f(x)$ 是以 1 为周期的周期函数，而且除 $x \neq 0, \pm 1, \pm 2, \cdots$ 外，$f(x)$ 都连续，所以，可以展开成傅里叶级数，

$$a_0 = \int_{-1}^1 (x-[x])\mathrm{d}x = \int_{-1}^0 (x-[x])\mathrm{d}x + \int_0^1 (x-[x])\mathrm{d}x$$

$$= \int_{-1}^0 (x-[-1])\mathrm{d}x + \int_0^1 x\,\mathrm{d}x = 1,$$

$$a_n = \int_{-1}^1 (x-[x])\cos n\pi x\,\mathrm{d}x = \int_{-1}^0 (x+1)\cos n\pi x\,\mathrm{d}x + \int_0^1 x\cos n\pi x\,\mathrm{d}x = 0,$$

$$b_n = \int_{-1}^1 (x-[x])\sin n\pi x\,\mathrm{d}x = \int_{-1}^0 (x+1)\sin n\pi x\,\mathrm{d}x + \int_0^1 x\sin n\pi x\,\mathrm{d}x$$

$$= \begin{cases} 0, & n \text{ 为奇数}, \\ -\dfrac{2}{n\pi}, & n \text{ 为偶数}, \end{cases}$$

故按收敛定理，当 $x \neq 0, \pm 1, \pm 2, \cdots$ 时，$f(x)$ 展开成的傅里叶级数为

$$x-[x] = \frac{1}{2} - \frac{1}{\pi}\sum_{n=1}^\infty \frac{\sin 2n\pi x}{2n}.$$

(2) 由于

$$\sin^4 x = \left(\frac{1-\cos 2x}{2}\right)^2 = \frac{1}{4} - \frac{1}{2}\cos 2x + \frac{1}{4}\cdot\frac{\cos 4x}{2} = \frac{3}{8} - \frac{1}{2}\cos 2x + \frac{1}{8}\cos 4x,$$

故有

$$a_0 = \frac{2}{\pi} \int_0^\pi \sin^4 x \, dx = \frac{2}{\pi} \int_0^\pi \left(\frac{3}{8} - \frac{1}{2} \cos 2x + \frac{1}{8} \cos 4x \right) dx = \frac{3}{4},$$

$$a_n = \frac{1}{\pi} \int_{-\pi}^\pi \sin^4 x \cos nx \, dx = \frac{2}{\pi} \int_0^\pi \left(\frac{3}{8} - \frac{1}{2} \cos 2x + \frac{1}{8} \cos 4x \right) \cos nx \, dx$$

$$= \begin{cases} 0, & n \neq 2, n \neq 4, \\ -\dfrac{1}{2}, & n = 2, \\ \dfrac{1}{8}, & n = 4, \end{cases}$$

$$b_n = \frac{1}{\pi} \int_{-\pi}^\pi \sin^4 x \sin nx \, dx = 0, \quad n = 1, 2, \cdots.$$

因为函数 $f(x)$ 处处连续,根据收敛定理,其傅里叶级数为

$$\sin^4 x = \frac{3}{8} - \frac{1}{2} \cos 2x + \frac{1}{8} \cos 4x, \quad -\infty < x < +\infty.$$

医药高等数学试题及答案

试 题 一

一、选择题(每小题 2 分,共 24 分)

1. 设 $f(x)$ 的定义域为 $[0,2]$,则函数 $f(x-1)$ 的定义域是( ).

    A. $[0,2]$ B. $[-1,1]$ C. $[1,3]$ D. $[-1,0]$

2. 设 $f(x+2)=3x^2-6x$,则 $f(1-x)=$( ).

    A. $3x^2+12x+9$ B. $3(x-1)^2+6(x-1)+8$ C. $3(1-x^2)+6(1-x)$ D. $3x^2-18x+24$

3. 设 $f(x)$ 在 $(-\infty,+\infty)$ 内有定义,则下列函数中必为奇函数的有( ).

    A. $y=-|f(x)|$ B. $y=xf(x^2)$ C. $y=-f(-x)$ D. $y=f(x)+f(-x)$

4. $\lim\limits_{n\to\infty} n\sin\dfrac{x}{n}=$( ).

    A. x B. 0 C. ∞ D. 不存在

5. 设 $f(x)$ 在 $[0,a]$ 上有二阶导数且 $xf''(x)-f'(x)>0$,则 $\dfrac{f'(x)}{x}$ 在 $(0,a)$ 内是( ).

    A. 不增的   B. 不减的   C. 单调增加的   D. 单调减少的

6. 函数 $f(x)=x^3+2x$ 在区间 $[0,1]$ 上满足拉格朗日定理的条件,其中,$[0,1]$ 上拉格朗日中值定理中的 $\xi=$( ).

    A. $\dfrac{1}{3}$ B. $\dfrac{1}{\sqrt{3}}$ C. $\dfrac{1}{2}$ D. $\dfrac{1}{\sqrt{2}}$

7. 若 $f(x)$ 在 $[a,b]$ 内恒有 $f'(x)<0,f''(x)>0$,则曲线 $y=f(x)$ 为( ).

    A. 上升且上凸   B. 上升且上凹   C. 下降且上凸   D. 下降且上凹

8. $\int \tan^2 x\,dx=$( ).

    A. $\tan x+x+c$ B. $\tan x-x+c$ C. $\sec^2 x+c$ D. $-\csc^2 x+c$

9. 若 $\int_0^a x(2-3x)\,dx=2$,则 $a=$( ).

    A. 1 B. -1 C. 0 D. $\dfrac{1}{2}$

10. 当 $|x|$ 很小时,即 $|x|\ll 1$,则 $e^x\approx$( ).

    A. $1+x$ B. x C. $1+\dfrac{1}{2}x$ D. $1-x$

11. 曲线 $y=\dfrac{e^x}{x^2-1}+1$ 的水平渐近线是( ).

    A. $x=1$ B. $x=\pm1$ C. $y=0$ D. $y=1$

12. $y''=\sin x$ 的通解是( ).

    A. $-\sin x+c_1 x+c_2$ B. $-\sin x+c_1+c_2$ C. $\sin x+c_1 x+c_2$ D. $\sin x+c_1+c_2$

二、填空题(每小题 3 分,共 18 分)

1. 已知 $u=\ln\sqrt{x^2+y^2}$,则 $du|_{(1,1)}=$ _____.

2. 设 $f(x)=\left[\dfrac{3+x}{4+x}\right]^{3x}$,则 $\lim\limits_{x\to 0}f(x)=$ _____,$\lim\limits_{x\to\infty}f(x)=$ _____.

3. 设 $f(x)=\int_1^{x^2}\dfrac{\sin t}{t}\,dt$,则 $f'(x)=$ _____.

4. 设 $y=y(x)$ 是由方程 $xy-\mathrm{e}^x+\mathrm{e}^y=0$ 所确定,则 $y'(0)=$ _____.

5. $\int_{-a}^{a} \dfrac{x^3\cos 2x}{1+x^4}\mathrm{d}x=$ _____.

6. $\lim\limits_{n\to+\infty} \dfrac{1^2+2^2+\cdots+n^2}{n^3}=$ _____.

三、计算题(每小题 5 分,共 35 分)

1. 设 $x^2+y^2+2x-2yz=\mathrm{e}^z$ 确定函数 $z=z(x,y)$,求 $\dfrac{\partial z}{\partial x}$,$\dfrac{\partial z}{\partial y}$.

2. 求极限 $\lim\limits_{x\to+\infty} x(\sqrt{x^2+1}-x)$.

3. 求 $y=x^2\mathrm{e}^x$ 的 n 阶导数.

4. $\int \dfrac{x}{1+x^4}\mathrm{d}x$.

5. $\int \dfrac{\mathrm{d}x}{x(4-\ln^2 x)}$.

6. 设 $y=\left(\dfrac{1}{x}\right)^x$,求 y'.

7. 求微分方程 $xy'-y=1+x^3$ 的通解.

四、应用题(共 23 分)

1. 求由抛物线 $y=x^2$ 与直线 $y=x$,$y=3x$ 所围图形的面积.(7 分)

2. 求 $f(x)=\int_0^x(1+t)\arctan t\,\mathrm{d}t$ 的极小值.(8 分)

3. 设放在某介质中的物体(不能自身发热)其温度降低的速度与物体对介质的温差成正比,已知物体开始时温度为 140℃,介质温度始终是 20℃,经过 20min 后,此物体温度降为 80℃,试求 1 小时时,该物体的温度是多少?(8 分)

试题一参考答案

一、选择题

1. C 2. A 3. B 4. A 5. C 6. B 7. D 8. B 9. B 10. A 11. D 12. A

二、填空题

1. $\dfrac{1}{2}\mathrm{d}x+\dfrac{1}{2}\mathrm{d}y$ 2. 1,e^{-3} 3. $\dfrac{2\sin x^2}{x}$ 4. 1 5. 0 6. $\dfrac{1}{3}$

三、计算题

1. $\dfrac{\partial z}{\partial x}=\dfrac{2(x+1)-\mathrm{e}^z}{2y}$,$\dfrac{\partial z}{\partial y}=\dfrac{y-z}{y}$ 2. $\dfrac{1}{2}$ 3. $y^{(n)}=(n-1)n\mathrm{e}^x+2nx\mathrm{e}^x+x^2\mathrm{e}^x$ 4. $\dfrac{1}{2}\arctan x^2+c$

5. $\dfrac{1}{4}\ln\left|\dfrac{2+\ln x}{2-\ln x}\right|+c$ 6. $-(1+\ln x)\left(\dfrac{1}{x}\right)^x$ 7. $y=\dfrac{x^3}{2}+cx-1$

四、应用题

1. $\dfrac{13}{3}$ 2. $f(x)$ 在 $x=0$ 处取极小值,且 $f(0)=0$ 3. 35℃

试 题 二

一、选择题(每小题 2 分,共 20 分)

1. $\lim\limits_{x\to 0}(1-x)^{\frac{k}{x}}=$ (   ).

   A. e B. e^{-1} C. e^{-k} D. e^k

2. 当 $x\to 0$ 时,无穷小量 e^x-1 是(   ).

   A. x 的高阶无穷小   B. x 的低阶无穷小   C. 与 x 同阶无穷小   D. 与 x 等价无穷小

3. $f(x)=\begin{cases}\dfrac{1}{x}\sin x, & x>0,\\ a, & x=0, \\ 1+x\sin\dfrac{1}{x}, & x<0\end{cases}$ 在 $x=0$ 处连续,则 $a=($).

    A. 0   B. 1   C. -1 D. 2

4. 函数 $y=x^2+1$ 是微分方程 $y'-2x=0$ 的( ).

    A. 通解   B. 满足 $y|_{x=1}=1$ 的特解

    C. 满足 $y|_{x=2}=5$ 的特解   D. 满足 $y|_{x=0}=0$ 的特解

5. $d($ $)=\dfrac{1}{\sqrt{4-x^2}}dx$.

    A. $\dfrac{1}{4}\arcsin\dfrac{x}{2}$ B. $\dfrac{1}{2}\arcsin\dfrac{x}{2}$ C. $\arcsin\dfrac{x}{2}$ D. $\dfrac{1}{2}\arcsin x$

6. $\displaystyle\int\dfrac{x}{e^x}dx=($).

    A. $-e^{-x}(x+1)+c$ B. $e^{-x}(x+1)+c$ C. $e^{-x}(x-1)+c$ D. $e^{-x}(1-x)+c$

7. 下列广义积分收敛的是( ).

    A. $\displaystyle\int_2^{+\infty}\dfrac{\ln x}{x}dx$ B. $\displaystyle\int_2^{+\infty}\dfrac{1}{x\ln x}dx$ C. $\displaystyle\int_2^{+\infty}\dfrac{1}{x\sqrt{\ln x}}dx$ D. $\displaystyle\int_2^{+\infty}\dfrac{1}{x\ln^2 x}dx$

8. 微分方程 $4y''+4y'+y=0$ 的通解是( ).

    A. $y=(c_1+c_2x)e^{-2x}$ B. $y=c_1+c_2xe^{\frac{x}{2}}$ C. $y=c_1+c_2xe^{-2x}$ D. $y=(c_1+c_2x)e^{-\frac{x}{2}}$

9. D 由 $y=x,y=2x,y=1$ 围成,则 $\displaystyle\iint\limits_D dxdy=($).

    A. $\dfrac{1}{2}$ B. $\dfrac{1}{4}$ C. 1   D. $\dfrac{3}{2}$

10. 下列级数中发散的是( ).

    A. $\displaystyle\sum_{n=1}^{\infty}\dfrac{(-1)^n}{\sqrt{n(n+1)}}$ B. $\displaystyle\sum_{n=1}^{\infty}\dfrac{(-1)^n}{q^n}(|q|>1)$ C. $\displaystyle\sum_{n=1}^{\infty}\dfrac{1}{3^{n-1}}$ D. $\displaystyle\sum_{n=1}^{\infty}\ln(1+n)$

二、填空题(每小题 3 分,共 30 分)

1. $z=\ln(\sqrt{x}+\sqrt{y})$,则 $\dfrac{\partial z}{\partial y}=$ _____.

2. 设 $x^2+xy+y^2=4$(y 是 x 的函数),求曲线上点 $(2,-2)$ 处的切线方程_____.

3. 设 $\begin{cases}x=\ln\cos t,\\ y=\sin t-t\cos t,\end{cases}$ 求 $\dfrac{dy}{dx}=$ _____.

4. $y=(e^{-x}-e^x)$ 是_____的原函数.

5. $d(\sin^2 x+x^3\ln x)=$ _____.

6. $\displaystyle\int\dfrac{e^{2x}}{1+e^x}dx=$ _____.

7. 级数 $\displaystyle\sum_{n=0}^{\infty}\left(\dfrac{2}{3}\right)^n$ 的和为_____.

8. 设 $f(x)=x(x-1)(x-2)(x-3)\cdots(x-200)$,则 $f'(0)=$ _____.

9. 已知 $F(x)$ 在 $[-1,1]$ 上连续,在 $(-1,1)$ 内 $F'(x)=\dfrac{1}{\sqrt{1-x^2}}$,并且 $F(1)=\dfrac{3\pi}{2}$,则 $F(x)=$ _____.

10. 改变积分次序 $\displaystyle\int_0^1 dx\int_x^{2x}f(x,y)dy=$ _____.

三、计算题(每小题 5 分,共 35 分)

1. 求微分方程 $y''=2y'$ 满足初始条件 $y(0)=1,y'(0)=2$ 的特解.

2. 求积分 $\displaystyle\int\dfrac{\arcsin x}{(1-x^2)^{\frac{3}{2}}}dx$.

3. 求 $\lim\limits_{x\to 0}\dfrac{\int_0^x \sqrt{1+t^2}\sin t\,\mathrm{d}t}{x^2}$.

4. 计算二重积分 $\iint\limits_{D}\dfrac{y}{1+x^2}\mathrm{d}x\mathrm{d}y$,其中,积分区域 D:$0\leqslant x\leqslant 1$,$-1\leqslant y\leqslant 0$.

5. 设 $xy+\ln x+\ln y=1$,求 $\dfrac{\mathrm{d}y}{\mathrm{d}x}$ 和 $\dfrac{\mathrm{d}^2 y}{\mathrm{d}x^2}$.

6. 求 $\lim\limits_{x\to+\infty}\left(\dfrac{x^2-1}{x^2+2}\right)^{x^2}$.

7. 若 $\int_a^{2\ln 2}\dfrac{\mathrm{d}t}{\sqrt{e^t-1}}=\dfrac{\pi}{6}$,求 a.

四、应用题(共 15 分)

1. 判断级数 $\sum\limits_{n=1}^{\infty}(-1)^{n+1}\ln\left(\dfrac{n^2+1}{n^2}\right)$ 的敛散性. (7 分)

2. 求由曲线 $y=\dfrac{1}{x}$ 和直线 $y=4x$,$x=2$,$y=0$ 所围成的平面图形面积以及该平面图形绕 x 轴旋转所成旋转体的体积. (8 分)

试题二参考答案

一、选择题

1. C   2. D   3. B   4. C   5. C   6. A   7. D   8. D   9. B   10. D

二、填空题

1. $\dfrac{1}{2(\sqrt{xy}+y)}$ 2. $y=x-4$ 3. $-t\cos t$ 4. $-e^{-x}-e^x$ 5. $(\sin 2x+3x^2\ln x+x^2)\mathrm{d}x$

6. $e^x-\ln(1+e^x)+c$ 7. 3   8. 200!   9. $\arcsin x+\pi$ 10. $\int_0^1 \mathrm{d}y\int_{\frac{y}{2}}^{y}f(x,y)\mathrm{d}x+\int_1^2 \mathrm{d}y\int_{\frac{y}{2}}^{1}f(x,y)\mathrm{d}x$

三、计算题

1. $y=e^{2x}$ 2. $\arcsin x\cdot\dfrac{x}{\sqrt{1-x^2}}+\ln(\sqrt{1-x^2})+c$ 3. $\dfrac{1}{2}$ 4. $-\dfrac{\pi}{8}$ 5. $\dfrac{\mathrm{d}y}{\mathrm{d}x}=-\dfrac{y}{x}$,$\dfrac{\mathrm{d}^2 y}{\mathrm{d}x^2}=\dfrac{2y}{x^2}$ 6. e^{-3}

7. $a=\ln 2$

四、应用题

1. 绝对收敛   2. 面积 $=\dfrac{1}{2}+2\ln 2$,体积 $=\dfrac{13}{6}\pi$

试 题 三

一、选择题(每小题 2 分,共 20 分)

1. $\lim\limits_{x\to\infty}\dfrac{\sin x}{x}=($).

　A. 1　　　　　　　　B. -1　　　　　　　　C. 不存在　　　　　　　　D. 0

2. 设 $y=x^2\ln x$,$\dfrac{\mathrm{d}y}{\mathrm{d}x}=($).

　A. $2x\ln x$　　　　　B. $x(1+2\ln x)$　　　　C. $2x+\dfrac{1}{x}$　　　　　D. x

3. $\int xe^{-x}\mathrm{d}x=($).

　A. xe^{-x}　　　　　B. $(x+1)e^{-x}+c$　　　C. $-(1+x)e^{-x}+c$　　　D. $e^{-x}\ln x+c$

4. $\int_{-1}^1 x^3\cos x\mathrm{d}x=($).

A. 0   B. 1   C. -1 D. $\dfrac{1}{2}$

5. 在空间直角坐标系中,方程 $x=0$ 表示的图形是(   ).

   A. x 轴   B. 原点$(0,0,0)$ C. yOz 坐标面   D. xOy 坐标面

6. 微分方程 $y'\sqrt{1-x^2}=1$ 的一个解是(   ).

   A. $y=10\mathrm{e}^{\arcsin x}$ B. $\dfrac{1}{\sqrt{1-x^2}}$ C. $y=\arcsin x$ D. $\dfrac{\arcsin x}{1-x^2}$

7. $\begin{cases} x=\ln(1+t^2) \\ y=t+\mathrm{arccot}\,t \end{cases}, x'=\dfrac{\mathrm{d}x}{\mathrm{d}y}=($ $).$

   A. $\dfrac{2}{t}$ B. $\dfrac{t}{2}$ C. t D. $2t$

8. 设 C 为圆周 $x=a\cos t, y=a\sin t(a>0, 0\leqslant t\leqslant 2\pi)$,则曲线积分 $\displaystyle\int_C (x^2+y^2)\mathrm{d}s=($ $).$

   A. $2\pi a^2$ B. $2\pi a^3$ C. $-\pi a$ D. πa

9. 微分方程 $y''=y'$ 的通解是(   ).

   A. $c\mathrm{e}^x$ B. $c_1\mathrm{e}^x+c_2$ C. $c_1\mathrm{e}^x+c_2 x$ D. $c\mathrm{e}^x+x$

10. 在下列级数中发散的是(   ).

   A. $\displaystyle\sum_{n=1}^{\infty} \dfrac{1}{\sqrt{n^3}}$ B. $\dfrac{1}{2}+\dfrac{1}{4}+\dfrac{1}{8}+\dfrac{1}{16}+\dfrac{1}{32}+\cdots$

   C. $0.001+\sqrt{0.001}+\sqrt[3]{0.001}+\cdots$ D. $\dfrac{3}{5}-\dfrac{3^2}{5^2}+\dfrac{3^3}{5^3}-\dfrac{3^4}{5^4}+\dfrac{3^5}{5^5}-\cdots$

二、填空题(每小题 3 分,共 30 分)

1. $\displaystyle\lim_{x\to 0}(1-2x)^{\frac{1}{x}}=$ _____.

2. 设函数 $f(x)$ 在 $x=0$ 处可导且 $f(0)=0$,则极限 $\displaystyle\lim_{x\to 0}\dfrac{f(x)}{x}=$ _____.

3. 已知 $\displaystyle\int_0^x f(t)\mathrm{d}t=\sin x$,则 $f(0)=$ _____.

4. $f(x)=x-\ln(1+x)$ 的单调递减区间为 _____.

5. $\displaystyle\int t\cos\left(\dfrac{1}{2}t^2+1\right)\mathrm{d}t=$ _____.

6. 设向量 $\boldsymbol{\alpha}=\{-2,3,-6\}, \boldsymbol{\beta}=\{a,1,-1\}$,当 $\boldsymbol{\alpha}$ 与 $\boldsymbol{\beta}$ 垂直时,常数 $a=$ _____.

7. 微分方程 $x\mathrm{d}x+y\mathrm{d}y=0$ 的通解为 _____.

8. $\displaystyle\iint_D (x^2-y^2)\mathrm{d}\sigma$ 的二次积分为 _____,其中,$D:0\leqslant x\leqslant \pi, 0\leqslant y\leqslant \sin x$.

9. 当 $|x|<1$ 时,幂级数 $1-x^2+x^4-x^6+\cdots$ 的和函数为 _____.

10. 设 $z=2y^{2x}$,则 $z'_x \cdot z'_y=$ _____.

三、计算题(每小题 5 分,共 35 分)

1. 求极限 $\displaystyle\lim_{x\to 0}\dfrac{\sqrt{2+\sin x}-\sqrt{2-\sin x}}{\tan x}$.

2. 求一阶线性微分方程的通解 $y'+y\sin x=\mathrm{e}^{\cos x}$.

3. 求过点 $(3,0,1),(1,2,3),(-1,0,0)$ 的平面方程.

4. 计算 $\displaystyle\int_l (x^2+xy^2)\mathrm{d}x-(y^2-x^2y)\mathrm{d}y$,其中,$l$ 为 $y=x^2+1$ 从 $(0,1)$ 到 $(1,2)$ 的一段.

5. $y=y(x,z)$ 是由 $x^2+y^2+z^2-3xyz=0$ 确定的隐函数,又 $f(x,y,z)=xy^2z^3$,求 $f'_x(3,2,1)$.

6. 计算 $\displaystyle\iint_D \mathrm{e}^{-y^2}\mathrm{d}x\mathrm{d}y$,$D$ 由 $y=x,y=1$ 及 y 轴围成.

7. 将 $\ln\dfrac{1-x}{1+x}$ 展开为 x 的幂级数,并求收敛范围.

四、应用题(共 15 分)

1. 求曲线 $y=\ln x$ 在区间 $(2,6)$ 内的一点,使该点的切线与直线 $x=2,x=6$ 以及 $y=\ln x$ 所围成的平面图形面积最小. (7 分)

2. 给患者一次快速静脉注射 2000mg 药液,已知药物在人体内的代谢速率与药量成正比(比例常数 $R=0.041\text{h}^{-1}$),求体内药量的变化规律. (8 分)

试题三参考答案

一、选择题

1. D 2. B 3. C 4. A 5. C 6. C 7. A 8. B 9. B 10. C

二、填空题

1. e^{-2} 2. $f'(0)$ 3. 1 4. $(-1,0]$ 5. $\sin(\frac{1}{2}t^2+1)+c$ 6. $\frac{9}{2}$ 7. $x^2+y^2=c$ 8. $\int_0^\pi dx \int_0^{\sin x}(x^2-y^2)dy$ 9. $\frac{1}{1+x^2}$ 10. $\frac{4xz^2}{y}\ln y$

三、计算题

1. $\frac{\sqrt{2}}{2}$ 2. $y=\text{e}^{\cos x}(x+c)$ 3. $x+5y-4z+1=0$ 4. 0 5. $f'_x(3,2,1)=4$ 6. $\frac{1}{2}(1-\frac{1}{\text{e}})$

7. $\ln\dfrac{1-x}{1+x}=-2(x+\dfrac{x^3}{3}+\dfrac{x^5}{5}+\cdots)=-2\displaystyle\sum_{n=1}^\infty \dfrac{x^{2n-1}}{2n-1}$,收敛范围 $(-1,1)$

四、应用题

1. (x_0,y_0) 为 $x_0=4,y_0=\ln 4$ 2. $x=2000\text{e}^{-Rt}$

试 题 四

一、选择题(每小题 3 分,共 24 分)

1. 下列各对函数中,相同的为(   ).

    A. $f(x)=(\sqrt{x})^2,g(x)=x$
    B. $f(x)=\sin^2 x+\cos^2 x,g(x)=1$

    C. $f(x)=\ln x^2,g(x)=2\ln x$
    D. $f(x)=\dfrac{x^2-1}{x-1},g(x)=x+1$

2. $\lim\limits_{x\to 0}\dfrac{\ln(1+kx)}{x}=$(   ).

    A. e
    B. $k\text{e}$
    C. k
    D. e^k

3. 设函数 $f(x)$ 在点 $x=0$ 处可导,且 $f'(0)=1$,$\lim\limits_{x\to 0}\dfrac{f(5x)-f(-2x)}{x}=$(   ).

    A. 1
    B. $\dfrac{1}{7}$
    C. 7
    D. -1

4. 下列说法正确的是(   ).

    A. 函数的极值点必定是驻点
    B. 函数的驻点必定是极值点

    C. 函数的最值点必定是极值点
    D. 以上说法都不正确

5. 点 (a,b,c) 关于坐标面 yOz 的对称点为(   ).

    A. $(a,b,-c)$
    B. $(-a,b,c)$
    C. $(a,-b,c)$
    D. 以上都不对

6. $z=\text{e}^{xy}$ 对 y 的偏导数为(   ).

    A. $y\text{e}^{xy}$
    B. e^{xy}
    C. $x\text{e}^{xy}$
    D. $xy\text{e}^{xy-1}$

7. $\int_0^{\frac{\pi}{2}}d\theta\int_0^{a\cos\theta}G(r,\theta)dr$ 的积分区域为(   ).

    A. $D:x^2+y^2\leqslant ax$
    B. $D:x^2+y^2\leqslant ax$ 与 $x\geqslant 0$ 所围区域

    C. $D:x^2+y^2\leqslant ay$
    D. $D:x^2+y^2\leqslant ax$ 与 $y\geqslant 0$ 所围区域

8. ①$\ln x$ 与 $\lg x$，②e^x 与 e^{x+5}，下列成立的是( ).
   A. ①线性相关，②线性相关   B. ①线性相关，②线性无关
   C. ①线性无关，②线性相关   D. ①线性无关，②线性无关

二、填空题（每小题 3 分，共 24 分）

1. $\lim\limits_{x \to 4} \dfrac{\sqrt{2x+1}-3}{\sqrt{x}-2} = $ ＿＿＿＿＿＿＿＿.

2. $y = e^x \cdot \sin x$，$y'' = $ ＿＿＿＿＿＿＿＿.

3. 设函数 $y = f(x)$ 在点 x_0 处可导，则 $\lim\limits_{\Delta x \to 0} \dfrac{\Delta y - \mathrm{d}y}{\Delta x} = $ ＿＿＿＿＿＿＿＿.

4. 已知点 $(1,3)$ 是 $y = ax^3 + bx^2$ 的拐点，则 $a-b = $ ＿＿＿＿＿＿＿＿.

5. $\displaystyle\int \dfrac{1}{1-\cos x}\mathrm{d}x = $ ＿＿＿＿＿＿＿＿.

6. $(2\vec{i}+4\vec{j}-2\vec{k}) \cdot (\dfrac{1}{2}\vec{i}+7\vec{j}-5\vec{k}) = $ ＿＿＿＿＿＿＿＿.

7. $\lim\limits_{(x,y) \to (0,0)} (x^2+y^2)\cos\dfrac{1}{x^2+y^2} = $ ＿＿＿＿＿＿＿＿.

8. 微分方程 $y'' - 4y' - 5y = 0$ 的通解为＿＿＿＿＿＿＿＿.

三、计算题、证明题（每小题 8 分，共 32 分）

1. 设 $y = \sin(\dfrac{\cos x}{x})$，求 $\dfrac{\mathrm{d}y}{\mathrm{d}x}$.

2. 求 $\displaystyle\int \dfrac{\mathrm{d}x}{1+e^{2x}}$.

3. 设 $z = u^2 v - uv^2$，而 $u = x\cos y$，$v = x\sin y$，求 $\mathrm{d}z$.

4. 计算 $\displaystyle\iint\limits_{D} \cos(x+y)\mathrm{d}\sigma$，$D$ 由 $x = 0$，$y = \dfrac{\pi}{2}$ 及 $y = x$ 围成.

四、应用题（每小题 10 分，共 20 分）

1. 设曲线 C 的方程为 $x^3 + y^3 = 3xy$，求过点 $(\dfrac{3}{2}, \dfrac{3}{2})$ 的切线方程.

2. 一等腰直角三角形薄板，斜边长 2，高为 1，垂直放在水中.
(1) 使薄板斜边在下与水面平行，顶点在上与水面相齐，求此时薄板每面所受静压力.
(2) 使薄板顶点在下，斜边在上浸入水中并与水面平行，要使静压力与(1)中一样，则斜边与水面的距离是多少？

试题四参考答案

一、选择题

1. B 2. C 3. C 4. D 5. B 6. C 7. D 8. A

二、填空题

1. $\dfrac{4}{3}$ 2. $2e^x\cos x$ 3. 0 4. -6 5. $-\cot\dfrac{x}{2} + c$ 6. 39 7. 0 8. $y = c_1 e^{-x} + c_2 e^{5x}$（$c_1, c_2$ 为任意常数）

三、计算题、证明题

1. $\dfrac{\mathrm{d}y}{\mathrm{d}x} = \cos\left(\dfrac{\cos x}{x}\right)\left(\dfrac{\cos x}{x}\right)' = \cos\left(\dfrac{\cos x}{x}\right)\dfrac{-x\sin x - \cos x}{x^2}$

2. 令 $e^{2x} = t$，$\therefore x = \dfrac{1}{2}\ln t$.

$\therefore$ 原式 $= \displaystyle\int \dfrac{1}{1+t}\mathrm{d}\dfrac{1}{2}\ln t = \dfrac{1}{2}\int\left(\dfrac{1}{t} - \dfrac{1}{1+t}\right)\mathrm{d}t = \dfrac{1}{2}\ln\left|\dfrac{t}{1+t}\right| + c = \dfrac{1}{2}\ln\dfrac{e^{2x}}{1+e^{2x}} + c$.

3. $\because \dfrac{\partial z}{\partial x} = \dfrac{\partial z}{\partial u}\dfrac{\partial u}{\partial x} + \dfrac{\partial z}{\partial v}\dfrac{\partial v}{\partial x} = (2uv - v^2)\cos y + (u^2 - 2uv)\sin y$

$\dfrac{\partial z}{\partial y} = \dfrac{\partial z}{\partial u}\dfrac{\partial u}{\partial y} + \dfrac{\partial z}{\partial v}\dfrac{\partial v}{\partial y} = -(2uv - v^2)x\sin y + (u^2 - 2uv)x\cos y$

$\therefore dz = \dfrac{\partial z}{\partial x} dx + \dfrac{\partial z}{\partial y} dy$，将上式结果代入即可.

4. 原式 $= \displaystyle\int_0^{\frac{\pi}{2}} dx \int_x^{\frac{\pi}{2}} \cos(x+y) dy = \int_0^{\frac{\pi}{2}} (\cos x - \sin 2x) dx = \left. \left(\sin x + \dfrac{\cos 2x}{2}\right) \right|_0^{\frac{\pi}{2}} = 0.$

四、应用题

1. 方程两边同时对 x 求导，得 $3x^2 + 3y^2 y' = 3y + 3xy'$，即 $y' = \dfrac{y - x^2}{y^2 - x}$.

$\therefore k_{切} = \dfrac{\dfrac{3}{2} - \left(\dfrac{3}{2}\right)^2}{\left(\dfrac{3}{2}\right)^2 - \dfrac{3}{2}} = -1, \therefore$ 切线方程为 $y - \dfrac{3}{2} = -\left(x - \dfrac{3}{2}\right)$，即 $x + y - 3 = 0.$

2. (1) $F = \displaystyle\int_0^1 \rho g x \cdot 2x \, dx = \dfrac{2}{3} \rho g.$

(2) 设斜边与水面的距离为 a，则静压力 $F = \displaystyle\int_a^{1+a} \rho g x \cdot 2(a+1-x) \, dx = \dfrac{2}{3} \rho g.$

解得，$a = \dfrac{1}{3}.$

试　题　五

一、选择题(每小题 3 分，共 24 分)

1. $\displaystyle\lim_{x \to 0} \dfrac{\ln(1+x)}{\sin 3x} = ($　　$).$

　　A. 0　　　　　　　　B. 不存在　　　　　　C. 3e　　　　　　　D. $\dfrac{1}{3}$

2. 函数 $y = \dfrac{1}{x^2 - 3x + 2}$ 的间断点为(　　).

　　A. $x = -1, x = 2$　　B. $x = 1, x = 2$　　C. $x = 1, x = -2$　　D. $x = -1, x = -2$

3. 当 $|x|$ 较小时，与 $\sqrt{1 - \dfrac{x}{2}}$ 最接近的是(　　).

　　A. 1　　　　　　　　B. $1 - \dfrac{x}{2}$　　　　　C. $1 - \dfrac{x}{4}$　　　　D. $1 - x$

4. 函数 $y = x^3 - 6x^2 + 9x - 4$ 在区间 $[1,3]$(　　).

　　A. 有最值，无极值　　B. 有极值，无最值　　C. 有最值，有极值　　D. 无最值，无极值

5. 点的坐标为(　　)时，它在 xOy 坐标面上(其中 $abc \neq 0$)

　　A. $(0,0,a)$　　　　　B. $(a,0,b)$　　　　　C. (a,b,c)　　　　D. $(a,b,0)$

6. $\displaystyle\lim_{(x,y) \to (0,1)} \dfrac{2\sin(xy)}{3x} = ($　　$).$

　　A. $\dfrac{2}{3}$　　　　　　　B. 1　　　　　　　C. 0　　　　　　　D. $-\dfrac{2}{3}$

7. 改变二次积分 $\displaystyle\int_{-1}^1 dx \int_{-\sqrt{1-x^2}}^{1-x^2} f(x,y) dy$ 的次序，下列正确的是(　　).

　　A. $\displaystyle\int_{-1}^0 dy \int_{-\sqrt{1-y}}^{\sqrt{1-y}} f(x,y) dx + \int_0^1 dy \int_{-\sqrt{1-y^2}}^{\sqrt{1-y^2}} f(x,y) dx$

　　B. $\displaystyle\int_{-1}^0 dy \int_{-\sqrt{1-y^2}}^{\sqrt{1-y^2}} f(x,y) dx + \int_0^1 dy \int_{-\sqrt{1-y}}^{\sqrt{1-y}} f(x,y) dx$

　　C. $\displaystyle\int_{-1}^0 dy \int_{-\sqrt{1-y^2}}^{\sqrt{1-y}} f(x,y) dx + \int_0^1 dy \int_{-\sqrt{1-y}}^{\sqrt{1-y^2}} f(x,y) dx$

　　D. $\displaystyle\int_{-1}^0 dy \int_{-\sqrt{1-y}}^{\sqrt{1-y^2}} f(x,y) dx + \int_0^1 dy \int_{-\sqrt{1-y^2}}^{\sqrt{1-y}} f(x,y) dx$

8. ①$\sin 2x$ 与 $\sin x \cos x$,②0 与 $e^2 \sin x$,下列说法成立的是( ).

   A. ①线性相关,②线性相关   B. ①线性相关,②线性无关

   C. ①线性无关,②线性相关   D. ①线性无关,②线性无关

二、填空题(每小题 3 分,共 24 分)

1. $\lim\limits_{x \to 0} \dfrac{1 - \cos x^2}{x^4} = $ _____.

2. $y = e^x \ln x$,$y'' = $ _____.

3. $x^2 + y^2 - xy = 1$,$dy = $ _____.

4. $\lim\limits_{x \to 0^+} x^x = $ _____.

5. $\dfrac{d}{dx} \left(\int f(x) dx \right) = $ _____.

6. 在 x 轴上与两点 $A(-4, 1, 7)$ 和 $B(3, 5, -2)$ 等距离的点为 _____.

7. $y = \ln(x^2 + y^2 - 1) + \dfrac{1}{\sqrt{4 - x^2 - y^2}}$ 的定义域为 _____

8. 微分方程 $y'' + 6y' + 13y = 0$ 的通解 $y = $ _____.

三、计算、证明题(每小题 8 分,共 32 分)

1. 设 $f(x)$ 在 $[0, \pi]$ 上可导,试证:在 $(0, \pi)$ 内至少存在一点 ξ,使 $f'(\xi)\sin\xi + f(\xi)\cos\xi = 0$.

2. 已知可微函数 $w = F(xy, yz)$,求证:$x\dfrac{\partial w}{\partial x} + z\dfrac{\partial w}{\partial z} = y\dfrac{\partial w}{\partial y}$.

3. 求三叶线 $r = a\sin 3\theta (a > 0)$ 所围成的面积.

4. 薄片在 xOy 面上所占的区域 D 为:$1 \leqslant x^2 + y^2 \leqslant a^2 (a > 1)$,薄片上任一点 (x, y) 处的密度 $\rho(x, y) = e^{x^2 + y^2}$,求薄片的质量 M.

四、应用题(每小题 10 分,共 20 分)

1. 将半径为 r 的圆片垂直放入水中,圆片上缘与水面相齐,求每面所受静压力.

2. 给患者一次快速静脉注射 3000mg 药液,已知药物在人体内的代谢速率与当时的药量成正比(比例常数 $k = 0.055h^{-1}$),求体内药量的变化规律.

试题五参考答案

一、选择题

1.D   2.B   3.C   4.C   5.D   6.A   7.B   8.A

二、填空题

1. $\dfrac{1}{2}$ 2. $e^x \ln x + \dfrac{2e^x}{x} - \dfrac{e^x}{x^2}$ 3. $\dfrac{y - 2x}{2y - x} dx$ 4.1   5. $f(x)$ 6. $(-2, 0, 0)$

7. $\{(x, y) \mid 1 < x^2 + y^2 < 4 \mid\}$ 8. $y = e^{-3x}(c_1 \cos 2x + c_2 \sin 2x)$

三、计算、证明题

1. 证明:令 $F(x) = f(x)\sin x$.

$\because f(x)$ 在 $[0, \pi]$ 上可导,$\therefore f(x)$ 在 $[0, \pi]$ 上连续,$\therefore F(x)$ 在 $[0, \pi]$ 上可导、连续. 而 $F(0) = f(0)\sin 0 = 0$,$F(\pi) = f(\pi)\sin\pi = 0$,

$\therefore \exists \xi \in (0, \pi)$,有 $f'(\xi) = 0$ 即 $f'(\xi)\sin\xi + f(\xi)\cos\xi = 0$. $\therefore$ 原命题得证.

2. 证明:令 $u = xy$,$v = yz$,则 $w = F(u, v)$.

$\therefore \dfrac{\partial w}{\partial x} = \dfrac{\partial F}{\partial u}\dfrac{\partial u}{\partial x} + \dfrac{\partial F}{\partial v}\dfrac{\partial v}{\partial x} = F_1' y$,$\dfrac{\partial w}{\partial z} = \dfrac{\partial F}{\partial u}\dfrac{\partial u}{\partial z} + \dfrac{\partial F}{\partial v}\dfrac{\partial v}{\partial z} = F_2' y$,$\dfrac{\partial w}{\partial y} = \dfrac{\partial F}{\partial u}\dfrac{\partial u}{\partial y} + \dfrac{\partial F}{\partial v}\dfrac{\partial v}{\partial y} = F_1' x + F_2' z$

将运算结果分别代入所证等式中,则原命题得证.

3. $A = 3\dfrac{1}{2}\int_0^{\frac{\pi}{3}} (a\sin 3\theta)^2 d\theta = \dfrac{3a^2}{2}\int_0^{\frac{\pi}{3}} \dfrac{1 - \cos 6\theta}{2} d\theta = \dfrac{\pi}{4}a^2$.

4. $M = \iint\limits_D \rho(x, y)dxdy = \int_0^{2\pi} d\theta \int_1^a e^{r^2} r dr = \pi(e^{a^2} - e)$.

四、应用题

1. $F = \int_0^{2r} \rho g x 2 \sqrt{r^2-(x-r)^2}\,\mathrm{d}x \xRightarrow{u=x-r} 2\rho g \int_{-r}^{r} (u+r)\sqrt{r^2-u^2}\,\mathrm{d}u =$

$2\rho g \left(\int_{-r}^{r} u\sqrt{r^2-u^2}\,\mathrm{d}u + r\int_{-r}^{r} \sqrt{r^2-u^2}\,\mathrm{d}u \right) = 2\rho g \left(0 + r\frac{1}{2}\pi r^2 \right) = \rho g \pi r^3.$

2. 设 t 时刻体内的药量为 x,则 $\dfrac{\mathrm{d}x}{\mathrm{d}t} = -0.055x. \therefore x = A\mathrm{e}^{-0.055t}.$

当 $t=0$ 时,$x=3000, \therefore A=3000, \therefore x=3000\mathrm{e}^{-0.055t}.$

试 题 六

一、选择题(每小题 2 分,共 20 分)

1. $f(x)$ 在点 $x=x_0$ 处有定义,是当 $x \to x_0$ 时 $f(x)$ 有极限的( ).

   A. 必要条件   B. 充分条件   C. 充分必要条件   D. 无关条件

2. 若 $f(x)$ 在 (a,b) 内恒有 $f'(x)<0, f''(x)>0$,则函数曲线为( ).

   A. 上升且是凹的   B. 下降且是凹的   C. 上升且是凸的   D. 下降且是凸的

3. 设 $f(x) = \sin^2 x$,则 $f'(x)$ 等于( ).

   A. $\cos x^2$ B. $2x\cos x^2$ C. $\sin 2x$ D. $2\sin x$

4. 交换积分次序 $\int_1^e \mathrm{d}x \int_0^{\ln x} f(x,y)\,\mathrm{d}y$ 为( ).

   A. $\int_0^1 \mathrm{d}y \int_{e^y}^e f(x,y)\,\mathrm{d}x$ B. $\int_0^1 \mathrm{d}y \int_0^e f(x,y)\,\mathrm{d}x$

   C. $\int_0^1 \mathrm{d}y \int_{e^y}^1 f(x,y)\,\mathrm{d}x$ D. $\int_0^1 \mathrm{d}y \int_{e^x}^e f(x,y)\,\mathrm{d}x$

5. 设 $f(x)$ 在 (a,b) 内连续,且 $x_0 \in (a,b)$,则在点 x_0 处( ).

   A. $f(x)$ 的极限存在,且可导   B. $f(x)$ 的极限存在,且不一定可导

   C. $f(x)$ 的极限不存在   D. $f(x)$ 的极限不一定存在

6. 下列式子中正确的是( ).

   A. $\dfrac{\mathrm{d}}{\mathrm{d}x}\int_a^b f(x)\,\mathrm{d}x = f(x)$ B. $\dfrac{\mathrm{d}}{\mathrm{d}x}\int f(x)\,\mathrm{d}x = f(x)$

   C. $\dfrac{\mathrm{d}}{\mathrm{d}x}\int_a^x f(x)\,\mathrm{d}x = f(a)$ D. $\int f(x)\,\mathrm{d}x = f(x)$

7. 使 $\dfrac{\partial^2 z}{\partial x \partial y} = 2y$ 成立的函数为( ).

   A. $z = x^2 y$ B. $z = x^2 y + \mathrm{e}^x$ C. $z = x^2 + xy^2$ D. $z = x^2 + y$

8. 函数 $z = \dfrac{1}{\ln(x+y)}$ 的定义域是( ).

   A. $x+y \neq 0$ B. $x+y > 0$ C. $x+y \neq 1$ D. $x+y \neq 1$ 且 $x+y > 0$

9. 当 $x \to 0$ 时,$\sin 3x$ 相对于 $\dfrac{x}{3}$ 是( )无穷小.

   A. 高阶   B. 低阶   C. 同阶   D. 等价

10. 若 $f'_x(x_0,y_0)=0, f'_y(x_0,y_0)=0$ 且 $f''_{xx}(x_0,y_0)=A, f''_{xy}(x_0,y_0)=B, f''_{yy}(x_0,y_0)=C$,则函数 $z=f(x,y)$ 在 (x_0,y_0) 处一定取得极值的条件为( ).

   A. $B^2-AC=0$ B. $B^2-AC>0$ C. $B^2-AC<0$ D. 都不是

二、填空题(每小题 2 分,共 20 分)

1. $\lim\limits_{x\to 0} \dfrac{\int_0^x \sin 2t\,\mathrm{d}t}{x^2} = $ _____.

2. 若函数 $f(x) = \begin{cases} (1+3x)^{\frac{1}{x}} & x \neq 0, \\ a & x = 0 \end{cases}$ 在 $x=0$ 处连续,则 $a=$ _____.

3. $\mathrm{d}\int \arcsin 2x\,\mathrm{d}x = $ _____.

4. 已知直线 $\dfrac{x-1}{1} = \dfrac{y}{2} = \dfrac{z-2}{\lambda}$ 与平面 $2x-3y+2z-5=0$ 平行,则 $\lambda = $ _____.

5. 设 $f(x)$ 是可导函数,且 $\lim\limits_{\Delta x \to 0} \dfrac{f(x_0+3\Delta x)-f(x_0)}{\Delta x} = 1$,则 $f'(x_0) = $ _____.

6. 若曲线 $y = 2x^2+3x-26$ 上的点 M 处的切线斜率为 15,则点 M 的坐标是 _____.

7. 函数 $z = \mathrm{e}^x \sin y$ 的全微分 $\mathrm{d}z = $ _____.

8. 设 $f(x,y) = x^3 \sin 3y$,则 $\lim\limits_{\Delta y \to 0} \dfrac{f(x,y+\Delta y)-f(x,y)}{\Delta y} = $ _____.

9. 设 $D: x^2+y^2 \leqslant 3$,则 $\iint\limits_{D} \mathrm{d}x\mathrm{d}y = $ _____.

10. 已知 $\begin{cases} x = 4\mathrm{e}^{-t} \\ y = 2\mathrm{e}^t \end{cases}$,则 $\dfrac{\mathrm{d}y}{\mathrm{d}x}\Big|_{t=\frac{1}{2}} = $ _____.

三、判断题(在括号内正确的打"√",错误的打"×")(每小题 2 分,共 20 分)

1. 数列 $\{x_n\}$ 收敛,则其极限必唯一.(　　　)

2. 在某一变化过程中,若某量变得比任何正数都小,则此量必为无穷小.(　　　)

3. 若 $\lim\limits_{x \to x_0^-} f(x)$ 存在,且 $\lim\limits_{x \to x_0^+} f(x)$ 存在,则 $\lim\limits_{x \to x_0} f(x)$ 必存在.(　　　)

4. 若 $y = (\sin x)^x$,则 $y' = x(\sin x)^{x-1}$.(　　　)

5. 若曲线 $y = f(x)$ 处处有切线,则 $y = f(x)$ 处处可导.(　　　)

6. 曲线积分 $\int_L (4x^3-y)\mathrm{d}x - x\mathrm{d}y$ 在 xOy 平面内与路径无关.(　　　)

7. 函数 $f(x)$ 在 (a,b) 内的极大值不一定大于其极小值.(　　　)

8. $f(x)$ 的极值点一定是驻点或不可导点,反之则不成立.(　　　)

9. 向量 $\boldsymbol{a} = \left\{\dfrac{1}{3}, \dfrac{1}{3}, \dfrac{1}{3}\right\}$ 是单位向量.(　　　)

10. 若二阶常系数线性齐次微分方程的特征方程无实数解,则该微分方程无解.(　　　)

四、计算题(写出详细过程)(本大题共 35 分)

1.(本小题 4 分)设 $x^2 + \ln y = 4$,求 $\dfrac{\mathrm{d}y}{\mathrm{d}x}$.

2.(本小题 4 分)计算 $\int (\dfrac{1}{x}\ln x + \cos 5x)\mathrm{d}x$.

3.(本小题 4 分)计算 $\int_1^{\mathrm{e}} x\ln x\,\mathrm{d}x$.

4.(本小题 4 分)若 $y = \mathrm{e}^x$ 为微分方程 $y'' + ay' - 3y = 0$ 的一个解,求常数 a,并求该微分方程的通解.

5.(本小题 4 分)计算 $\int \dfrac{\sqrt{1-x^2}}{x^2}\mathrm{d}x$.

6.(本小题 5 分)求微分方程 $\dfrac{\mathrm{d}y}{\mathrm{d}x} + y = \mathrm{e}^{2x}$ 满足 $y\big|_{x=0} = 0$ 的特解.

7.(本小题 5 分)计算曲线积分 $\int_L (4x^3-y)\mathrm{d}x$,其中积分路径 L 为抛物线 $y = x^2$ 上从 $(0,0)$ 到 $(1,1)$ 的一段弧.

8.(本小题 5 分)计算二重积分 $\iint\limits_{D} xy\,\mathrm{d}x\mathrm{d}y$,其中 D 是由 $y = x^2$,$x = 1$,$y = 0$ 所围成的区域.

五、应用题(本题 5 分)

某细菌在适当的条件下繁殖率与当时的量 $P(t)$ 成正比,比例系数为 k,初始时刻该细菌有 P_0 个,求该细菌数量随时间增加的规律.

试题六参考答案

一、选择题

1. D　2. B　3. C　4. A　5. B　6. B　7. C　8. D　9. C　10. C

二、填空题

1. 1　2. e^3　3. $\arcsin 2x dx$　4. 2　5. $\dfrac{1}{3}$　6. $(3,1)$　7. $e^x \sin y dx + e^x \cos y dy$　8. $3x^3 \cos 3y$　9. 3π

10. $-\dfrac{e}{2}$

三、判断题

1. √　2. ×　3. ×　4. ×　5. ×　6. √　7. √　8. √　9. ×　10. ×

四、计算题

1. 解：$2x + \dfrac{1}{y}y' = 0, \therefore y' = -2xy.$

2. 解：$\int (\dfrac{1}{x}\ln x + \cos 5x) dx = \int \ln x d\ln x + \int \cos 5x dx = \dfrac{1}{2}(\ln x)^2 + \dfrac{1}{5}\sin 5x + C.$

3. 解：$\int_1^e x\ln x dx = \dfrac{1}{2}\int_1^e \ln x dx^2 = \dfrac{1}{2}(x^2\ln x |_1^e - \int_1^e x^2 d\ln x) = \dfrac{1}{2}e^2 - \dfrac{1}{4}e^2 + \dfrac{1}{4} = \dfrac{1}{4}e^2 + \dfrac{1}{4}.$

4. 解：(1) $\because e^x + ae^x - 3e^x = 0; \therefore a = 2$

(2) 特征方程为：$r^2 + 2r - 3 = 0; r_1 = -3, r_2 = 1.$

$\therefore$ 原方程的通解为：$y = C_1 e^{-3x} + C_2 e^x.$

5. 解：令 $x = \sin u, u \in \left(-\dfrac{\pi}{2}, 0\right) \bigcup \left(0, \dfrac{\pi}{2}\right), dx = \cos u du$

$\int \dfrac{\sqrt{1-x^2}}{x^2} dx = \int \dfrac{\cos u}{\sin^2 u}\cos u du = \int \cot^2 u du = \int (\csc^2 u - 1) du = -\cot u - u + C = -\dfrac{\sqrt{1-x^2}}{x} - \arcsin x + C.$

6. 解：通解为：$y = e^{-x}\left[\int e^x e^{2x} dx + C\right] = \dfrac{1}{3}e^{2x} + Ce^{-x}$

$\because x = 0$ 时，$y = 0, \therefore C = -\dfrac{1}{3}$

所求特解为：$y = \dfrac{1}{3}(e^{2x} - e^{-x}).$

7. 解：$\int_L (4x^3 - y) dx = \int_0^1 (4x^3 - x^2) dx = \dfrac{2}{3}.$

8. 解：$\iint_D xy dx dy = \int_0^1 dx \int_0^{x^2} xy dy = \dfrac{1}{2}\int_0^1 x(x^4 - 0) dx = \dfrac{1}{12}.$

五、应用题

解：设 t 时刻细菌数量为 $P(t)$

根据题意：$\dfrac{dP}{dt} = kP, \dfrac{dP}{P} = k dt, \ln P = kt + C_0$

$\therefore P = Ce^{kt}$

当 $t = 0$ 时，$P = P_0, \therefore C = P_0$

故 $P = P_0 e^{kt}.$